全国中医药行业高等教育"十三五"规划教材

全国高等中医药院校规划教材（第十版）

# 自然辩证法概论

## （供中医药各专业研究生用）

**主　编**
张宗明（南京中医药大学）

**副主编**（以姓氏笔画为序）
关晓光（黑龙江中医药大学）　　　　张　丽（云南中医学院）
陈小平（湖南中医药大学）　　　　　陈建华（湖北中医药大学）
周亚东（安徽中医药大学）　　　　　崔瑞兰（山东中医药大学）

**编　委**（以姓氏笔画为序）
王良滨（北京中医药大学）　　　　　付晓男（长春中医药大学）
冯慧卿（广州中医药大学）　　　　　吉广庆（山西中医学院）
李大凯（天津中医药大学）　　　　　余　丽（浙江中医药大学）
张洪雷（南京中医药大学）　　　　　陈　文（福建中医药大学）
魏锦京（辽宁中医药大学）

中国中医药出版社

·北　京·

**图书在版编目（CIP）数据**

自然辩证法概论/张宗明主编．—北京：中国中医药出版社，2016.8（2018.6 重印）

全国中医药行业高等教育"十三五"规划教材

ISBN 978-7-5132-2546-5

Ⅰ.①自…　Ⅱ.①张…　Ⅲ.①自然辩证法-中医药院校-教材　Ⅳ.①N031

中国版本图书馆 CIP 数据核字（2015）第 116593 号

**中国中医药出版社出版**

北京市朝阳区北三环东路 28 号易亨大厦 16 层

邮政编码　100013

传真　010 64405750

山东百润本色印刷有限公司印刷

各地新华书店经销

开本 850×1168　1/16　印张 12　字数 290 千字

2016 年 8 月第 1 版　2018 年 6 月第 2 次印刷

书　号　ISBN 978-7-5132-2546-5

定价　39.00 元

网址　www.cptcm.com

**社长热线　010 64405720**

**购书热线　010 64065415　010 64065413**

**微信服务号　zgzyycbs**

**书店网址　csln.net/qksd/**

**官方微博　http://e.weibo.com/cptcm**

**淘宝天猫网址　http://zgzyycbs.tmall.com**

全国中医药行业高等教育"十三五"规划教材

全国高等中医药院校规划教材（第十版）

## 专家指导委员会

**名誉主任委员**

王国强（国家卫生计生委副主任　国家中医药管理局局长）

**主　任　委　员**

王志勇（国家中医药管理局副局长）

**副主任委员**

王永炎（中国中医科学院名誉院长　中国工程院院士）

张伯礼（教育部高等学校中医学类专业教学指导委员会主任委员
　　　　天津中医药大学校长）

卢国慧（国家中医药管理局人事教育司司长）

**委　　　　　员**（以姓氏笔画为序）

王省良（广州中医药大学校长）

王振宇（国家中医药管理局中医师资格认证中心主任）

方剑乔（浙江中医药大学校长）

孔祥骊（河北中医学院院长）

石学敏（天津中医药大学教授　中国工程院院士）

卢国慧（全国中医药高等教育学会理事长）

匡海学（教育部高等学校中药学类专业教学指导委员会主任委员
　　　　黑龙江中医药大学教授）

吕文亮（湖北中医药大学校长）

刘　力（陕西中医药大学校长）

刘振民（全国中医药高等教育学会顾问　北京中医药大学教授）

安冬青（新疆医科大学副校长）

许二平（河南中医药大学校长）

孙忠人（黑龙江中医药大学校长）

严世芸（上海中医药大学教授）

李灿东（福建中医药大学校长）

李青山（山西中医药大学校长）

李金田（甘肃中医药大学校长）

杨　柱（贵阳中医学院院长）

杨关林（辽宁中医药大学校长）

余曙光（成都中医药大学校长）

宋柏林（长春中医药大学校长）

张欣霞（国家中医药管理局人事教育司师承继教处处长）

陈可冀（中国中医科学院研究员　中国科学院院士　国医大师）

陈明人（江西中医药大学校长）

武继彪（山东中医药大学校长）

范吉平（中国中医药出版社社长）

周仲瑛（南京中医药大学教授　国医大师）

周景玉（国家中医药管理局人事教育司综合协调处处长）

胡　刚（南京中医药大学校长）

谭元生（湖南中医药大学校长）

徐安龙（北京中医药大学校长）

徐建光（上海中医药大学校长）

唐　农（广西中医药大学校长）

彭代银（安徽中医药大学校长）

路志正（中国中医科学院研究员　国医大师）

熊　磊（云南中医学院院长）

**秘 书 长**

王　键（安徽中医药大学教授）

卢国慧（国家中医药管理局人事教育司司长）

范吉平（中国中医药出版社社长）

**办公室主任**

周景玉（国家中医药管理局人事教育司综合协调处处长）

林超岱（中国中医药出版社副社长）

李秀明（中国中医药出版社副社长）

李占永（中国中医药出版社副总编辑）

全国中医药行业高等教育"十三五"规划教材

# 编审专家组

**组 长**

王国强（国家卫生计生委副主任 国家中医药管理局局长）

**副组长**

张伯礼（中国工程院院士 天津中医药大学教授）

王志勇（国家中医药管理局副局长）

**组 员**

卢国慧（国家中医药管理局人事教育司司长）

严世芸（上海中医药大学教授）

吴勉华（南京中医药大学教授）

王之虹（长春中医药大学教授）

匡海学（黑龙江中医药大学教授）

王 键（安徽中医药大学教授）

刘红宁（江西中医药大学教授）

翟双庆（北京中医药大学教授）

胡鸿毅（上海中医药大学教授）

余曙光（成都中医药大学教授）

周桂桐（天津中医药大学教授）

石 岩（辽宁中医药大学教授）

黄必胜（湖北中医药大学教授）

# 前 言

为落实《国家中长期教育改革和发展规划纲要（2010-2020 年）》《关于医教协同深化临床医学人才培养改革的意见》，适应新形势下我国中医药行业高等教育教学改革和中医药人才培养的需要，国家中医药管理局教材建设工作委员会办公室（以下简称"教材办"）、中国中医药出版社在国家中医药管理局领导下，在全国中医药行业高等教育规划教材专家指导委员会指导下，总结全国中医药行业历版教材特别是新世纪以来全国高等中医药院校规划教材建设的经验，制定了"'十三五'中医药教材改革工作方案"和"'十三五'中医药行业本科规划教材建设工作总体方案"，全面组织和规划了全国中医药行业高等教育"十三五"规划教材。鉴于由全国中医药行业主管部门主持编写的全国高等中医药院校规划教材目前已出版九版，为体现其系统性和传承性，本套教材在中国中医药教育史上称为第十版。

本套教材规划过程中，教材办认真听取了教育部中医学、中药学等专业教学指导委员会相关专家的意见，结合中医药教育教学一线教师的反馈意见，加强顶层设计和组织管理，在新世纪以来三版优秀教材的基础上，进一步明确了"正本清源，突出中医药特色，弘扬中医药优势，优化知识结构，做好基础课程和专业核心课程衔接"的建设目标，旨在适应新时期中医药教育事业发展和教学手段变革的需要，彰显现代中医药教育理念，在继承中创新，在发展中提高，打造符合中医药教育教学规律的经典教材。

本套教材建设过程中，教材办还聘请中医学、中药学、针灸推拿学三个专业德高望重的专家组成编审专家组，请他们参与主编确定，列席编写会议和定稿会议，对编写过程中遇到的问题提出指导性意见，参加教材间内容统筹、审读稿件等。

本套教材具有以下特点：

**1. 加强顶层设计，强化中医经典地位**

针对中医药人才成长的规律，正本清源，突出中医思维方式，体现中医药学科的人文特色和"读经典，做临床"的实践特点，突出中医理论在中医药教育教学和实践工作中的核心地位，与执业中医（药）师资格考试、中医住院医师规范化培训等工作对接，更具有针对性和实践性。

**2. 精选编写队伍，汇集权威专家智慧**

主编遴选严格按照程序进行，经过院校推荐、国家中医药管理局教材建设专家指导委员会专家评审、编审专家组认可后确定，确保公开、公平、公正。编委优先吸纳教学名师、学科带头人和一线优秀教师，集中了全国范围内各高等中医药院校的权威专家，确保了编写队伍的水平，体现了中医药行业规划教材的整体优势。

**3. 突出精品意识，完善学科知识体系**

结合教学实践环节的反馈意见，精心组织编写队伍进行编写大纲和样稿的讨论，要求每门教材立足专业需求，在保持内容稳定性、先进性、适用性的基础上，根据其在整个中医知识体系中的地位、学生知识结构和课程开设时间，突出本学科的教学重点，努力处理好继承与创新、理论与实践、基础与临床的关系。

**4. 尝试形式创新，注重实践技能培养**

为提升对学生实践技能的培养，配合高等中医药院校数字化教学的发展，更好地服务于中医药教学改革，本套教材在传承历版教材基本知识、基本理论、基本技能主体框架的基础上，将数字化作为重点建设目标，在中医药行业教育云平台的总体构架下，借助网络信息技术，为广大师生提供了丰富的教学资源和广阔的互动空间。

本套教材的建设，得到国家中医药管理局领导的指导与大力支持，凝聚了全国中医药行业高等教育工作者的集体智慧，体现了全国中医药行业齐心协力、求真务实的工作作风，代表了全国中医药行业为"十三五"期间中医药事业发展和人才培养所做的共同努力，谨向有关单位和个人致以衷心的感谢！希望本套教材的出版，能够对全国中医药行业高等教育教学的发展和中医药人才的培养产生积极的推动作用。

需要说明的是，尽管所有组织者与编写者竭尽心智，精益求精，本套教材仍有一定的提升空间，敬请各高等中医药院校广大师生提出宝贵意见和建议，以便今后修订和提高。

国家中医药管理局教材建设工作委员会办公室

中国中医药出版社

2016 年 6 月

# 编写说明

　　"自然辩证法概论"是教育部规定的高校硕士研究生思想政治理论课选修课程，主要进行马克思主义自然观、科学技术方法论、科学技术观教育，帮助学生了解自然界发展和科学技术发展的一般规律，理解科学技术在社会发展中的作用，认识中国马克思主义科学技术观与创新型国家建设的重大意义，培养学生的创新精神与创新能力。"全国中医药行业高等教育'十三五'规划教材"将《自然辩证法概论》列入中医药研究生规划教材，希望该教材能够体现中医药特色，有所创新。本教材供中医学、中药学、中西医结合等专业硕士生，以及中医学、中西医结合七年制学生使用。

　　本教材的编写在遵循教育部《〈自然辩证法概论〉教学大纲》基础上，结合高等中医药院校研究生思想与专业特点，通过理论与实际的结合，引导与启发研究生运用自然辩证法一般原理，探讨中医药学的学科性质、思维特征与发展规律，从而帮助研究生提高理论思维水平、专业人文素养与创新能力。为此，本教材的编写突出以下几个特点：

　　1. 强调思想性与知识性的统一，突出马克思主义自然辩证法理论的教育，充分体现党的理论创新成果，充分体现中国马克思主义科学技术观的历史进程和理论精髓。

　　2. 突出共性与个性的统一。在教材每章后增加"中医问题与思考"拓展内容，启动与引导学生在掌握自然辩证法一般原理基础上，联系中医药发展实际，思考与解决中医药发展中遇到的重大理论问题。

　　3. 突出科学技术发展的历史及其与自然观的联系，体现历史与逻辑统一的原则，便于学生深刻理解中西方传统自然观的差异以及现代自然观产生的历史必然性。

　　本教材编写大纲由张宗明主编提出初步意见，在编写会上讨论确定了编写大纲，并进行了编写分工。绪论由张宗明、张洪雷编写，第一章由周亚东、魏锦京编写，第二章由张丽、李大凯编写，第三章由付晓男、吉广庆编写，第四章由关晓光、陈文编写，第五章由崔瑞兰、王良滨编写，第六章由陈建华、冯慧卿编写，第七章由陈小平、余丽编写。关晓光、张丽、崔瑞兰、陈建华、周亚东、陈小平副主编协助主编对部分章节进行了审稿，南京中医药大学张洪雷、孔卓瑶协助主编做了大量具体工作。

　　本教材在编写过程中得到了南京中医药大学和山东中医药大学领导、研究生院等部门领导的大力支持，同时也得到了各编写单位领导的支持，在此一并致谢！

　　书中不足之处恳请广大读者与专家提出宝贵意见，以便再版时修订提高。

《自然辩证法概论》编委会

2016 年 3 月

# 目　录

# 绪 论

自然辩证法是马克思主义关于自然和科学技术发展的一般规律、人类认识和改造自然的一般方法以及科学技术与人类社会相互作用的一般原理的理论体系，是对以科学技术为中介和手段的人与自然、社会的相互关系的概括、总结。自然辩证法是马克思主义自然辩证法，是马克思主义理论的重要组成部分。

## 第一节 自然辩证法的学科性质和研究内容

### 一、自然辩证法的学科性质

自然辩证法是一门自然科学、社会科学与思维科学相交叉的哲学性质的马克思主义理论学科，具有交叉综合等特点。

**1. 从学科性质来看，自然辩证法属于哲学门类** 自然辩证法所研究的是自然界和自然科学以及人类认识与改造自然的一般规律，而不是自然界中某一特殊现象、人类认识与改造自然某一特殊过程或者科学技术某一特殊学科的特殊规律，并且它作为自然观、科技方法论、科学技术观和科学技术社会论，是站在世界观、认识论和方法论的高度，从整体上研究和考察包括天然自然和人工自然在内的自然的存在和演化的规律，以及人通过科学技术活动认识自然和改造自然的普遍规律；研究作为中介的科学技术的性质和发展规律；研究科学技术和人类社会之间相互关系的规律。这就使得自然辩证法明显地区别于自然科学与技术的各门具体学科，而具有哲学性质。

**2. 就认识的层次而言，自然辩证法在各门科学技术研究和马克思主义哲学研究之间，处于一个相对独立的中间位置** 一方面自然辩证法区别于各门具体科学技术，具有哲学性质，但另一方面它的抽象性和普遍性与马克思主义哲学相比要低一个层次，不像辩证唯物主义所研究的普遍规律那样具有最高的普遍性和抽象性。在马克思主义哲学体系中，自然辩证法与历史唯物主义相并列。自然辩证法是马克思主义关于人类认识和改造自然的成果，即自然科学和技术的理论成果的概括与总结。历史唯物主义是马克思主义关于人类认识和改造社会的成果，即社会科学和人文科学理论成果的概括与总结。而人类认识和改造自然与认识和改造社会是紧密联系在一起的，所以，自然辩证法与历史唯物主义也是统一的。

**3. 自然辩证法作为联系马克思主义哲学与具体科学技术的桥梁，它反映了哲学与科学技术的交叉** 辩证唯物主义、自然辩证法与科学技术之间的关系是普遍、一般与特殊的关系。因此，一方面，自然辩证法是在辩证唯物主义指导下来进行研究的，不能脱离辩证唯物主义而另

NOTE

立门户；另一方面，自然辩证法的研究是以各门科学技术学科研究的成果为基础，不可能更不应该以自己的哲学研究去代替科学技术的具体研究。它的任务只在于为科学技术的发展提供正确的世界观和方法论的启迪。自然辩证法作为联系马克思主义哲学与科学技术的纽带，反映了哲学与具体科学技术的交叉，具有学科交叉性质。

**4. 自然辩证法不仅研究自然界，而且研究人与自然的关系，以及这种关系在人的思维中的反映和在人类社会中的展开与发展过程**　自然辩证法在思维上汲取了哲学思维方法的精华，对自然、科学、技术和社会等领域进行哲学的概括和总结；在方法上又广泛吸收了多学科的知识，如自然科学、技术科学、思维科学、社会科学和人文科学等，从而形成了"文中有理""理中有文"的多学科知识的渗透与融合。因此，自然辩证法是一门跨学科研究的综合性范围很广的学科，可以称之为哲学性质的综合学科。

自然辩证法作为课程，它是一门马克思主义理论课。由于自然辩证法是从科学技术通向马克思主义的桥梁，能够帮助人们树立马克思主义的世界观、方法论，价值观，以其融通文理、通才教育的学科特点，培养研究生形成科学的思维方式。从1978年我国恢复研究生招生起，许多高校都将自然辩证法作为硕士研究生的马克思主义理论课开设。中共中央宣传部、教育部于2010年发出了《关于高等学校研究生思想政治理论课课程设置调整的意见》，其中明确规定将"自然辩证法概论"调整为硕士研究生必须选修课之一。

## 二、自然辩证法的研究内容

### （一）自然辩证法的研究对象

在恩格斯的自然哲学中，"自然辩证法"之意是"自然界的辩证法"，即"辩证法规律是自然界的实在的发展规律。"（《马克思恩格斯选集第3卷》）揭示了自然界是整个世界演化的原点，自然界的演化形成了自然史和人类文明史。而人类文明的进步与人类社会的发展又是在不断变革人与自然的关系基础上实现的。自然辩证法作为人类认识和改造自然界的根本观点和根本方法，就是在以研究人与自然的关系为中心线索过程中产生和发展起来的。

在人与自然的关系中，自然界处于客体地位，是人类所要认识和改造的客体。人则是人与自然关系中的主体，是认识与改造自然的能动的实践者。主体要反映和改变客体，人类要认识和改造自然，还必须借助于科学技术的中介。因此，从人和自然关系出发，来考察作为这一关系中的客体的自然界，作为这一关系中的主体的人的认识和实践活动，以及作为这一关系的中介的科学技术，便构成了自然辩证法的三部分研究对象。在这三个研究对象中，既有作为客体的自然界，又有作为认识成果的科学技术及其认识方法。自然辩证法对科学技术及其认识和实践方法的研究，也不是去考察各门科学技术及其方法具体的性质和特点，而是把科学技术作为一个整体，从社会、历史、哲学等多维视角进行全面考察，从整体上揭示科学技术的本质和普遍规律。自然辩证法既直接研究科学技术，揭示科学技术及其认识的辩证法；又以科学技术为中介，通过科学技术来揭示自然界的辩证法。作为客观辩证法的自然界的辩证法与主观辩证法的科学技术的辩证法在本质上是一致的，"所谓客观辩证法是支配着整个自然界的，而所谓主观辩证法，即辩证的思维，不过是自然界中到处盛行的对立中的运动的反映而已。"

具体来看，自然辩证法所要研究的是：①自然界存在和演化的一般规律，即自然界的辩证法。②人类通过科学技术实践活动认识和改造自然的一般规律，即科学技术研究的辩证法。③作为一种认识现象和社会现象的科学技术发生和发展的一般规律，即科学技术发展的辩证法。

### （二）自然辩证法的研究内容

与研究对象相适应，自然辩证法的研究内容主要包括马克思主义自然观、马克思主义科学技术方法论、马克思主义科学技术观、马克思主义科学技术社会论。中国马克思主义科学技术观是自然辩证法中国化发展的最新形态和理论实践，也成为自然辩证法的一个重要研究内容。

自然观是人们对自然界的总体看法和根本观点。它的形成既与当时的哲学世界观相联系，又受到当时的科学技术发展水平的制约。自人类社会产生以来，经历了古代朴素的自然观、中世纪的宗教神学自然观、近代机械唯物主义自然观和辩证唯物主义自然观的历史演变。辩证唯物主义自然观是人类自然观发展的高级形态，是18世纪末到19世纪70年代理论自然科学重大发展的背景下形成的，是马克思主义关于自然界的本质及其发展规律的根本观点，它旨在对自然界的存在方式、演化发展以及人与自然的关系，做出唯物而又辩证的说明，是从世界观的高度阐明了自然界辩证发展的图景。辩证唯物主义自然观的形成和确立，为人类进一步认识和改造自然提供了科学的理论观点和正确的思维方法。辩证唯物主义自然观是马克思主义自然观的核心。系统自然观、人工自然观和生态自然观是马克思主义自然观的当代形态，是贯彻和落实科学发展观，大力推进生态文明建设的理论基础。

马克思主义科学技术方法论研究的是科学技术方法的本质及其发展的一般规律，是辩证唯物主义关于人类认识和改造自然的一般方法的理论。它以辩证唯物主义认识论为指导，在现代科学技术水平上，对各门具体科学技术研究的特殊方法进行总结，概括出适用于各门科学技术普遍的原则，它包括分析和综合、归纳和演绎、从抽象到具体、历史和逻辑以及系统科学方法等，并揭示各种方法之间的联系。科学技术方法论不同于具体科学技术的研究方法，但它又必须建立在各门具体科学技术的研究方法基础上，它必须密切关注科学技术研究方法的新进展，并不断加以概括和总结，从而使自身得到不断丰富与发展。

马克思主义科学技术观在总结马克思、恩格斯科学技术思想的历史形成和基本内容的基础上，分析科学技术的本质特征和体系结构，揭示科学技术的发展模式和动力，进而概括科学技术及其发展规律。20世纪以来，科学技术发生了深刻的变化，大科学与高技术成了现代科技的重要特征。现代科技革命一方面使科学技术本身成为日益庞大的知识体系，另一方面科学技术的成果广泛地渗透到社会生产和人类生活的各个方面，急剧地改变着社会生产和人类生活的面貌。科学技术发展所带来的这一系列的变化促使人们不得不对科学技术的本质、体系结构、发展模式及其价值等问题进行深入的反思。

马克思主义科学技术社会论是从马克思主义的立场、观点出发，探讨社会中科学技术的发展规律，以及科学技术的社会建制、科学技术的社会运行等的普遍规律，追求科学、技术、自然、社会的协调发展。在当代，伴随着科学技术的深入发展和广泛应用，使科学技术发展与应用需要人文关怀，从而使自然辩证法的研究范围极大地拓宽了，形成了科学、技术、自然、社会、历史、文化等多领域的复杂大系统，即形成了"科学技术与社会"（Science Technology and Society, STS）这一广阔的综合研究领域。本书主要从科学技术的社会功能、科学技术的社会建制、科学技术的社会运行等方面展开，阐述科学技术与社会的关系，探讨科技、经济与社会协调发展和可持续发展之路。

中国马克思主义科学技术观是对当代中国科学技术及其发展规律的概括和总结，是马克思主义科学技术观与中国具体科学技术实践相结合的产物，是中国化的马克思主义科学技术观。中国马克思主义科学技术观概括和总结了毛泽东、邓小平、江泽民、胡锦涛等的科学技术思想，包括科学技术的功能观、战略观、人才观、和谐观和创新观等基本内容，充分反映了我国科学技术发展的时代性、实践性、科学性、创新性、自主性、人本性等特征。建设中国特色的创新型国家，是中国马克思主义科学技术观的具体体现。中国马克思主义科学技术观是自然辩证法中国化发展的最新形态和理论实践，需要我们不断深入研究和总结。

马克思主义自然辩证法是一个完整的科学学说体系。马克思主义自然观是自然界本身的辩证法的理论表述，是主观辩证法与客观辩证法的统一；马克思主义科学技术方法论是从世界观高度阐明科学技术研究的辩证法，体现了自然观与方法论的统一；马克思主义科学技术观是马克思主义关于科学技术的本体论和认识论，体现了本体论和认识论的统一；马克思主义科学技术社会论是把科学技术置于整个人类社会系统中进行考察，阐明科学技术发展的辩证法，反映了自然观与社会历史观的统一；中国马克思主义科学技术观是把马克思主义科技观与中国具体科学技术实践相结合，体现了理论与实践的统一。总之，有了自然界本身的辩证法，才有了人类认识与改造自然的辩证法以及科学技术发展的辩证法。这既是逻辑的必然性，也是历史发展的实际过程，它体现了逻辑与历史的一致性。

自然辩证法的理论体系是统一的，它的科学内容却是开放的、不断丰富与发展的。随着科学技术的进步，自然界的辩证法、科学技术研究的辩证法和科学技术发展的辩证法越来越深刻也越来越清晰地体现在各门自然科学和各个技术领域的辩证内容、辩证方法和辩证发展中。

## 第二节　自然辩证法的创立与发展

自然辩证法经历了孕育、创立和发展的过程。人类对自然界的认识和改造经历了一个漫长的时期，在自然辩证法创立之前，人类对自然界的认识和改造的成果是自然辩证法创立的基础和前提，为自然辩证法做了历史性准备，可以称为自然辩证法的孕育期。

### 一、自然辩证法的孕育

自然辩证法的孕育是指自然辩证法创立之前，人类认识和改造自然界所形成的对自然与自然科学技术的看法，主要包括古代自然哲学中的朴素自然观、近代的形而上学自然观和科学技术方法论。

在古代，由于人们认识和改造自然的能力低下，自然科学尚未从自然哲学母体中分化出来，因此，无论是希腊、中国，抑或其他民族都曾以自然哲学的形式，达到了对自然界自发的唯物主义和朴素的辩证法的理解。古希腊的"四元素"说、原子论和中国古代的"五行"说、元气论是古代自然观的代表。这种朴素的唯物主义自然观，力图从自然界本身去寻找对自然现象的解释，并把自然界当作一个整体从总的方面去考察。在其看来，自然界的各种事物都处在相互联系和永恒的变化发展之中，自然界就是其自身存在的根据和变化的原因。古代自然观从总体上描绘了一幅正确的自然图景，但由于受古人的认识和实践水平的限制，这种自然哲学还没有进步到对自然界进行解剖和分析的地步，自然现象的总联系还没有在细节方面得到证明。

由于缺乏系统的实验手段，古人对自然界的认识只能在纯感官观察的基础上，通过思辨推理而做出笼统的概括和模糊的表述，这就使得古代自然观带有浓厚的直观、思辨和猜测的性质。

5~15世纪，欧洲处于黑暗的中世纪，自然科学受到严重的抑制而成为神学的婢女。宗教神学自然观和为宗教神学服务的经院哲学在较长的一段时间内占据了统治地位。但"西方不亮东方亮"，在这一时期，阿拉伯人翻译和保留了大量古希腊自然哲学的文献，并在数学和天文学方面取得了一些重要成就。中国古代自然科学体系一直保持稳定的发展，到宋元时期达到了高潮，形成了具有自身特色的农学、天文学、医学与数学四大学科体系和以"四大发明"为代表的成就。这些成就在相当长的时间内处于世界领先地位。但由于受到中国自给自足的小农经济和实用科学本身的限制，中国古代自然科学始终没有走上实验和分析科学之路，与此科学技术成就相对应，中国古代自然观仍停留于阴阳、五行、精气、太极、八卦等思辨框架内，一直未能实现根本性突破。

到15世纪末16世纪初，欧洲城市商业经济的发展和地理大发现，奠定了以后的世界贸易以及从家庭手工业过渡到工场手工业的基础。在经济和生产力推动下兴起的思想文化领域的文艺复兴和宗教改革运动，冲破了宗教神学的枷锁，促进了科学思想的解放。1543年哥白尼《天体运行论》和维萨里《人体构造》的发表，标志着自然科学开始从神学中解放出来，走上独立的发展之路。近代自然科学不仅摆脱了神学和经院哲学的束缚，而且克服了旧自然哲学直观思辨的缺陷，开始把对自然界的认识建立在观察和实验的基础之上，实现了自然科学方法论从直观思辨到以观察、实验方法和数学方法相结合为主的转变。

然而，17、18世纪的自然科学尚处于近代自然科学发展的初期阶段，即收集材料阶段。为了克服古人对自然直观、笼统的认识，而采用了分析、解剖的方法。为了认识整个自然界，首先把自然界分成许多部分，分门别类地去研究各个领域的自然现象；为了认识某一事物，首先把它加以解剖，去研究各个局部的细微构造；为了认识某一自然过程，首先把它分成若干阶段，在静止的状态上去研究它的某一截面。这就使人们养成一种思维习惯，即形成了孤立、静止、片面的认识自然界的思维模式。这一时期，除了力学、天文学和数学相对成熟外，自然科学的其他学科还处于襁褓之中，尚不足以揭示自然界的普遍联系和运动发展。而力学是带头学科，用力学观点和机械运动来解释自然界的一切现象，于是就形成了具有形而上学和机械论特征的自然观。

## 二、自然辩证法的创立

从19世纪30年代末到70年代，在自然科学的各个领域相继取得了一系列理论成果，特别是地质学领域的渐变论，物理学领域的能量守恒与转化定律、化学领域的原子论和元素周期律，生物学领域的细胞学说和进化论等，打开了形而上学自然观的缺口，越来越深刻地揭示出了自然界的辩证法。同时，黑格尔从其唯心主义观点出发，提出了辩证法的规律和范畴，批判了自然科学研究中的形而上学思维方法和经验主义倾向。自然科学和哲学取得的这些重大成就，为马克思主义创始人研究和阐述自然界和自然科学的辩证法提供了重要基础，推动了自然辩证法的创立。

对于这些自然科学和自然哲学的理论成果，马克思和恩格斯都十分关心。恩格斯提出："马克思和我，可以说是从德国唯心主义哲学中拯救了自觉的辩证法并且把它转化为唯物主义

NOTE

的自然观和历史观的唯一的人。可是要确立辩证的同时又是唯物主义的自然观，需要具备数学知识和自然科学的知识。"阐明自然界和自然科学的辩证法，是马克思和恩格斯共同提出的任务，系统研究并建立自然辩证法的工作则是由恩格斯进行的。从 1873 年开始，恩格斯花了 13 年的时间，深入研究了当时自然科学各个领域的最新成果，先后写下了《反杜林论》《自然辩证法》和《路德维希·费尔巴哈和德国古典哲学的终结》等著作。其中，《自然辩证法》是恩格斯从事这项工作的集中成果。1883 年 3 月 14 日马克思的突然逝世打乱了恩格斯的《自然辩证法》写作计划，他不得不把全部精力转向整理和出版马克思的《资本论》第二、三卷的手稿和马克思的其他著作。直到 1895 年 8 月 5 日恩格斯逝世，他终究未能把《自然辩证法》一书完成，留给后世的是一部包括 10 篇论文、169 篇札记和片断、两个计划草案的自然辩证法手稿。尽管这一论著没有最后完成，但其中所包含的有关辩证唯物主义的自然观、科学观和科学方法论的基本思想是深刻而完整的，涵盖了马克思、恩格斯关于自然辩证法的基本观点，是自然观、科学技术观和科学技术方法论的有机统一。在自然观方面，其克服了历史上自然观的直观性、思辨性和形而上学机械论等缺陷，确立了辩证唯物主义自然观；在科学技术观方面，不限于考察科学技术自身，而是把它作为一种社会现象，运用辩证唯物主义和历史唯物主义揭示了科学技术的本质及其发展规律；在科学认识论和方法论方面，克服了历史上经验论和唯理论的片面性及唯心主义、不可知论的错误，引入了实践和辩证法的观点，并进行了全面的分析。《自然辩证法》这部著作是恩格斯多年来从哲学角度研究科学技术的结晶。它的诞生标志着自然辩证法作为马克思主义哲学这一严整理论体系的一个重要组成部分已经建立起来。

　　1925 年，恩格斯的《自然辩证法》以德、俄两种文字对照的形式出版。接着，该书的日文版（1929 年）、中文版（1929 年）、英文版（1939 年）等多种文字的版本相继面世，促进了自然辩证法在世界的广泛传播。1931 年，苏联物理学家在伦敦第二届科学史世界大会上做了题为"牛顿《原理》的社会经济根源"的报告，以辩证唯物主义的科学观为指导，从社会经济背景上研究自然科学的发展，在西方科学史界引起了强烈反响。1932 年，日本成立了自然辩证法研究会。从 30 年代中期，美国、英国、法国的一些科学家和哲学家也致力于自然辩证法的研究，并发表了一些重要论著。

## 三、自然辩证法的发展

### （一）自然辩证法在苏联的发展

　　"随着自然科学领域中每一个划时代的发现，唯物主义也必然要改变自己的形式。"19 世纪末，物理学中的 X 射线、放射性元素和电子的发现，揭开了现代科学技术革命的序幕。物理学中的一系列发现严重地动摇了作为经典物理学基础的原子不可分、质量不变等物质结构观，在物理学和哲学界引起了极大的震动与混乱，唯心主义也乘机对唯物主义进行攻击。为此，列宁写下了《唯物主义和经验批判主义》等著作，总结和概括了自然科学的最新成果，丰富和发展了自然辩证法。

　　在物质观方面，列宁强调物质的客观实在性。针对马赫主义者提出的"物质消失了"的错误观点，列宁反驳道，物理学最新发现所证明的绝不是"物质的消失"，而是指旧物理学关于物质结构的界限"正在消失"。关于物质结构的形而上学观点"正在消失"，永恒运动着的物质是绝对不会消失的。为了从根本上批驳"物质消失了"的观点，列宁定义了物质的概念，认为"物质是标志客观实在的哲学范畴，这种客观实在是人通过感觉感知的。它不依赖于我们的感觉而存在，为我们的感觉所复写、摄影、反映"。从客观实在性出发，列宁进一步阐明了恩格斯提出的"世界的统一性在于它的物质性"的观点。列宁提出，"原子的可变性和不可穷尽性"与"电子和原子一样，也是不可穷尽的"。

在运动观方面，列宁重申了恩格斯"没有运动的物质和没有物质的运动是同样不可想象的"思想，进而批判没有物质的运动和唯能论观点……自然界中的能量是物质的能量，物质的能量不论在物体间的转移还是在不同形式的转化都是客观实在的，是不依赖于人的意识的客观过程。物质的能量是物质运动属性的表征，没有物质或没有了物质的运动就没有能量可言，所以列宁说："世界上除了运动着的物质，什么也没有。"

在科学观方面，列宁告诫自然科学家要学习辩证法，"应当做一个辩证唯物主义者"。列宁指出，现代物理学正在走"从形而上学的唯物主义提高到辩证唯物主义"，唯物辩证法是自然科学的"唯一正确的方法和唯一正确的哲学"。1914 年，列宁在《哲学笔记》中强调，辩证法内容必须由科学史检验其正确性，"要继承黑格尔的事业，就应当辩证地研究人类思想、科学和技术的历史"。列宁还指出："自然科学的唯物主义要成为人类伟大解放斗争中的真正战无不胜的武器，必须扩展为历史唯物主义。"

### （二）　自然辩证法在中国的发展

20 世纪 20 年代末到 30 年代中期，在中国出现了一个翻译介绍马克思主义著作的高潮。《自然辩证法》第一个中译本于 1932 年由上海神州国光社出版发行，在国内产生了很大的影响。1936 年艾斯奇等人在上海发起成立的自然科学研究会，成为中国的第一个自然辩证法研究团体。抗日战争开始后，中国的自然辩证法研究中心由上海分别转到重庆和延安。在抗日战争和解放战争时期，在延安围绕有关自然辩证法经典著作开展了学习和研究活动，成立了新哲学学会；组建了自然辩证法研究小组；召开了自然辩证法座谈会、讨论会；重新翻译了《自然辩证法》。为进一步开展自然辩证法和自然科学等研究工作，经毛泽东主席批准，自然科学研究会于 1940 年 2 月成立。在成立大会上，毛泽东指出："自然科学是人们争取自由的一种武装……人们为了要在自然界里得到自由，就要用自然科学来理解自然、克服自然和改造自然，从自然里得到自由。"并号召："大家要来研究自然科学，否则世界上就有许多不懂的东西，那就不算一个最好的革命者。"由毛泽东提议，1944 年延安大学开设了全校师生都听的包括自然发展史、社会发展史和当前现实理论问题三个基本部分在内的大课。这成为我国大学开设自然发展史——自然辩证法课程的开端。

新中国成立后，国家制订了自然辩证法发展规划，培养和组织队伍，出版刊物，推动了自然辩证法的学习和研究的深入发展。在新中国成立之初，全国范围的马克思主义启蒙学习和随后开展的"学习苏联先进科学技术"运动都将自然辩证法列为重要内容。在"百家争鸣"方针的提出和贯彻中，自然辩证法的学习、研究曾发挥过重要影响。1953 年北京大学开始招收自然辩证法研究生，开设了自然和自然发展史等课程。1956 年，新中国制订了国家的全面科学技术发展远景规划。该规划包括"自然辩证法研究规划"。1956 年，新中国第一个自然辩证法的专业研究机构——中国科学院哲学研究所自然辩证法研究组成立，并创办了中国第一份自然辩证法的专业学术刊物——《自然辩证法研究通信》，大学也成立了专门的研究和教学机构，开设各类自然辩证法课程，开办研究生班，并扩大了研究生招生范围。同时，还涌现出一

NOTE

些重要的学术研究成果。这些成果主要集中在自然界的辩证法、科学技术论、科学方法论和认识论、生产实践和技术发展的辩证法等几个方面。

"文革"期间，自然辩证法研究事业遭到极大破坏：学术刊物停刊，研究机构停止工作，科学家和理论工作者相继遭到批判，相对论、量子论等科学理论被看成是为资产阶级服务的科学、唯心主义科学，马克思主义的科学观、技术观以及科学技术与社会相互作用理论遭到极大歪曲。

"文革"结束后，自然辩证法再次被列入全国科学技术发展长远规划重点项目。1977 年 12 月~1978 年 1 月，在北京召开的全国自然辩证法规划会议作为全国科学技术规划会议的一部分，于光远、周培源、李昌、钱三强等发起组建了中国自然辩证法研究会筹委会。中国自然辩证法研究会于 1978 年 1 月 16 日经邓小平批准，经筹备，于 1981 年 10 月正式召开中国自然辩证法研究会成立大会暨首届学术年会。

1978 年以来，中国开始招收自然辩证法专业研究生。特别是 1981 年《中华人民共和国学位条例》实施以来，先后批准了自然辩证法（科学技术哲学）硕士学位和博士学位授予单位。目前，全国很多高校具有硕士学位和博士学位授予权。自然辩证法成为高等学校理、工、农、医硕士研究生必修的一门马克思主义理论课，自然辩证法的学习与研究已同新一代科技工作者的培养紧密联系起来。

经过 30 年的发展，我国的自然辩证法学科已经形成。

首先，学科构架和学术建制确立。在对自然辩证法的发展进行历史总结的基础上，由孙小礼等数十人组成的编写组编写的《自然辩证法讲义（初稿）》，确立了中国自然辩证法学科的基本理论框架，发行数十万册；一个个专业硕士学位和博士学位点陆续设立，专业队伍迅速壮大。1979 年，中国自然辩证法研究会成立，《自然辩证法通信》创刊，1980 年后，《自然辩证法研究》《科学、技术与辩证法》《医学与哲学》等多种学术期刊相继创刊。

其次，学术研究成果不断涌现，出版了一大批在学术界内外产生了相当影响的著作。另外，对西方科学哲学流派主要代表人物的著作进行了翻译，促进了西方科学哲学在中国的传播与研究。

20 世纪 80 年代后，中国自然辩证法研究范围一方面扩展到科技发展战略、科学技术与经济发展、科技政策、科技工作管理、科学技术与人类文明等与社会发展密切相关的重大课题上，在新技术革命挑战、落实科学技术是第一生产力、研究科学技术与中国现代化建设的发展、弘扬科学精神、反对伪科学诸方面，进行了大量卓有成效的工作。另一方面，不断汲取相关学科领域有价值的研究成果，不断丰富和充实自己。现代西方的自然哲学、科学哲学、技术哲学以及 STS 等学科，虽然不同程度上存在着某些不足，但它们是建立在科学史和当代科学成果及其社会影响研究基础之上的，其中包含许多精辟的见解和值得借鉴的成果。如科学哲学中的波普尔的"证伪主义"、库恩的"范式论"、拉卡托斯的"科学研究纲领方法论"、汉森的"理论负荷论"等都是根据现代科学的新观点，在认识论和方法论上提出了不少创造性的见解。在马克思主义哲学指导下，对其加以辩证地分析、吸收与改造，一方面丰富和扩展了自然辩证法的研究内容，另一方面也加强了自然辩证法学科与国外相关学科的联系与交流。国务院学位委员会于 1992 年正式将自然辩证法学科的名称改为科学技术哲学（自然辩证法），将该学科列为哲学类二级学科。《自然辩证法研究》杂志将自然哲学、科学哲学、技术哲学和科学技术与社会作为其研究内容，《自然辩证法通讯》杂志也将科学（技术）哲学、科学社会学与科技政策、科学技术史等作为研究内容，这些均反映了自然辩证法课程建设的学科化和规范化趋势。

### （三） 现代科学技术推进了自然辩证法的新发展

科学技术的发展始终是自然辩证法发展的坚实基础，自然辩证法随着科学技术的发展而发展。现代科学技术的发展把人类社会推向了新的历史时代，也把自然辩证法推向了新的发展阶段。

20 世纪以来，自然科学突飞猛进地发展，极大地扩展和加深了人类对自然界的认识，为丰富和发展自然辩证法开辟了广阔的前景。爱因斯坦的相对论揭示了时间与空间、时空与物质的内在联系，证明了时空与物质运动的不可分割性，丰富和发展了辩证唯物主义的时空观；从普朗克的量子论到海森堡的量子力学的建立，突破了机械决定论的局限，揭示了微观物理世界中不同于宏观世界的崭新规律；对基本粒子及其相互转化和物质结构更深层次的研究，以及对自然界中各种基本的相互作用达到统一的研究，展现了物质深远的无限性及其深刻的统一性；现代宇宙学对天体演化的研究，不仅从康德时的太阳系推广到 200 亿光年的总星系，而且从原始星云推进到元素和基本粒子起源的更深层次；现代生物学的发展，将生命现象的物质基础从细胞水平深入到分子水平，并揭开了遗传现象的奥秘；从电子计算机的发明到人工智能的研究，人类掌握了可以在更大程度上代替人的脑力劳动和放大人脑功能的技术手段，推动了思维科学的研究。伴随着现代科学革命的深入，现代技术革命迅速崛起。科学革命引起技术革命，技术革命又引起产业革命，最终推动了社会生产力的巨大进步，使人类的物质文明、精神文明、制度文明都发生了极其深刻的变化。随着人类作用于自然界能力的急剧增长，环境、生态等方面带来了一系列社会问题，如基因与克隆技术带来的生命伦理问题，地球资源的有序开发问题，环境污染的综合治理问题，生态平衡的协调问题，人口数量控制与质量提高问题，科学技术进步与自然、经济、社会协调发展问题。这些问题的出现让人们深刻反思如何认识自然、改造自然，从而拓宽了自然辩证法的研究领域和研究内容。

具体而言，在自然观方面，辩证唯物主义自然观的新发展是系统自然观、人工自然观和生态自然观。

系统自然观以系统论、信息论、控制论、耗散论、协同论、突变论、分形论和混沌论等为基础，概括和总结自然界系统存在和演化规律所形成的总的观点。人工自然观以系统科学、生态科学及新能源技术、新材料技术、信息技术、空间技术、海洋技术等现代科学技术为基础，概括和总结人工自然界的存在和发展所形成的总的观点。生态自然观是以生态科学、环境科学及生态技术、生物技术等现代科学技术为基础，概括和总结了生态自然界的存在和发展规律所形成的总的观点。

系统自然观、人工自然观和生态自然观是马克思主义自然观发展的当代形态。

20 世纪以来科学技术的发展一方面在更广更深的程度上揭示了自然界的辩证法和科学技术的辩证法，表明自然科学向辩证思维复归已成为不可逆转的历史潮流；另一方面在各门科学技术发展的前沿上，在人类与自然界、科学技术与社会的相互关系上，提出了一系列需要科学家和哲学家认真研究和深入探讨的问题。这些问题为自然辩证法的发展奠定了基础，并开辟了广阔的天地。

# 第三节　学习自然辩证法的意义和方法

## 一、学习自然辩证法的意义

恩格斯指出："一个民族想要站在科学的最高峰，就一刻也不能没有理论思维。"（《自然辩证法》）学习和研究自然辩证法，在经济全球化、科学技术突飞猛进的今天，对于帮助研究生树立正确的自然观、科技观，提高理论思维具有非常重要的意义。

（一）学习自然辩证法是时代发展的需要，有助于我们树立正确的自然观和科技观

时代的步伐已经迈进了 21 世纪，人类社会已经进入技术信息化、经济全球化的时代。20 世纪的科学技术在广度上和深度上得到了全面迅速的发展。在科学方面，从相对论、量子力学的创立到分子生物学的产生，从现代宇宙学的诞生到脑、神经科学的进展，各门自然科学得到纵深发展。在技术方面，从以电子计算机为主的信息技术应用到破译生命奥秘的生物技术的创立，从新技术革命支柱的能源技术的出现到作为新技术革命基础的新材料技术的产生，从空间技术的应用到海洋技术的初现端倪，各种新技术层出不穷。科技的进步给人类带来了巨大的物质文明与精神文明，促进了人类社会的全面发展。21 世纪将把科学技术带入一个新的阶段，科学技术的发展必将引发新的一轮科技革命、产业革命，从而深刻影响人类社会的进程。与此同时，科学技术与社会的关系将更加密切。一方面科学技术已经发展成为庞大而复杂的社会建制，另一方面它又与社会的经济、政治、文化、教育等各种因素有着极为密切的联系。因此，科学技术的发展在很大程度上受到社会为它提供的条件和环境的制约。要促进科学技术的发展，并通过它的发展来推动经济发展与社会进步，就必须深入研究科学技术发展的内在规律，研究科学技术在社会发展中的地位和作用以及科技发展如何转化为经济、社会发展的机制。因而自然辩证法关于科学技术观研究，显得有着特别重要的作用与现实的意义。

20 世纪科学技术的高度发展和广泛应用，一方面扩大了人类改造自然的活动领域，提高了人类改造自然的能力，实现着人们利用科技造福于人类的理想，另一方面也带来了不少未曾预料的消极后果，引起了诸如环境、生态、资源、人口、粮食等方面所产生的一系列全球性问题。这些问题清楚表明，科学技术所带来的人对自然的巨大干涉能力，已达到空前尖锐的程度。现代人类对自然界平衡的干预已超过了自然界的再生能力和自我调节能力。人和自然的关系出现了严重的对立。若不协调人与自然的关系，必然给人类生存与发展带来不利影响。在这种情况下，我们不得不认真地进行反思：人类在自然界和社会面前，以及在科学技术发展面前到底获得了多大的自由，而为了扩大人类活动的自由度，我们就得更多地认识必然。为了更充分地理解自己行动的意义和后果，理解由于这种行动给周围世界带来的变化，我们就得树立正确的自然观、科学技术价值观和人类社会可持续发展的思想，更深刻地把握和更自觉地遵循科学技术发展的客观规律。从这一意义上，学习研究自然辩证法，对于真正实现人和自然的协调发展以及科学、技术、经济、社会的协调发展有着重要的意义。

（二）学习自然辩证法是提高自主创新能力，建设创新型国家的需要

提高自主创新能力、建设创新型国家是我国发展战略的核心和提高综合国力的关键。所谓

自主创新能力，主要指一个国家的原始创新、集成创新和消化吸收再创新的能力。自主创新能力是国家竞争力的核心，提高自主创新能力是实现建设创新型国家的根本途径，而创新是自然辩证法的精神实质和目标追求。学习自然辩证法一方面能够提高科技工作者的创新思维，掌握正确的创新方法；另一方面可以优化知识结构，夯实创新的知识基础，增强自主创新能力。

恩格斯指出："不管自然科学家采取什么样的态度，他们还是得受到哲学的支配。问题只在于，他们是愿意受某种坏的时髦哲学的支配，还是愿意受一种建立在通晓思维的历史和成就的基础上的理论思维的支配。"正确的哲学理论可以启迪科技工作者的思维，开阔科技工作者的思路，有助于科技工作者运用科学的思维方法去认识和掌握自然界的奥秘。一般而言，科技创新的成功与否除了与研究者本人的知识背景、研究必需的仪器设备有关外，还与其是否采取科学的思维方法有关。思路方法正确，事半功倍；方法不当，事倍功半，甚至一无所获。自然辩证法从科学技术发展史出发，提炼出科学观察和科学实验、科学理论与科学假说等一系列逻辑思维方法和非逻辑思维方法，为科技创新提供了科学的方法论指导。

（三）　学习自然辩证法是丰富和发展马克思主义哲学的需要，有助于培养研究生的科学精神与人文素质，实现科学文化与人文文化的统一

辩证唯物主义作为适用于自然界、社会和人类思维的最一般的发展规律的科学，是在自然科学对自然界的认识、社会科学对社会的认识和思维科学对思维的认识的基础上总结和概括出来的。它必须随着这些科学的发展不断丰富、更新自己的内容并改变自己的形式。哲学是时代精神的精华，马克思主义哲学要充分体现时代的精神，就必须与时俱进，必须从当代迅速发展的自然科学中汲取营养，就必须研究和发展自然辩证法。作为马克思主义哲学与科学技术之间纽带的自然辩证法的研究，必将在丰富和发展马克思主义哲学过程中起到重要作用，使马克思主义哲学真正成为时代精神的精华。

自然辩证法的学习有助于我们树立辩证唯物主义的世界观，培养科学精神，识别和抵制各种唯心主义、形而上学以及伪科学、反科学思潮对科学的侵害。当代科学技术发展的实践表明，知识、能力、素质是科技工作者从事科学技术研究的基础和条件。现代教育已经从过去的应试教育向素质教育转变。理、工、农、医硕士研究生在掌握专业知识、增强学习与科研能力的同时，还需要培养自身的科学精神与人文素质，这不仅是时代发展的需要，也是科学发展的内在要求。自然辩证法是连接科学文化与人文文化的一座桥梁，通过这门课程的学习，能够使我们在科学精神与人文精神的结合上，提高自身的科学素质和人文素养，以适应现代社会和科学文化发展对高级人才的需要。

（四）　学习自然辩证法是医学发展的需要，有助于我们树立正确的医学观，促进我国医药卫生事业健康、快速发展

对于广大医学科技工作者而言，学习和研究自然辩证法对促进我国医学发展有着特别的意义。医学的研究对象是人，是人的生理和病理机制。人是世界最高级、最复杂的对象，不仅具有自然属性，而且具有社会属性和思维属性。医学的形成和发展是以正确的生命观、人体观、疾病观、治疗观等作为基础的。只有树立正确的自然观、科技观和科技方法论，才能确立科学的生命观、人体观、疾病观和治疗观，才能正确地把握人体生命及疾病发生发展规律，认识医学发展的规律和方向。医学不仅是一门自然科学，而且也是一门社会科学；不仅是智力意义上的科学，而且也是人类学意义上的文化；不仅是一种知识存在，而且还是一种社会建制。现代

医学科技的发展，特别是高新技术在医学中的广泛应用带来了一系列的社会问题，诸如生殖技术、器官移植、安乐死、克隆技术、人类基因组计划等高新技术进入医学领域所带来的伦理、心理、法理等问题。这些需要我们运用自然辩证法的立场、观点和方法，来认识和解决。

## 二、学习自然辩证法的方法

学习自然辩证法必须坚持理论联系实际的原则，认真学习并领会其基本理论、基本观点和基本方法，并把它与现代科技发展实际、自己的思想实际，以及医药发展实际结合起来，努力做到学以致用。

### （一）认真读书，掌握理论精髓

要认真学习马克思主义哲学，特别是经典作家关于自然辩证法的著作、通信和言论等，有选择地阅读恩格斯的《自然辩证法》《反杜林论》中的哲学篇；列宁的《唯物主义和经验批判主义》《谈谈辩证法问题》；毛泽东的《矛盾论》《实践论》和邓小平的《邓小平文选》第3卷中有关科学技术的文章，以及江泽民、胡锦涛的科学技术思想，深刻领会和掌握其理论观点和精神实质。另外，还要读一读自然辩证法学科的历史、自然科学史、技术史、现代西方自然哲学、科学哲学、技术哲学、科学社会学等方面有关经典著作。

### （二）理论联系实际

理论联系实际是学习理论的目的又是学习理论的方法，自然辩证法的学习也不例外。恩格斯指出："原则不是研究的出发点，而是它的最终结果。"（《马克思恩格斯全集第3卷》）不应当把哲学原则从外面加到自然科学中去，而应当以哲学原则为指导，从科学技术发展本身的客观实际出发，引出固有的而不是臆造的规律，为我们提供认识自然、改造自然的思想武器和方法。对于中医药工作者而言，理论联系实际，除了要联系我国社会主义现代化建设和现代科学技术发展的实际，还要联系现代医学发展、我国医疗卫生事业实际，特别是联系中医药发展实际，真正从实际中发现问题、认识问题，从而达到解决问题的目的。

### （三）加强自然辩证法工作者与科学技术工作者之间的相互学习与合作

自然辩证法与科学技术之间存在着非常密切的关系。自然辩证法要正确发挥其功能，就需要向自然科学工作者学习，学习自然科学知识，了解科学技术研究情况，虚心听取自然科学工作者的意见，与他们共同研究自然科学发展中存在的问题。另一方面，自然科学工作者也应当自觉学习一些自然辩证法的基础知识，与自然辩证法工作者团结合作，为自然辩证法的发展提供鲜活的自然科学素材与养分，共同发展自然科学与自然辩证法。

### （四）解放思想，提倡学术民主

对于自然辩证法的学习与研究，要敢于研究新情况，解决新问题。不唯书，不唯上，只唯实。不要受现有的定义、框架局限，不要受前人结论的束缚，而要从实际出发，实事求是，总结新经验，提出新理论。对于不同意见，允许充分发表；对于不同观点，允许其存在；充分发扬学术民主，坚持"百花齐放、百家争鸣"的方针，真正通过科学论争、学术争鸣，推动哲学和科学技术的健康发展。

**思考题**

1. 什么是自然辩证法，自然辩证法的学科性质是什么？

2. 自然辩证法的研究对象是什么？其学科内容包括哪几部分？

3. 结合专业实际，谈谈学习自然辩证法的意义和方法。

4. 谈谈你学习自然辩证法的感受。

## 中医问题与思考

### 中医问题与自然辩证法

中医作为中国传统科学技术的代表和传统文化的结晶，在世界科技史上创造了两大奇迹：一个是历史的奇迹，中医学经受住了西方医学的冲击顽强地生存下来，并保持着一定的生命力；另一个是现实的奇迹，没有任何一门科学像中医"该向何处去"这一生存发展问题百年来争论不休。多年来一直争论不休的中医科学性、中西医结合和中医现代化等关系到中医生存与发展的问题，不仅是医学科学技术问题，更是社会问题、文化问题和哲学问题。"不识庐山真面目，只缘身在此山中"。跳出就中医论中医的思维框框，运用自然辩证法有关原理，用科技哲学思维来思考中医，也许可以为我们认识中医"真面目"提供一个新视角，带来一些启发与思路。

自然辩证法是关于自然界和科学技术发展的一般规律以及人类认识和改造自然的一般方法的科学。中医是关于人体健康、疾病及其防治规律的传统科学技术。自然辩证法与中医的关系总体上属于哲学与具体科学、一般与个别的关系。自然辩证法与中医又具有特殊的关系，这种特殊关系表现在一方面，中医学理论从形成开始就与哲学结下了不解之缘，中医的许多概念与原理就是直接从中国古代自然哲学中搬用过来的，中医理论许多内容与哲学水乳交融，难分难舍，使中医理论带有浓厚的哲学色彩。另一方面，目前中医危机与机遇并存的生存状况需要现代自然辩证法（科技哲学）从自然观、方法论、科技观等层面，对中医本体及其发展规律进行哲学反思，探讨中医未来发展的方向与道路。

自然观是人们对自然界的总体看法和根本观点。医学是研究人体生命活动规律的科学。其生命观、疾病观、治疗观等一些基本观念自然也要受到当时自然观的渗透与影响，中西医学诸多方面的差异可以从中西医自然观的差异上找到内在根据。在自然本体论上，中西方自然观就存在着重大分歧。"西洋哲学中之原子论，谓一切气皆由微小固体而成；中国哲学中元气论，则谓一切固体皆是气之凝聚，亦可谓适成一种对照"。（《中国哲学史大纲》）西方文化占主导地位的自然观是原子论，中国文化中占主导地位的自然观是元气论，两种不同自然观的重大差异，是造成中西医两种不同医学体系差异的内在"基因"。随着自然科学与哲学的发展，中西方自然观呈现出互补与结合的发展趋势。"西方科学和中国文化对整体性、协和性理解的很好地结合，将导致新的自然哲学和自然观"。这种发展趋势给中医学和中西医结合学科的未来发展指明了方向。另外，人与自然的关系不仅是哲学自然观研究的对象，也是一切医学必须面对和需要解决的问题。"究天人之际"是中国古代哲学和医学共同关注的问题，在诸多天人关系中，"天人合一"的整体观念最终占据主导地位，成为"中国传统文化的基质"。中医学深受"天人合一"思想的洗礼，形成了具有中国传统文化特色的"环境-形神"的医学模式和医学整体观，与西医学主张的天人分离，以及在此基础上形成的生物医学模式和医学还原论大异其趣。因此，从自然观层面，中医学至今还闪耀着智慧的光芒，能够为现代医学乃至现代科学的发展提供一些有益的启示。

　　科学技术方法论研究的是科学技术方法本质及其发展规律。在长期的实践中，中医不仅形成了一整套独特的理论体系，也形成了独特的认识人体和治疗疾病的方法。如以阴阳分析、五行制约为主的哲学分析方法和辩证逻辑方法；司外揣内的功能观察方法；心悟为主的直觉判断方法；取象比类的推理方法；以望、闻、问、切为主的临床诊断方法；以八纲辨证、脏腑辨证、气血辨证、六经辨证、卫气营血辨证、三焦辨证为主的辨证论治方法；以及中西医结合、中医现代化等现代多学科研究方法。运用现代科学技术方法论的有关理论分析、阐发中医方法的性质、特征和发展规律是中医方法论研究的主要内容。这也是解决中医发展问题的关键。如在观察人体和疾病、获取医学事实手段上，西医采用的是解剖、实验的方法，中医却走上了司外揣内、功能观察的发展道路。这种差异的内在哲学根据是什么？传统中医没有实验科学之路，实验科学方法是不是中医现代科研的必由之路？在处理临床事实、进行科学抽象过程中，西医采取的是严格的"概念思维"，重实体性、对象性和现成性；中医采用的是灵活的"象思维"，重功能性、整体性和生成性。"医者，意也"，代表着中医思维的特色。中医以直觉思维为主导的思维方式与现代医学以逻辑思维为主导的思维方式之间是否真的难以通约，两者之间是否存在着结合的可能性，如何对中医理论进行合理定位？中医理论究竟是一种自然哲学理论、科学假说，还是科学理论？在系统科学方法视野中，中医思维是整体论思维，还原论思维，还是系统论思维？中医是继续走黑箱之路，还是需要走白箱，抑或黑箱与白箱互补的道路？中西医诊治疾病使用了不同的技术手段，这些差异是纯粹的技术差异，还是不同文化差异导致的结果等等一系列中医方法论问题，需要我们站在现代科学认识论和方法论高度，认真思考与探讨。

　　科学技术观是关于科学技术的性质、作用、发展规律以及科学技术与社会关系的总看法。医学与其他科学技术一样，既是一种认识现象，也是社会科学现象。由于认识与实践的对象是人，医学必然具有自然与人文双重属性。中医生长在中国传统文化土壤中，中医学无论在价值观念、思维方式，还是在致知方法、审美情趣上均打上了中国传统文化的烙印。从某种意义上可以说，中医是中国传统文化模塑的结果。因此，探讨中医的学科性质及发展规律，就不能脱离中国传统文化土壤和社会条件。中医数千年来为中华民族的繁衍昌盛做出了巨大贡献，但近百年来却遭遇了多次怀疑、排斥与否定，中医的科学性一直是争论的焦点。中医是科学，它究竟是一种什么样的科学？如果说中医不是科学，它又是什么呢？中医作为中国传统科学中的一个重要组成部分，有着与其他传统科学不同的命运。随着"西学东渐"，中国的天文学、数学等传统科学先后被近代科学所取代而成为历史，唯有中医一枝独秀，没有被西医淘汰而成为"科学史上的奇迹"。这一奇迹究竟是如何发生的？近代以来，西医走上了科学发展之路，中医发展相对缓慢而导致落后，其背后的社会文化根源又是什么？在日新月异的现代科技条件下，中医学是坚守自己的传统，沿着自身固有的轨迹独立发展，还是融入现代科技大潮中，走现代化发展之路？在中医现代化过程中，如何保持自身的特色与优势而不被西化与异化？对这些问题的思考与回答，需要我们树立正确的科技观，具备历史的观念、科学的态度与辩证的思维。

　　中医学是一门生命之学，哲学是一门智慧之学。自然辩证法就是一座桥梁、一条纽带，通过自然辩证法与中医的对话，让生命充满智慧，让智慧焕发生命。

# 第一章 马克思主义自然观的形成

自然观是人们对于自然界的总看法，包括人们对于自然的本原、结构、演化、规律以及人与自然的关系等方面的根本观点，是人们对整个世界认识的基础。自然观是人类在生产实践活动和科学探索活动中形成的，随着人类生产实践能力和科学技术水平的提升而不断改变自己的形式。自然观在整个发展史上呈现出三种最具影响的历史形态：古代朴素自然观、近代机械唯物主义自然观和当代辩证唯物主义自然观。

## 第一节 古代科学技术与朴素唯物主义自然观

### 一、中国古代科学技术成就与自然观

#### （一）中国古代科学技术成就

中国古代在天文历法、数学、农学、医学、地理、陶瓷、建筑和纺织等众多科技领域，创造了丰富多彩而又独具特色的科学技术成就，令西方人望尘莫及。据1975年出版的《自然科学大事年表》记载，明代以前，世界上重要的创造发明和重大的科学成就大约有300项，其中中国大约175项，占总数的57%以上，其他各国占42%左右。英国著名中国科技史专家李约瑟指出，中国的发明和发现远远超过同时代的欧洲。中国古代科学技术长期领先于世界。中国古代科技文明的主要支柱有世界闻名的造纸术、印刷术、火药、指南针四大发明；天文学、数学、医药学、农学四大学科以及陶瓷、丝织、建筑三大技术。

**1. 四大发明** 造纸术、印刷术、火药和指南针这"四大发明"是中国古代创造力的突出表现，是古代中国科技的里程碑，对中国政治、经济和文化发展起了一定的作用，对世界近代文明做出了无法估量的贡献。

（1）造纸术 西汉时期，出现了以大麻、苎麻纤维为原料的麻纤维纸。东汉时期，蔡伦于105年制成了质地坚韧、造价便宜的纸张，人称"蔡侯纸"。自此以后，纸张开始取代竹帛。中国的造纸术大约在7世纪传到越南、朝鲜，610年传入日本，751年传入阿拉伯，12世纪由阿拉伯人又传至欧洲，以后渐渐传入世界各地。纸的发明极大地推动了人类的信息传播和文化交流。

（2）雕版印刷 中国古代的印制术经历了雕版印刷和活字印刷两个阶段。隋唐时期发明了雕版印刷。此种方法优于手抄百倍，唐宋时期大量应用于印刷佛经、农书、医书和字帖等。北宋平民毕昇发明了胶泥活字印刷术。毕昇之后活字印刷术不断改进，先后发明了木活字、磁活字、锡活字、铜活字等。古代的印刷术大约于8世纪传入朝鲜，以后又传入日本等地，经丝

绸之路传入伊朗、阿拉伯，后传入欧洲。

（3）火药  唐代炼丹家在炼丹过程中偶然发现了火药。宋代时火药已开始用于军事，制成了原始的火箭、火球等武器。明代以后发展出手榴弹、地雷、水雷、定时炸弹、子母炮等新型火药兵器，研制出雏形的两级火箭，但这些火器并未用于普遍装备军队。火药和火药兵器是通过战争传到国外去的。1225~1248 年间，中国的火药制造技术经过印度传入阿拉伯，以后又传入欧洲。

（4）指南针  指南针最早称为"司南"。春秋战国时期，中国人就发现了磁铁的指南性，稍晚些制成的"司南勺"是最早的磁性指示方向器。宋代出现了"指南鱼"，稍后又发明了磁石磨针，制成了真正意义上的指南针。指南针在 11~12 世纪用于航海，12 世纪传入阿拉伯国家和欧洲。作为一种指向仪器，在航海事业上起到了重要作用，促进了各国的文化、经济交往。

**2. 四大学科**

（1）天文学  中国古代天文学的成就主要表现在天文观测和历法。中国古代天文观测的连续性、资料保存的完整性是世界上绝无仅有的。春秋时期，留下了世界上公认的首次哈雷彗星的确切记录，这一记录比欧洲早 600 多年。西汉《汉书·五行志》上的太阳黑子记录，早于欧洲 800 多年，被世界公认为有关太阳黑子的最早记录。自春秋至清初，我国日食记录约 1000 次，月食记录约 900 次。我国古代天文仪器也达到了很高水平。张衡发明制作的地动仪，可以遥测千里以外地震发生的方向，比欧洲早 1700 多年。

中国古代制订了 100 多种历法，为世界第一。商代有置闰的方法。战国时已有完备二十四节气。汉代出现了"三统历"，是我国现存第一部完整的历法。南北朝何承天制订了"元嘉历"。南宋时制订了"统天历"。随着天文学研究的深入，出现了关于宇宙结构的理论。汉代主要有"论天三家"，即盖天说、浑天说和宣夜说。这三家曾展开过激烈争论，但中国古代一直没有形成较完整的宇宙模型。

（2）数学  中国古代数学成就非常突出，商代甲骨文中就记载有十进制记数方法。殷商时已经有了四则运算，春秋战国时已形成正整数乘法口诀"九九歌"和分数运算。公元前 1 世纪的《周髀》已有勾股定理和比较复杂的分数运算。东汉初年的《九章算术》是古代中国数学的经典著作，是当时世界上最先进的应用数学，标志着中国古代数学形成了完整的体系。南朝祖冲之精确地计算出圆周率是在 3.1415926~3.1415927 之间。这一成果比欧洲人提出相同的精确度的 π 值早近 1000 年。宋元时期中国古代数学发展到了顶峰。

（3）医药学  中国古代医学发达，取得了举世瞩目的伟大成就。战国时期，扁鹊是最著名的医生，后代将他奉为"脉学之宗"。他采用望闻问切四诊法，从脉象中诊断病情。春秋战国时成书的《黄帝内经》（简称《内经》），包括《素问》和《灵枢》各 9 卷，各列专题 81 篇，托名黄帝与岐伯、雷公等讨论医学的著作，是我国现存医学文献中最早的、最重要的医学著作。该书总结了先秦医学实践和理论知识，构建了比较完整的中医理论体系，标志着中国医学由经验医学上升为理论医学的新阶段。东汉时的《神农本草经》是中国第一部完整的药物学著作，载有药物 365 种。东汉末年的名医张仲景被称为"医圣"，其代表作《伤寒杂病论》将《内经》理论与临床实践更紧密地结合起来，确立了辨证施治的临床医学理论基础。东汉末年的名医华佗，擅长外科手术，被誉为"神医"，发明的麻沸散比西方早

1600 多年。他还提倡体育运动，首创模仿 5 种动物动作的保健操——五禽戏。魏晋南北朝时期，王叔和的《脉经》是我国现存最早的脉学专著，皇甫谧的《针灸甲乙经》是我国现存最早的针灸学专著。唐朝医学家孙思邈的《千金方》，全面总结历代和当时的医药学成果，并有许多创见，在我国医药学历史上占有重要地位。唐高宗时期编修的《唐本草》，是世界上最早的、由国家颁行的药典。宋元时期出现了著名的“金元四大家”，即金代的刘完素、张从正，金元时期的李杲和元代的朱震亨。这四大家各有各的主张，对继承和发展中医学做出了贡献。明朝李时珍的《本草纲目》记载药物 1800 多种，方剂 1 万多个，全面总结了 16 世纪以前的中国医药学，被誉为“东方医药巨典”，成为世界科技史上的名著之一。明末吴有性的《温疫论》首创温病学说，进一步丰富了中医药学体系。清代的温病学说形成了完整的理论体系，其中有名的医家有叶天士、王士雄等人。中医药学绵延数千年，至今仍有顽强的生命力，并且影响愈来愈显著。

（4）农学　中国古代农业发达，农业技术发展全面，无论是耕作技艺、品种改良、水肥管理，还是各种农具的发明和改进都达到了古代世界的先进水平。我国古代农学著作之多为世界各国之冠，共有 370 多种。6 世纪北魏贾思勰所著的《齐民要术》是世界现存最早、系统最完整的农学著作。此外，汉代的《记胜之书》、南宋陈旉的《农书》、元代王祯的《王祯农书》和明代徐光启的《农政全书》等都是我国古代著名的农学著作。

### 3. 三大技术

（1）陶瓷技术　据考古发现，早在一万年前中国人就已制造陶器。四千多年前我国出现了以高岭土制成的白陶，以后逐渐发展成瓷。东汉时期制瓷技术已渐趋成熟。唐宋时期的青瓷称盛一时。宋元时期，制瓷工艺技术在瓷器的胎质、釉料、纹饰以及在瓷窑结构和烧制技术方面都有很大提高，达到了新的更高水平。明清时期制瓷技术的重大成就是精致白釉烧制“窑变”釉色以及各种彩瓷的制造，推出了大量精品和传世之宝。中国瓷器早在隋唐时期即远销国外，10 世纪以后制瓷技术陆续传到亚洲一些国家，15 世纪下半叶欧洲人才学会制瓷。

（2）丝织技术　中国是最早养蚕和丝绸织造的国家。商代的丝织物已有斜纹、花纹等一些复杂纹样。西汉时丝织技术提高到新的水平，织物品种有绢、罗纱、锦、绣、缔等，制作方法有织、绣、绘等，颜色和图形也丰富多样。唐宋时期丝绸印染和印花工艺进一步发展，并织造出“织锦”和“缂丝”等新的高级丝织品。元代发展出了“织金锦”，明清两代又发展出了“妆花”。公元前 4 世纪我国丝织物开始远销国外，公元 5~6 世纪波斯曾派专人来我国学习丝织技术，其后丝织技术传到欧洲。

（3）建筑技术　中国古代建筑技术虽然相对比较落后，但留下了许多独特风格的不朽杰作，如万里长城就是世界建筑奇迹之一。唐代的长安城和明清两代的北京城，其建筑的宏伟和规划的严整，代表了我国古代都市建设与宫殿建筑的高超水平。我国古代许多桥梁和水利设施建设也展现出形式多样、构思精巧的高水平建筑技术，如战国时期李冰父子带领修建的四川都江堰、隋代工匠李春设计的河北赵州桥、北宋时期福建泉州建洛阳桥等。

### （二）　中国古代自然观

中国古代的自然观可以上溯到商周时期。从商朝末开始，古代先哲们对天人关系、自然本原以及如何演化发展等问题进行探索。春秋战国时期，天人关系问题成为哲学和文化的一个思想主题。

**1. 在天人关系上，以"天人合一"观为主导**

（1）《周易》推天道以明人道　《周易》是中华文化总源头，是群经之首、群经之始、群经之源，是儒、道、释三家唯一都信奉的一本书。天人关系问题是《周易》中最为本质、最为核心的思想精髓，也成为历代传统易学颇为关注的易学和哲学的思想主题。《周易·系辞下》曰："古者包牺氏之王天下也，仰则观象于天，俯则观法于地，观鸟兽之文与地之宜，近取诸身，远取诸物，于是始作八卦，以通神明之德，以类万物之情。"这段文字告诉人们，古代圣哲通过仰观于天、俯察于地而获得天地运行之道，进而效法天地之道，服务于人道。这是告诉人们做任何事不可以乱为、胡乱、强为，一定要明于天地之道，效法天地之道，察于民之故，应该尽量与天地自然之道协调一致，使人为的事情变得自然而然或化人为成自然，从而实现"万物并育而不相害、道并行而不相悖"的理想。在《周易》思想体系里，天、地、人三才同根同源，都是创生于混沌未分的太极、太一，而又合于一个有机整体之中。在这个整体之中，人并不是一种被动的、现实的存在，而是参与世界万物的创化。在创化过程中，中国古人非常注意化人为成自然，孜孜以求"与天地合其德，与日月合其明，与四时合其序"（《周易·上经·乾》），即人为、人事、人道与天道的协调一致性，始终强调天人和谐的必要性和重要性，以最终实现"天人合一"的理想境界。

（2）儒家重人道而轻天道　儒家以继承、弘扬、彰明道、德、性的周礼为己任，重点关照"天"的主宰之义，尤其是道德之义。儒家创始人孔子认为，人类社会中首要的任务是伦理道德的研究。因为"未能事人，焉能事鬼？"（《论语·先进》）同样"未知生，焉知死？"（《论语·先进》）因此，"子不语，怪力乱神。"（《论语·述而》）这说明，当时人们的社会注意力已从原始的鬼神崇拜转向现实的人伦道德秩序。孟子认为，天性和人性是相通的，提出"尽其心者，知其性也，知其性，则知天矣。"（《孟子·尽心上》）人的心、性都与天相通。这样孟子以孔子的道德"性"为中介在"天"与"人"之间架起了一座桥梁，第一次提出了"天人合一"的学说。但是儒学对天道的考察是为了对人道的研究，因此，"重人事轻自然"成为儒家哲学的特色。汉朝初期，董仲舒在重建儒家传统时放弃了孔子只关注"人事"而忽视"自然"的研究模式，援阴阳五行学说入儒，系统论述了天人关系。"天"是董仲舒天人关系论述的最高概念。他在《春秋繁露·顺命》里说："天者，万物之祖，万物非天不生。"同时，天也是众神之君主："天者，百神之君也。"地上的君主要受它的管辖，由天授权天子来管理人事，叫作"唯天子受命于天，天下受命于天子"。这样在人格之"天"与人类社会之间搭建了一座十分精致的桥梁。这个"天"根据人伦道德的标准来衡量人君的统治业绩，并通过天象的变化和异常的自然现象来传达"天意"，这被称作"天人感应"。用"天人合一""天人感应""君权天授""三纲五常""春秋大一统"等观点将君主统治映射到天道上，"天不变道亦不变"，为帝王的统治提供了理论根据。

（3）道家重天道而轻人道　道家以对旧的宗法体制的彻底系统批判为宗旨，以打倒神性主宰之"天国"为鹄的，立足于"道法自然"，从宇宙生成论和本体论的哲学高度阐释了天的自然义。老子不信"天命"，是最早提出"天道自然"观的。他认为，"道"是天地万物之根源和基础，是统领、支配天地万物和人的总规律、总原则。"道"是化生宇宙万物的本原、本根、本体，是联系天人，使"天人合一"的根本纽带。"道"作为天地万物的总规律，其最根本的特性是"自然而然"。老子摒弃了殷人的意志之"天"和周人的人格之"天"，使中国人在自然观上的宗教意识第一次向哲学意识转变。在老子看来，自然与人类社会相比，它的秩序和德行是完美无缺的。因此，人应当向自然学习，即"人法地，地法天，天法道，道法自然"。目的是倡导人道合于天道，这里体现的是"天人合一"的观念。

庄子进一步明确提出了"天人合一"观点。在庄子看来，人不过是自然的一部分，是大自然无意间聚合而成的一种物体而已。人把自己看作是万物之首，是十分荒唐的事。人与天实际上应当是合一的。人是天的一部分、自然的一部分。"天与人一也"，即不管人们是否愿意，反正天人是合一的。当然，庄子的"天人合一"是以天为中心，"以人合天"。在《大宗师》中，他倡导"不以人助天""无以人灭天"，企图通过"天与人不相胜"的途径，实现人向大自然的回归和人与自然的统一。

**2. 在自然界的本原问题上，以元气论为主导**　关于宇宙起源问题的探讨是中国古代自然观的重要内容。从先秦时期起，古代先哲就开始关注并探索宇宙起源问题，其中，元气论是关于宇宙起源问题的最重要学说，它萌芽于先秦，形成于两汉，发展于宋代，成熟于明清。

先秦时期管仲提出"根天地之气"，开创了宇宙气本原学说之先河。老子提出"天下万物生于有，有生于无"（《老子·四十章》），《周易乾凿度》提出"有形生于无形"。这类无形无状之物则被进一步抽象为"气"，是存在于宇宙之中的无形而运行不息的极细微物质，是宇宙万物的共同构成本原。《易传》曰："易有太极，是生两仪，两仪生四象，四象生八卦，八卦定吉凶，吉凶生大业。"明确将"太极"视为具有世界统一性的宇宙本根。这里"太极"指天地未分之前的混沌之气。《周易》是气一元论的本源，标志元气论的萌芽。西汉时期董仲舒开始提出"元气说"。他在《春秋繁露·王道》说："元者，始也。"认为气即是本始之气，并在《春秋繁露·重政》指出，元气存在于"天地之前"，是产生天地万物的本原。说："元者，为万物之本。"《公羊传·解诂》说："元者，气也。"标志着元气论的形成。元气论，又称"气一元论"。元气一元论认为，元气是哲学逻辑结构的最高范畴，是构成宇宙万物的最原始的本原，在元气之上，没有"道""太极"等的存在。因而凡将气作为宇宙最初本原的哲学思想，皆可称为"元气一元论"或"气一元论"。

北宋初期思想家张载最早明确提出"气一元论"思想。他在《正蒙·乾称》曰："凡可状皆有也，凡有皆象也，凡象皆气也。"他把有形、有象、可见的万物以及看来空虚无物的太虚都看作都是由气构成，即将具象世界及元气之前的"无"统一于气，建立了较明确的气一元论。明清时期，王廷相、方以智、王夫之等人进一步发展了张载的元气论。

**3. 在自然界的演化问题上，以生成论为主导**　关于宇宙如何演化？中国古代哲学家大多采用生成论模式来描述宇宙的演化过程，大致提出了3种不同的宇宙生成论模式。

（1）老子提出了"道生一、一生二、二生三、三生万物。万物负阴而抱阳，冲气以为和"的宇宙生成论模式。这里的"道"并非停留在形而上的层面，而是通过创生万物，层层落实，形成各种事物，构建了理性思维视野下的宇宙生成论。

（2）《易传》提出了"易有太极，是生两仪，两仪生四象，四象生八卦，八卦定吉凶，吉凶生大业"的宇宙生成论模式。这里的太极是"淳和未分之气"，既是宇宙万物的共同构成本原，又是宇宙万物生成和发展变化的动力。气的升降氤氲聚散运动，生成天地万物，并推动万物的发展与变化。

（3）《易纬·乾凿度》提出了"夫有形生于无形，乾坤安从生？故曰：有太易，有太初，有太始，有太素也。太易者，未见气也。太初者，气之始也。太始者，形之始也。太素者，质之始也。气形质具而未离，故曰混沌"的宇宙生成论模式，即天地生成演化四阶段说。由"未见气"的"太易"通过"气""形""质"这些物质一般形式的三个环节，而形成原始混沌体，再由混沌体分化为天地的对立，最后生成千差万别的事物。

## 二、古希腊科学技术成就与自然观

### （一）古希腊科学技术成就

古希腊时期是奴隶社会科学技术发展的高峰，涌现出了一大批杰出的哲学家和科学家，取得了很多令人瞩目的自然科学成就。它是近代科学技术产生的基础，它的科学思想和科学方法也对现代科学技术的发展产生了深远的影响。所以恩格斯指出："在希腊哲学的多种多样的形式中，差不多可以找到以后各种观点的胚胎、萌芽。因此，如果理论自然科学想要追溯自己今天的一般原理发展的历史，他也不得不回到希腊人那里去。"（《马克思恩格斯文集第九卷》）英国著名科学史家贝尔纳说："现代科学是直接从希腊科学导来的，并由它备下了一个大纲、一种方法和一套语言。"（《中国科学技术史稿》）所以有人把古希腊称为近代科学技术思想的摇篮和主要发源地。

**1. 数学**　古希腊数学无论从哪方面衡量都是辉煌的，特别是在几何学方面取得了较高的成就。泰勒斯是第一个几何学家，确立和证实了第一批几何定理。毕达哥拉斯是古希腊论证数学的另一位先驱，率先制订了"公设"或"公理"，然后经过严格的推导、演绎，将证明引入数学。毕达哥拉斯学派在公元前6世纪首先证明了"勾股定理"。欧几里得是希腊数学的集大成者，被称为"几何之父"。他最著名的著作《几何原本》是欧洲数学的基础，提出五大公设，被认为是历史上最成功的教科书。几何学第一次实现了理论化和系统化，逐渐成为一门独立而完整的学科体系。古希腊另一位被人们誉为与牛顿、高斯并列的三个有史以来最伟大的数学家是阿基米德。他应用穷竭法，研究了一些形状比较复杂的面积和体积的计算方法，如求球体面积、体积与其外切圆柱的面积、体积之比；求抛物线所围面积和弓形面积；求螺线所围面积等。

**2. 天文学**　泰勒斯曾预测过日食，计算出1年有365天，发现了小熊星座。阿那克西曼德于公元前610~546年提出，月亮的光是对太阳光的反射，太阳则是一团纯粹的火。毕达哥拉斯学派认为，天体和整个宇宙都是球形，并一直在做匀速的圆周运动，构建了一个同心球宇宙的几何模型，认为宇宙中心是火，日、月、地球等行星都是围绕中心火做圆周运动。天文学家托勒密集古希腊天文学之大成，提出了完整的"地心体系"理论，以地球为宇宙中心的"地心体系"思维在欧洲独霸约达13个世纪之久。

**3. 物理学**　亚里士多德是古希腊最早研究物理现象的科学家之一，他的《物理学》一书被认为是世界上最早的物理学专著。阿基米德被后人誉为"静力学之父"，是古希腊成就最大的物理学家之一，在静力学方面取得了一系列的重要研究成果。他以实验为依据，运用数学方法和演绎推导，提出和证明了杠杆原理和浮力定律；他首先推出密度、比重、质量中心、力的平衡和液体压力等概念，推翻了前人关于物体的重量同它的体积成比例的错误观念；他用静力学方法求出几何图形的面积、体积，借助于求几何图形的面积去求物体重心。阿基米德解决"王冠之谜"的故事，至今读来脍炙人口。对于杠杆原理，阿基米德有一句名言，即"给我一个支点，我可以撬动地球"。还有他把实验和逻辑论证结合在一起的科学研究的方法更是具有划时代的重大意义。

**4. 生物学**　亚里士多德是古希腊在生物学领域贡献最大的学者之一，在他众多的学术著作中，大约有1/3是有关生物学的。他是将生物学分门别类的第一人。他将生物学建立在观察的基础上，重视观察和解剖各种动物，根据动物的外部形态和胚胎差异，对各种动物进行等级分类，创造了"生物阶梯学说"，成为科学生物学的开拓者，被称为"动物学之父"。

**5. 医学**　古希腊罗马时代的医学有许多重要成果，最高成就的代表人物是希波拉克拉底和盖伦两位伟大的医生。

希波克拉底是古希腊最著名的医生之一，被西方誉为古代"医学之父"。他流传下来的医学著作集成《希波克拉底文集》共有70篇文章，成为古希腊医学的巅峰之作。他"把医学从宗教迷信中解脱出来，以真正科学的态度进行医学研究和医疗行为，把人类以往的医疗知识系统化，并提出新的观念和理论，为欧洲医学奠定了基础。"（《科学技术史概论》）希波克拉底曾经创立了颇有影响的"四体液说"。该学说认为，人体中有4种液体，即黑胆液、黄疸液、血液和黏液。

盖伦是奥古登斯都时代最著名的医生之一。他继承了希波克拉底的学术思想，著述200余部著作，现存的83部著作涉及解剖、生理、病理、卫生、药物、《希波克拉底文集》研究、哲学、语言学、逻辑学、数学、历史、法律等。他倡导实证医学，他的科学方法论具有重视实验、疾病局部定位思想、重视形式逻辑、强调演绎法等特点，对后世西医学的发展影响深远。

### （二）　古希腊自然观

古希腊是西方哲学和文化的摇篮。黑格尔说："一提到希腊这个名字，在有教养的欧洲人心中，尤其在我们德国人心中，自然会引起一种家园之感。"（《黑格尔·哲学史讲演录·卷一》）希腊哲学是培育后世哲学各种观点的"胚胎"和"萌芽"。自然观便是其一。

**1. 前苏格拉底时代的自然观**　古希腊人很早就热衷于寻找宇宙万物的本源是什么？最早关注和探讨这一问题的是米利都学派。他们希望找到一种构筑宇宙大厦的基本砖石，通过这种砖石来解释自然界的万事万物和千变万化的自然现象，但他们大多还是把世界的本质归结于一些看得见、摸得着的物质上面。

泰勒斯是米利都学派的第一个代表人物，也是古希腊哲学的创始人。他找到的世界的本源是"水"，认为世间万物均由水组成，因为万物从水（精液）中来，水滋养万物，物质世界在水中"放牧"。世界从它产生，又复归于它。

阿那克西曼德是泰勒斯的学生，是米利都学派三个代表人物之一。他找到的是"无定形"（一种虚拟物质）。"无定形"是超级橡皮泥，在时间和空间的量上都是无限的，在质上是不确定的，没有液体性、固体性或气体性。他认为，"万物的始基是无定形"，凡是无定形的东西都是万物的始基。

阿那克西美尼是阿那克西曼德的学生，他找到的是气，认为气是最不定形的。

米利都派之后，最有影响力的自然哲学家是毕达哥拉斯。他超越了上述物质或实体本源。他提出，数是万物的本源，世界是一个由数和数的关系形成的和谐统一系统，每一种事物都是一种数的和谐，数是造成万物千差万别的根本原因。这是一种对万物的产生、自然界的产生有一种数学和物理学的解释。他关注的不是构成自然的实体，而在于其形式。他提倡的形式高于实体，理性高于经验，因此，毕达哥拉斯被称为"西方自然哲学理性主义的始祖"。

　　毕达哥拉斯派之后，最有影响力的是赫拉克利特的朴素辩证唯物论，以及留基伯和德谟克利特的原子论。

　　赫拉克利特认为，宇宙的本原是"火"，世界不是神创造的，而是由火的变化生成的。火化生万物依据的是"道"（logos，又译"逻各斯"，有规律、理性、语言、尺度等多重含义）。"道"是本原火所固有的属性，火按照它自身的"道"燃烧、熄灭，生成万物，而由火产生的一切事物都必然普遍地遵循"道"。他认为，火可以解释万物的动因和动力源问题，火本身就是自动的，它不由外物所推动，它是能动的。所以"一切皆流，无物常驻"，一切都在流动。

　　关于"一和多"的问题，米利都学派认为本原只有一个，恩培多克勒则突破前人把某一自然物质设为万物本原的思维范式，将其改变为从事物的内部寻找万物的本原，即用物质的元素解释宇宙万物，提出这种元素是"多"而不是"一"，并由此提出"四根说"。认为火、气、水、土这4种元素构成世界万物。"四根说"变换了巴门尼德等人所持的一元论范式，进入了多元论的领域。这一变换引发了古希腊自然哲学的一个难题——一元论和多元论的对立。

　　关于"变和不变"的问题，阿那克西曼德第一次明确地表达了运动的必然性，赫拉克利特则开创了一个永无休止的运动概念——"万物流变，无物常驻"。巴门尼德不同意赫拉克利特的观点，认为实在是永恒不变的，变化只不过是感官的虚构。恩培多克勒试图解决赫拉克利特和巴门尼德的对立，他提出，火、土、气、水四种微粒是组成万物的根，它们处于运动状态，可分可合，万物因四根的组合而生成，因四根的分离而消失，但运动中四根不生不灭。恩培多克勒的理论是对巴门尼德和赫拉克利特物质论和运动论的杂糅综合。

　　阿那克萨哥拉也是从事物的内部寻找万物的本原。他认为，每一种事物都是复合体，这些复合体又是由许多各种性质不同的物质微粒构成的，即种子说。"种子"是万物之源，是永恒存在的，没有产生，没有消灭。各类种子数量无限、种类无限，不能互相生成和转化，可以无限分割，"没有最小，总有更小"。事物只有混合和分离，而事物的混合和分离又是来自于一种可称之为"奴斯"（或"心灵"）的东西。"种子"在"奴斯"的推动下结合或分离，生出万物。

　　早期古希腊自然哲学家们总是想用另一种物质即比前者的抽象程度更高的感性实体来代替本原、本质，但他们最终没有达到哲学思维的最高程度。他们关于世界本源的探索，是自然哲学家们的直觉思辨和朴素猜想，虽然存在一定程度的谬误，但它却引发人类探究组成物质世界的"始基"和本原，寻找不可分割的物质存在。特别是"四元素说"和"种子说"均把世界的本原看成是物质的，并归结为物质微粒，从而天才地触及了物体的内部结构，为留基伯和德谟克里特原子论的产生奠定了重要的思想理论基础。

　　关于"一和多"和"变和不变"的哲学难题，原子论的提出比较成功地解决了这两个难题。

　　原子论的开创者留基伯和德谟克利特认为，世间万物都有一个统一的基础结构，组成这些具体物质的基本粒子，即"原子"。他用人们肉眼看不见的"不可再分"的最小的物质微粒——原子在虚空中的运动构筑了变化莫测的自然界。在这些原子中也包括灵魂或精神，而且它们是原子中最精致、最能动的圆形原子，是物质运动的原因。德谟克利特的原子论是古希腊关于万物"始基"的哲学理论中最精致的一个，代表了古代朴素唯物主义的最高成就。德谟克利特的原子论创立了物质结构学说，把苏格拉底前的自然哲学推向顶峰。到了古希腊晚期和古罗马时期，伊壁鸠鲁和卢克莱修继承了德谟克利特的原子论唯物主义观点，并改正了他的原子论的某些缺点，从而使原子唯物主义更丰富、更完善。古希腊自然哲学发展到此已经开始形成思辨，原子论就是思辨的产物。

**2. 古典时代的自然观**　随着两次波斯战争，波斯帝国被打败，雅典迅速崛起，学者云集，人文荟萃。雅典时期是古希腊哲学的最高峰，其代表人物是苏格拉底、柏拉图和亚里士多德。哲学探讨进入系统化、逻辑化的成熟阶段，"古希腊自然哲学思想"开始向"古希腊自然哲学的理性主义精神"过渡。

苏格拉底最初研究的是宇宙的本原是什么、世界是由什么构成的等问题，后来转为研究人类的伦理问题，为哲学研究开创了一个新的领域，使哲学"从天上回到了人间"。苏格拉底将热衷于把本源归结为某一种简单的基本物质的传统引出了对"善"的认识。这个"善"便是最为纯粹的思辨，也即后来他的学生柏拉图所说的"理念"的"超感知"。

柏拉图认为，感性的世界是不真实的，因为它是易变的，而可理解的世界或理念是真实的、永恒的。理念是实物的原型，它不依赖于实物而独立存在。现实可见的实体只是某个理念的复制品，有形的实体是第二位的，理念才是第一位的。整个可见的自然界就是理念世界的复制品，人们可以通过把握理念而理解世界。柏拉图的"理念论"将世界二重化，分为理念世界和事物世界。柏拉图的两重世界本质上是在探求事物"是之所是"的原因，即"存在之为存在"的根本因素，把包括动力和目的在内的万事的形式逻辑从事物之中脱离出来，成为独立实体，成为事物之所以存在的根本原因。柏拉图曾经说，不可感觉的、不动的、永恒的实体存在，就是自身不被推动的宇宙推动者，通常称为"第一推动力"。

亚里士多德从目的论和整体论出发，认为有形物体都是"质料"与"形式"相结合的一体，是不能分离的，"质料"是事物组成的材料，是形式的主体或根基，"形式"则是每一件事物的个别特征形式，是使物体称为该物体的属性。亚里士多德还提出著名的"四因说"：第一种是质料因，即形成物体的主要物质。第二种是形式因，即主要物质被赋予的设计图案和形状。第三种是动力因，即为实现这类设计而提供的机构和作用。第四种是目的因，即设计物体所要达到的目的。

## 三、中西古代自然观比较

中西方古代自然观具有一定的共性，特别是苏格拉底之前的古希腊自然观与中国古代自然观曾经有过相似，总体上都认为自然界是整体统一的，是有规律的，强调事物的变化发展和普遍联系；都具有浓郁的直观性、猜测性和思辨性，不注重实验方法和逻辑推理，是一种经验性、实用性的自然观，讲究直观的经验积累和服务于农业生产实际。但二者根植于不同的文明土壤，其差异性比较明显，主要表现在三个方面。

### （一）关于世界本源的认识

古代自然哲学家将世界作为一个统一的整体，并力求在某种具有固定形体的东西中寻找这种统一。世界的"本源""本原""本元"是指世界的来源和存在的根据。希腊文的原义是开始，又译为始基。亚里士多德认为，一切存在物都由本源构成，一切存在物最初都从其中产生，最后又复归为它。

中西方早期自然观的共同特征是把世界本原直观为某种一种或几种具体物质，其关于世界本源的探索，是自然哲学家们的直觉思辨和朴素猜想。

古代中国的老子确立了"道"是天地万物造生的总根源。《易传》曰："易有太极，是生两仪，两仪生四象，四象生八卦……"明确"太极"为世界统一性的宇宙本根。《尚书·洪范》认为，木、火、土、金、水5种最基本物质构成了世界。管仲提出"根天地之气"，开创了宇宙气本原学说之先河。汉代王充说："万物之生皆禀元气。"北宋思想家张载明确提出"气一元论"思想。古希腊人努力找到构成自然界的"始基"，泰勒斯说是"水"，阿纳克西曼德说是"无限"（一种虚拟物质），阿那克西米尼说是"气"，毕达哥拉斯说是"数"，赫拉克利特说是永恒运动的"活火"，阿那克萨戈拉说是"种子"，恩培多克勒说是火、气、水、土4种元素，德谟克利特说是"原子"。德谟克利特的原子论创立了物质结构学说，将苏格拉底前的自然哲学推向顶峰。

所不同的是，中国古代自然观认为，世界本原是混沌未分的统一体。从《周易》的"太极"、道家的"道"和"一"、儒家的"太一"到元气论的"元气"，都认为世界本原是一个混沌未分的统一体，世界和万物是由这个混沌未分的统一体产生出来的。五行学说重点关注的不是5种物质元素，而是5种物质元素所具有的属性及其相互关系，中国停留在整体意象综合阶段。古希腊以原子论为代表的世界本源说，重点关注的是构成世界的物质微粒和物质结构，发展到基本粒子的物质结构思想。西方人对自然要刨根问底，中国古人则不求甚解。所以李约瑟说："中国人在这里避开了本体，抓住了关系。"

### （二）关于世界如何形成的认识

在先秦时期，中国人已经开始思考宇宙形成与演化发展问题了，其中最具代表性的是《老子》和《易传》提出的"无中生有、阴阳生物"宇宙生成论模型。老子将宇宙起源问题归结为一句话："天下万物生于有，有生于无。"（《道德经·二十五》）它的中心思想是说，宇宙是从"无"中产生的。"无"不是没有而是指"无形"，即道，"有"即一。在此基础上，老子提出了"道生一，一生二，二生三，三生万物"宇宙生成论模型。这一模型是直接、明白、具体地描述宇宙生成过程。《周易》提出了"是故易有太极，是生两仪，两仪生四象，四象生八卦……"的宇宙生成模式。这并不是直接论述宇宙生成，而是利用太极、两仪、四象、八卦等《易》学所特有的卜筮、象数语言间接地讲宇宙的生成。《周易》认为，宇宙生成于"太极"。"太极"即天地未分之前的状态，即元气；"两仪"即混元既分，指天地。"四象"指四时。"八卦"中的乾、坤、震、巽、坎、离、艮、兑分别象征天、地、雷、风、水、火、山、泽8种自然物或自然力。8种自然力量协调和谐地发生作用，于是阴阳消长，万物生息。

古希腊人的自然观是一种有机兼有灵的自然观。他们认为，自然界"不仅是活的而且是有理智的；不仅是一个自身有灵魂或生命的巨大动物，而且是一个自身有心灵的理性动物"。（《自然的观念》）这种观念被人类学家称为"物活论"或"万物有灵论"。泰勒斯说过，万物充满神（灵魂）。据亚里士多德记载，泰勒斯把灵魂看作一种能运动的东西。（《古希腊哲学》）无论苏格拉底、柏拉图，还是亚里士多德，他们所研究的"灵魂"首先是自然的灵魂，人的灵魂只是它的一种具体形式。正如人的灵魂对身体的操纵一样，自然这个生命机体以它的灵魂操纵着它的身体，从而保证了自然事物的存在、运动和秩序，保证了自然界的整体性和统一性。

古希腊人始终将"造物主"作为自然观的出发点和落脚点，把神意强加于自然，其契机是寻求自然的作用因。伊奥尼亚（米利都）的自然哲学家对自然界的起源和各种自然现象做出了充满实证精神的、世俗的解释。泰勒斯认为，世界是被唯一创造者——上帝造出来的。阿那克西曼认为，"无限者"是"不死的和不朽的"上帝。毕达哥拉斯认为，万物是由神创造和安排的，并体现了神的目的。（《古希腊哲学史纲》）伊奥尼亚（米利都）时代以后的哲学家把自然的内在生命力称作"宇宙理性"或"世界灵魂"（nous，又译"奴斯"）。柏拉图在《蒂迈欧篇》中说上帝是个"制造者或工匠"，把上帝看作是自然或物理世界的设计者和建筑师，并对物质实体进行安排和整理。亚里士多德认为，世界是一个"自因""自存"的过程，引起运动和变化的只可能是这样一种永恒的来源或者动力——它本身不是自然界的一部分，它恰当的名称只能是上帝。于是在亚里士多德那里，德谟克利特的最精致和最能动的原子——灵魂"变成"了生成万物和运动原因的上帝。它是古代灵魂说的引申，并最终与犹太神学相结合，成为基督教神学的重要来源。

### （三）关于人与自然关系的认识

中国古代自然观认为，自然界是有机联系的整体，"人与天地万物为一体""盘古之化生为天地万物，即意味着人与自然同源同体、同情同构，是一个紧密不可分割的整体"（《中西自然观价值比较》），视自然为万物的本原，人不过是大自然的一个组成部分，自然的本性就是人的本性。所以道家认为，天地万物各为其类，类无贵贱，将"万物平等"视为"天道"，人不可占有和主宰自然。道家一直主张顺应自然，反对对自然的干预，追求对自然本性的顺从。老子说："人法地，地法天，天法道，道法自然。"认为人、地、天都统一于"道"，而"道"又是自然的，人应当顺应自然，把自然而然的自然界作为参照物，是"自然为人立法"，而不是"人为自然立法"，人不可有意作为，人要把追求对自然本性的回归作为理想境界。

儒家把人与自然看作和谐统一的整体，把"天、地、人"并称"三才"，主张人与自然平等，主张人要积极有为，"天行健，君子自强不息"，以积极的入世态度来追索天与人的相通之处，以求天人之间的协调、和谐与一致。孟子提出："尽其心者知其性也；知其性则知天矣。"（《孟子·尽心上》）认为人与天相通，人的善性是天赋的，认识了自己的善性便能认识天，人与天地万物本是一个统一的整体。董仲舒在《春秋繁露·阴阳义》中提出："天亦有喜怒之气、哀乐之心，与人相符。以类合之，天人一也。""天、地、人万物之本也。天生之，地养之，人成之。"董仲舒在《春秋繁露·立元神》中提出，天、地、人本是一个相互联系、相互制约的整体，皆有灵性，彼此"相处"和谐便可共生共长。若是一方故意破坏这种平衡，它便会自食恶果。北宋张载在《正蒙·乾称·西铭》中提出了"乾坤父母，民胞物与"的思想，认为天地就是人类万物的父母，人类万物都是天地所产生的。民众都是我的同胞，万物都是我的伙伴、朋友，整个宇宙如同一个和谐的大家庭。可见，中国古代自然观讲求"天人之际，合二为一"，人与自然和谐相处。人要参与大自然造化养育万物的活动，但要遵循自然的法则，以实现万生万物不断繁衍生息、循环往复为目标，以达到"天人合一"为最高境界。

西方文化主要源于古希腊和古罗马。在古希腊和古罗马时代曾出现类似中华民族的有机整体的自然观，如赫拉克里特就认为"世界是包括一切的整体"；毕达哥拉斯则把天看成是一个和谐的整体。但是这种整体观并没有得到充分的发展。相反，将人与自然对立起来的"天人相分"观却得到了发展。古希腊的哲学家们针对原始文明中人与自然浑然一体、主客不分、缺少

NOTE

自我意识的状态，将人类从原始混沌的朦胧状态中分离出来，确立了"天人分离"的二元分立的思维模式。

古希腊人很早就将自然界作为一个独立于人的整体看待，在这个基础上，他们以积极的态度探索世界万物的本源，建立了自然万物存在的结构性观念，认识和把握自然界的各种变化的规律性，将自然世界与人文世界脱离开来。

古希腊哲学家柏拉图的"理念说"将理念世界与现象世界相对立，更多地强调从认识论的角度讲理念是"知识"的目标、是真理，而不是"意见"的对象，实际上开了"主客二分"的先河。这是"天人二分"在哲学上的体现，破坏了以"物活论"为代表的人与自然不分的原始的"天人合一"观，在一定意义上分离了思维与存在、主体和客体。

公元前5世纪，希腊哲学家、智者派的主要代表人物普罗泰戈拉提出了"人是万物的尺度"的著名命题，强调了人的主体地位。从古典时期开始，西方人一直将人类放在一个支配自然界其他部分的位置之上，自然界的其他部分从属于人类。色诺芬在《回忆录》中借苏格拉底的口说："人的所有的东西都有其目的，而众神也为了人的利益而精心安排了所有的事物。自然界中的低级动物完全是为了人的缘故才产生出来和生长着的。"亚里士多德在《政治学》中争辩说："各种植物是为了各种动物而生长出来的。现在如果说大自然把所有的事物都完成了，没有任何事物是无益的，那么推论出来的结论就是她（大自然）是为了人的缘故才创造出了各种动物。"在基督教统治时代，《圣经》提出了上帝创造人和世界的观念，指示人们说："你们要生养众多，遍满地面，治理这地，也要管理海里的鱼、空中的鸟和地上各种行动的活物。"其授予了人统治自然的权力。正如《圣经》所言："凡地上的走兽和空中的飞鸟，都必惊恐、惧怕你们；连地上一切的昆虫并海里一切的鱼，都交付你们的手。凡活着的动物，都可以做你们的食物。这一切我都赐给你们，如蔬菜一样。"根据《圣经》所说，人是上帝任命的生物圈的主宰，并且有权代表上帝统治世界，随意支配世间的一切。兰德曼指出："正像宗教世界观使上帝成为世界的主宰一样，它也使人类在上帝的特别关照下成了地球的主人。"（《哲学人类学》）这就是人与自然对抗的二元论。

# 第二节　马克思主义自然观的形成

马克思主义自然观是马克思和恩格斯以19世纪的自然科学成果为基础，批判继承了朴素唯物主义自然观和机械唯物主义自然观中的合理因素，概括和总结自然界及其与人类的关系而形成的。

## 一、近代初期科学技术成就与机械唯物主义自然观的形成

欧洲的封建社会从5~17世纪延续了1000多年。进入中世纪，基督教逐渐成为统治一切的力量。与此相联系，在自然观上便是宗教神学自然观占统治地位。14世纪末15世纪初，资本主义生产关系开始在封建社会内部萌芽，15~16世纪是欧洲从封建社会向资本主义社会的过渡时期，开始发现并使用一些新技术。1492年意大利航海家哥伦布发现美洲新大陆，1519~1522年葡萄牙海员麦哲伦首次环球航行成功。14~16世纪，在欧洲掀起了一场以复兴古希腊罗马文

化为口号、以反对宗教神学统治和颂扬人文主义为实质的"文艺复兴"运动。与此相呼应，德国神父马丁·路德在16世纪倡导了"宗教改革"运动，新教反对教会特权，主张自己寻求信仰。城市商业经济的崛起和地理上的大发现，为世界范围的贸易以及从家庭手工业到工场手工业的过渡奠定了基础。西方古代自然科学在经历了长达千年的中世纪"冬眠"之后，在经济和生产发展的推动下，伴随着"文艺复兴"和"宗教改革"运动，于16世纪开始获得长足发展，产生了以天文学为发端的自然科学革命。其中，牛顿经典力学理论为机械唯物主义自然观的形成提供了重要的科学基础。

### （一）近代初期科学技术的主要成就

**1. 天文学领域** 1543年，波兰天文学家哥白尼《天体运行论》一书的出版，是近代自然科学产生和发生革命的标志。在这部划时代的著作中，哥白尼提出了"日心说"。他认为，地球既不是一个静止不动的天体，也不是宇宙的中心，它只是一个普通的行星，既有自转的周日运动，又和其他行星一样有公转的周年运动。太阳才是宇宙的中心，天体的视运动实际上是地球和其他行星绕太阳作复合运动的结果。

从科学上说，哥白尼"日心说"的提出是科学史上一件划时代的事件。它推翻了一千多年来占统治地位的托勒密的"地心说"，以天体的真实运动代替视运动，使人类对太阳系的结构、各天体的位置与运动有了比较正确的认识，实现了天文学上的革命，为近代天文学的发展奠定了基础。

从哲学上说，"日心说"摒弃了神创论的宇宙观，是向宗教神学发出的挑战书，是自然科学从神学中解放出来的宣言书，实现了自然观念上的根本变革。正如恩格斯所评论的那样，哥白尼用他那本不朽著作"向教会的迷信提出了挑战。从此自然研究基本上从宗教下面解放出来了"。（《马克思恩格斯文集第9卷》）

继哥白尼"日心说"之后，德国天文学家开普勒在丹麦天文学家第谷·布拉赫的大量天文观测资料的基础上，对天体运行规律进行了进一步探索，相继发表了《新天文学》《宇宙和谐论》等天文学专著，先后提出了行星运动的三大定律。第一定律（轨道定律）指出，行星绕日运动的轨道是椭圆，太阳在椭圆的一个焦点上；第二定律（面积定律）认为，在相等的时间内，行星和太阳的连线所扫过的面积相等；第三定律（周期定律）提出，行星绕日1周的时间的平方与轨道平均半径的立方呈正比。这三大定律进一步捍卫和发展了哥白尼学说，最终使开普勒赢得了"天空立法者"的美誉。

**2. 生命科学领域** 1543年，比利时医生维萨留斯的《人体的结构》与哥白尼的《天体运行论》同年出版。《人体的结构》一书分为7卷，最后有两个附录，介绍尸体解剖的方法。维萨留斯纠正了古罗马医生盖伦的许多错误，对流行的观点提出了挑战。例如，维萨留斯确定了男女的肋骨数目相等，并不像《圣经》上说的女人是用男人的一条肋骨创造的，因而男人比女人少一条肋骨。他的结论动摇了天主教会的教条，宗教裁判所以盗尸和巫师罪判处他死刑。西班牙医生塞尔维特基于生理解剖的事实，于1553年提出血液小循环理论，主张人体内只有一种血液、一种灵气，人的血液经过肺部在两心室间形成循环（即小循环）。他的见解为教会不容，被判死刑。英国医生哈维提出了血液大循环理论，并在1628年出版了《心血循环运动论》，从而标志着人体血液循环理论的建立。

血液循环理论的建立，是生理学研究中的突破，也是科学革命的重大事件，具有重要的科

NOTE

学价值，成为临床医学的理论基础，也成为近代生理学的重要基础。哈维以后，比较解剖学、人体生理学、医学等生物学学科逐步建立起来。

**3. 物理学领域**　哥白尼革命直接导致了对新物理学的寻求。在这一过程中，伽利略和牛顿所做的贡献最大。

伽利略被称为近代物理学之父、近代科学的开创者。主要表现在伽利略创造并示范了新的科学实验传统，确立了新的研究纲领以追究事物之间的数学关系，以及将实验与数学相结合的科学方法。伽利略在动力学方面的贡献是提出了匀速运动、匀加速运动和惯性的概念，并从实验中总结出自由落体定律、惯性定律、相对性原理和抛物体轨迹理论等，并基于此创立了新的物理运动理论，奠定了经典力学基础。对于伽利略所做的开创性贡献，爱因斯坦曾经评论说："伽利略的发现以及他所应用的科学方法，是人类思想史上最伟大的成就之一，标志着物理学的真正开端。"

**4. 近代科学的第一次大综合**　经典力学理论的形成，实现了近代科学史上的第一次大综合。牛顿将哥白尼、第谷、开普勒、伽利略、笛卡尔和其他学者在天文学和动力学上的发现汇集起来，加上他自己在数学和力学上的创见，将新的地上运动理论与天上运动理论统一起来，即把地上力和天上力统一起来，提出了一系列经典力学的基本概念、原理，将把物体的运动规律归结为三条基本运动定律和万有引力定律，由此建立起一个完整的力学理论体系。1687 年，牛顿的巨著《自然哲学的数学原理》的出版，标志着经典力学体系的形成。牛顿被誉为"经典力学之父"。

经典力学认为，自然界由不可再分割的粒子构成；不受外力作用的物体将处于静止或匀速直线运动状态；物体运动速度的改变与其所受的外力呈正比；物体之间的相互作用力的大小相等且方向相反；任何物体之间相互吸引力的大小与其质量呈正比，而与它们之间的距离的平方呈反比；物体的所有运动都是机械运动，物体运动只有速度和位置的变化而无质量变化；时间和空间是绝对的，它不依赖于物质而存在。

由于当时的自然科学在认识自然界方面，"物理学、化学和生物学还处在襁褓之中，还远不能为一般的自然观提供基础"（《马克思恩格斯文集第九卷》）。只有"在数学、力学和天文学、静力学和动力学的领域中获得了伟大的成就"，因此，经典力学理论就成为机械唯物主义自然观的重要科学基础。

### （二）　机械唯物主义自然观的形成和发展

机械唯物主义自然观是一种单纯用古典力学解释一切自然现象的观点。它将物质的物理、化学和生物性质都归结为力学的性质，把物理的、化学的和生物的系统和运动形式都归结为力学的系统和运动形式，认为自然界中的一切事物都完全服从于机械因果律。

机械唯物主义自然观是 16~18 世纪的自然科学家和哲学家在吸收古代毕达哥拉斯的"数本原论"、德谟克利特等人的"原子论"、阿利斯塔克的"地动说"和亚里士多德的"位移运动说"等思想，根据牛顿经典力学等自然科学成果，概括和总结自然界及其与人类的关系所形成的机械唯物主义和形而上学的自然观。它是马克思主义自然观形成的重要思想渊源。

机械唯物主义自然观在 16 世纪兴起，在 17、18 世纪的西方哲学中占据支配地位。在这个时期，从神学中解放出来的自然科学对自然界进行着分门别类的研究，力学以及为它服务的数学取得了巨大成就。17 世纪上半期，法国哲学家、数学家笛卡尔根据力学的成就，建立了按照摩擦相互作用的粒子的涡旋宇宙模型，并对物理现象和生物现象作了机械的解释。笛卡尔因此而成为建立系统的力学解释模式的第一人。17世纪下半期，牛顿力学体系的建立，不仅成为整个自然科学的典范，也为机械唯物主义自然观奠定了基础。在这个时期，那些试图以自然原因解释自然现象的哲学家们往往用力学规律去说明自然，认为物体的基本属性只是广延，色、声、香、味等感觉性质不过是一些主观的幻影。在他们看来，物质是惰性的，它的运动仅仅是在外力推动下失掉一个位置而获得另一个位置。

18世纪法国唯物主义哲学家吸收了当时经典力学的研究成果继承，并发展了机械唯物主义自然观。他们主张用力学的原理、数学模型方法和还原分析方法研究所有自然现象的原因，认为自然界所有物质的运动都符合力学定律的机械运动，自然界物质的运动都要遵循因果规律，从而使得他们的自然观成为"完全机械的"（《中国哲学史》）唯物主义自然观。

### （三）机械唯物主义自然观的基本观点

机械唯物主义自然观是唯物主义自然观发展的第二个历史形态。其基本观点是自然界是由物质构成的；它由不可再分的微粒构成；物质具有不变的质量和固有的惯性；一切物质运动都是物质在绝对、均匀的空间和时间上的位移，都遵循机械决定论的因果关系；物质运动是由于外力的推动；自然界、宇宙被设想成一架处于自然之外的神操纵的庞大机器，人与自然是分离对立的，人处于自然之外，是与自然不同的存在者。

**1. 自然界的绝对物质性和绝对不变性**　在自然界的物质组成上，机械唯物主义自然观坚持整个自然界是由物质组成的，一切物体都可以还原为最小的微粒——原子。原子是不变的、不可分的，具有广延性、不可入性和惯性等性质；物质的性质取决于组成它的原子的数量组合和空间结构；由于相信所有复杂的现象都可以还原为简单的物质粒子在绝对时空坐标内的机械运动，因此，机械唯物主义自然观力图对物理世界进行还原论说明。

自然界在本质上是永久存在、固定不变的，它的变化只是受外力作用的"机械的位置移动""只是在空间中扩张着"（《马克思恩格斯文集》第9卷）。在牛顿看来，物质是由不变的、不可分的具有惯性的原子组成的。由于原子是永恒的，所以物质的质量是绝对不变的，时间和空间是绝对不变的。在牛顿看来，世界是由不变的绝对空间和物质实体所组成。牛顿在他的力学体系中引入了绝对静止的空间和绝对不变的时间概念。牛顿认为，绝对空间如"空箱子"，就其本性而言，与任何外在的情况无关，始终保持着相同和不动性。而绝对的、真正的和数学的时间，就其本身和本性来说，永远均匀地流逝，也与任何外在的情况无关。在牛顿的绝对时空理论中，时间和空间与物体的存在、物体的运动与这些"外在的情况"均无任何关系，而且时间和空间彼此也不发生任何关系。自然物也是不变的。"植物和动物的种，一旦形成便永远固定下来"。行星和卫星"一旦由于神秘的'第一推动'而运动起来，它们便依照预定的椭圆轨道旋转下去"。"恒星永远固定不动地停留在自己的位置上"。（《马克思恩格斯文集》第9卷）

**2. 严格的机械决定论**　认为自然事物之间具有因果决定性的毕达哥拉斯传统，在近代机械唯物主义那里得到了坚决的贯彻，以哥白尼、开普勒和伽利略为开始，在拉普拉斯决定论中表现得最为著名。1812年，拉普拉斯在《概率论的解析理论》中提出了决定论。他假定，如果有一个智能生物能确定从最大天体到最轻原子的运动的现时状态，就能按照力学规律推算出整个宇宙的过去状态和未来状态。后人将他所假定的智能生物称为"拉普拉斯妖"。按照这种假定，宇宙中全部未来的事件都严格地取决于全部过去的事件，事件出现的不确定性或偶然性消失了，不但偶然性并未从必然性中得到说明，反而使必然性成了纯粹偶然的产物。至 18 世纪末，法国哲学家把这种机械决定论推向了顶峰。霍尔巴赫曾断言："一切现象都是必然的。"认为"必然性就是原因和结果之间的固定不移的、恒常不变的联系"。(《18 世纪法国哲学》)

**3. 机器的自然图景**　由于牛顿力学得到较高的发展，很自然地在人们的哲学世界观中形成了机械唯物主义自然观。其将物理运动、化学运动和生命运动形式归结为机械运动形式，把一切运动的原因都归结为力，即归结为外力的作用。于是自然界、宇宙都被设想成一架处于自然之外的神操纵的庞大机器。

16 世纪末，法国著名作家亨利·德芒纳蒂尔指出：世界是一部机器，是最有意义的和最美妙的一部机械装置。开普勒则把天体的机械比作一座时钟。笛卡尔认为，自然图景是一种受着精确的数学法则支配的完善的机器，他还试图论证"动物是纯粹的机器"。拉美特利推进了笛卡儿关于动物是机器的思想，做出了"人是机器"的论断。在他看来，人的意识只是原子运动的一个虚幻的副产品。人与动物相比，只不过是比动物"多几个齿轮，再多几条弹簧"。人与动物"只是分量的不同和力量程度的不同，而绝没有性质上的不同"(《人是机器》)，从而把人简化为一种没有灵魂的自动机。英国哲学家霍布斯宣称，所谓生命，不外是肢体的一种运动。它是由其中的某些主要部分发动，犹如钟表中发条和齿轮一样；心脏无非就是发条，神经无非就是游丝，而关节不过是一些齿轮，动作转递连接整个躯体。

这样一幅囊括一切层次和类别的、机器的自然图景便建立起来了。自然界、宇宙被描绘成一架硕大无比的、精确的机器在运转。栖息、居住在地球这颗行星之上的一切动物包括人类在内，无一不是机器。

**(四) 机械唯物主义自然观的基本特征**

机械唯物主义自然观的本质特征是唯物论的、还原论的、机械决定论的和形而上学的，具有不彻底性。

**1. 机械性**　机械唯物主义自然观认为，自然界是物质的，物质是运动的，但它用纯粹力学的观点考察和解释自然界的一切现象，认为自然界是一架机器，将自然界的各种运动形式都归结为机械运动形式。这种观点否认了有机界和无机界、人类社会和自然界之间的性质上差别，抹杀了物质运动形式的多样性和各种运动形式之间性质上的差别。它不是将自然界理解为一个过程，而是将自然界看作按某种必然规定的机械的构成，认为自然界的运动只是永远绕着一个圆圈旋转，具有严整的秩序，不存在偶然性，运动只有数量的增减和场所的变更。其变化的原因在于物质的外部，即外力的推动。这种观点将自然界的事物和过程孤立起来，抛开广泛的总的联系去考察，堵塞了人们从了解部分到把握整体、洞察普遍联系的道路，与古代朴素辩证法自然观相比，是一种倒退。所以恩格斯指出："18 世纪上半叶的自然科学，在知识上甚至在材料的整理上大大超过了希腊古代，但是在以观念形式把握这些材料上，在一般的自然观上却大大低于希腊古代。"(《马克思恩格斯文集》第 9 卷)

**2. 形而上学性**　近代自然科学研究往往运用还原分析的方法，将复杂的事物和复杂的关系还原为简单的事物和简单的关系，将统一的整体分割为若干孤立的部分（要素），分别研究各个部分（要素）的属性、特征、结构和功能，然后再将这些部分合为一体。这样所得到的一般只是各个部分的共同属件，而不是原有对象的整体性。尽管对当时的自然科学发展而言，这种方法是必要的，但这种研究方法被培根和洛克从自然科学移植到哲学之后，造成了最近几个世纪所特有的局限性，即形而上学的思维方法。恩格斯客观地评价了这种方法的历史意义和作用，指出："形而上学的考察方式，虽然在相当广泛的、各依对象的性质而大小不同领域中是正当的，甚至必要的，可是它每一次都迟早要达到一个界限。一超过这个界限，它就要成为片面的、狭隘的、抽象的，并且陷入无法解决的矛盾，因为它看到一个个的事物，忘记它们相互间的联系；看到它们的存在，忘记它们的生成和消逝；看到它们的静止，忘记它们的运动。因为它只见树木，不见森林。"（《马克思恩格斯文集》第9卷）

**3. 不彻底性**　长期以来，自然科学家们普遍按照机械论的观点去认识世界。人们相信用力学的观点去描绘整个物质结构图景是唯一正确的方法，这就严重束缚了自然科学家的思想，阻碍了自然科学的发展。随着研究的深入，出现了许多新问题。面对这些新问题，科学家们为了根据机械观去理解自然现象，引入了许多"力"和适应经典力学的虚假的物质，这就造成了许多困难。例如，地球围绕太阳的运动最初是怎么形成的？各种各样的物种是怎样产生的？人类最初又是怎样产生的？不同的运动形态怎样转化？最终，科学家们只能求助于造物主的智慧，用超自然的原因来说明，以至于牛顿也用"神的第一推动力"来说明行星最初的运动。由此，在与神学的斗争中诞生的自然科学，在18世纪还未能彻底摆脱神学的束缚。另外，由于机械唯物主义自然观认为自然界是孤立于人的实践领域之外的原始的自然存在物，因此割裂了自然界与人类社会历史发展的关系。这种观点直接导致自然观与历史观的割裂，最终使得机械唯物主义自然观陷入了唯心主义和神学目的论。基于此，恩格斯评价说："哥白尼在这一时期的开端向神学写了挑战书，牛顿却以神的第一推动的假设结束了这一时代。"（《自然辩证法》）

### （五）　机械唯物主义自然观的作用

**1. 为辩证唯物主义自然观的形成创造了条件**　机械唯物主义自然观摒弃了古代朴素辩证法自然观的直观性、思辨性和猜测性，"它挑战了从亚里士多德传承下来并被中世纪和文艺复兴时期的经院哲学所修正的传统自然哲学的基础"（《科学革命：批判性的综合》），是人类自然观的巨大进步，对于近代自然科学和唯物主义哲学的发展有着历史性的贡献。它强调自然界存在的客观性、物质性和发展的规律性，是对"上帝创世说"的否定，其对自然科学冲破神学唯心主义的羁绊具有积极意义。它传承了朴素唯物主义自然观的思想传统，从而在思想上为辩证唯物主义自然观的形成创造了条件。

**2. 为辩证唯物主义自然观的形成提供了方法论前提**　机械唯物主义自然观反对抽象的思辨，注重经验事实和观察实验，注重将经验作为知识的来源和检验真理的方法，从而促进了从注重神学教义到注重经验事实的转变，从注重思辨和想象到注重观察、实验和数学推理的转变，从注重把宗教作为判定认识标准到注重实践作为判定认识标准的转变。其主张通过观察、实验、分析等科学方法研究自然界，主张用分析还原的方法去研究对象，将对象分析还原为它的终极组成因素，然后在思想中将这些因素重建为一个整体。这种研究方法对自然科学的发展是完全必要的，正如恩格斯所指出的："把自然界分解为各个部分，把各种自然过程和自然对象分成一定的门类，对有机体的内部按其多种多样的解剖形态进行研究，这是最近400年来在认识自然界方面获得巨大进展的基本条件。"（《马克思恩格斯文集》第9卷）从而在方法论方面为辩证唯物主义自然观的形成提供了前提。

NOTE

机械唯物主义自然观在当时处于过渡地位，伴随着 19 世纪自然科学的全面发展，机械唯物主义自然观发展为辩证唯物主义自然观。

## 二、19 世纪科学技术的发展与辩证唯物主义自然观的形成

从 18 世纪下半叶开始，工场手工业逐步向机器大工业过渡，近代技术迅速崛起，一场彻底改变整个社会经济结构的工业革命首先在英国，接着在欧洲和北美的许多国家相继发生。工业革命有力地推动了科学技术的发展，18 世纪下半叶至 19 世纪，自然科学从搜集经验材料阶段进入系统整理这些材料和理论概括阶段，在天文学、地质学、物理学、化学、生物学等各个领域涌现出一系列重大发现。特别是由于物理学和生物学的两次重大理论综合，深刻地揭示了自然界的普遍联系和发展的辩证性质，有力地冲击了传统的机械唯物主义自然观，也使思辨的自然哲学失去了存在的基础。恩格斯指出："在自然科学中，由于它本身的发展，形而上学的观点已经成为不可能的了。"（《自然辩证法》）辩证唯物主义自然观取代机械唯物主义自然观成为历史的必然。

### （一）辩证唯物主义自然观的自然科学基础

18 世纪后期和整个 19 世纪，在产业革命的推动下，在牛顿物理学和其他科学积累了大量材料的基础上，各门科学都有了长足进步，并进入理论综合阶段。其在理论学说上的重大成就为辩证唯物主义自然观的形成"提供了空前丰富的新材料"。（《马克思恩格斯文集》第 9 卷）

**1. 星云假说**  康德和拉普拉斯先后提出了关于太阳系起源的星云假说。1755 年，德国古典哲学创始人康德在《自然通史和天体论》一书中提出了太阳系起源的"星云假说"。康德认为，太阳和太阳系的天体是炽热的高速旋转的弥漫状态的物质（即"原始星云"），它通过自身固有的运动规律——吸引和排斥的相互作用，从混沌状态的物质中逐步形成和发展为有序的天体系统。地球和整个太阳系表现为某种在时间的进程中逐渐生成的东西，从而取代了牛顿"第一推动"假说。1796 年，法国科学家拉普拉斯发表《宇宙体系论》，提出了类似的星云假说，并对星云假说进行了数学和力学方面的论证。后人把这两个类似的假说称之为"康德-拉普拉斯星云说"。恩格斯评价说："康德关于所有现在的天体都从旋转的星云团产生的学说，是从哥白尼以来天文学取得的最大进步。认为自然界在时间上没有任何历史的那种观念，第一次被动摇了……康德在这个完全适合于形而上学思维方式的观念上打开了第一个突破口。"（《马克思恩格斯文集》第 9 卷）

**2. 地质"渐变论"**  1830~1833 年，英国地质学家赖尔在其发表的《地质学原理》一书中提出了地质渐变论。该理论认为，在自然界本身的力量，包括风、雨、流水、地震、火山等多种自然因素的作用下，地球会不断发生变化。其以地球的缓慢变化这一渐进作用，说明整个地球、地球的表层，以及地表上的植物和动物的变化都是自然力作用和演变的结果，它们"也都有时间上的历史"。（《马克思恩格斯文集》第 9 卷）这个学说既是与有机物种不变这个假说不能相容，也是对法国动物学家和考古学家居维叶的"灾变说"的一个有力批判。正是在这个意义上，恩格斯指出："最初把知性带进地学的是赖尔，因为他以地球的缓慢变化所产生的渐进作用，取代了由于造物主的一时兴起而引起的突然变革。"（《马克思恩格斯文集》第 9 卷）

**3. 能量守恒与转化定律**  19 世纪 40 年代初，德国青年医生迈尔和英国业余物理学家焦耳，分别发现了热运动和机械运动、电磁运动可以相互转化。英国物理学家詹姆斯、德国的赫

尔姆霍茨等人几乎同时分别发现了能量守恒与转化。这一发现表明，自然界的各种能量形式，包括机械能、热能、电磁能和化学能等，在一定条件下可以按固定的当量关系相互转化，在转化的过程中能量不会凭空创造，也不会凭空消失。这一定律为辩证唯物主义自然观的产生奠定了坚实的自然科学基础。首先，它用实验的科学成果证明了物质运动的客观性，沉重地打击了唯心主义的"创世说"。其次，它证明了物质运动形式的多样性和统一性，充分表明："自然界中整个运动的统一，现在已经不再是哲学的论断，而是自然科学的事实了。"（《马克思恩格斯文集》第9卷）

**4. 原子论、人工合成尿素和元素周期律**　19世纪初，英国化学家道尔顿提出原子论，这是化学发展史上一次大的历史性突破，开始了"化学中的新时代"。19世纪中叶，门捷列夫发现了元素周期律，这是近代化学发展的最大的一次综合。周期表的发现，揭示了各种化学元素之间的内在联系，显示了元素性质发展变化的过程是由量变到质变的过程，是由低级到高级、由简单到复杂的过程。这为自然辩证法提供了坚实的自然科学基础。

1828年，德国化学家维勒用无机原料氰酸和氨水人工合成有机物——尿素，突破了无机物与有机物绝对分明的界限，证明了无机界与有机界之间的联系，同时也证明了从无机物过渡到有机物不需要任何超自然的"生命力"。这样唯心主义的"活力论"从根本上被动摇了，认为从无机界只能产生无机物、有机物只能产生于生命机体的形而上学的观点宣布破产。

**5. 细胞学说和生物进化论**　德国动物学家施旺、植物学家施莱登于1838年发表了题为"植物发生论"的文章，认为细胞是构成所有植物体的基本单位。1839年，施旺发表了题为"关于动植物的结构和生长的一致性的显微研究"的文章，指出细胞是动植物有机体构成的基本部分和活动的基本单位，其标志着细胞学说的正式创立。这一学说的创立，揭示了动植物结构的统一性和生物体的发生和发展的规律性，从而证明整个生命有机界是一个相互有联系的、统一的和发展变化的整体。

1859年，英国生物学家达尔文出版了《物种起源》。该书用大量事实说明生物界任何物种都有发生、发展和灭亡的历史，系统地阐述了他的进化论思想。列宁指出，达尔文的进化论"推翻了那种把动植物物种看作彼此毫无联系的、偶然的、'神造的'、不变的东西的观点，探明了物种的变异性和承续性，第一次把生物学放在完全科学的基础上"。（《列宁全集》）

**6. 电磁场理论**　1820年，丹麦物理学家奥斯特发现了电流的磁效应。1831年英国物理学家法拉第发现了电磁感应现象。1865年英国物理学家麦克斯韦在《电磁场的动力学理论》一书中建立了描述电磁场运动变化规律的电磁场理论，揭示了电、磁和光的同一性，实现了物理学史上又一次理论综合。电磁场理论的确立标志着近代物理学接近于完备，标志着人们对自然界宏观领域的基本规律已有了相当全面的认识。

上述科学理论使得"自然界无穷无尽的领域全部被科学征服，不再给造物主留下一点立足之地"（《马克思恩格斯文集》第9卷），尤其是能量守恒与转化定律、细胞学说和生物进化论这三大发现对于辩证唯物主义自然观的创立"具有决定性重要意义"。它使得"一切僵硬的东西溶化了，一切固定的东西消散了，一切被当作永远存在的特殊东西变成了转瞬即逝的东西，整个自然界都在永恒的流动和循环中运动着"。（《自然辩证法》）

**（二）辩证唯物主义自然观的形成**

18世纪后期起，自然科学的发展成就有力地冲击了近代前期产生的形而上学的机械唯物主义的自然观，马克思和恩格斯科学地总结了当时自然科学的最新成就，批判继承了古希腊朴素唯物主义自然观，吸收了法国唯物主义自然观和德国唯心主义自然观中的合理因素，在概括和总结自然界及其与人类的关系上创立了辩证唯物主义的自然观，结束了旧的自然哲学和形而上学的统治，实现了人类自然观上的一次革命。它是马克思主义自然观形成的重要标志，也是马克思主义自然观的理论基础。

马克思、恩格斯新的哲学世界观的酝酿和形成开始于 19 世纪 40 年代。他们关于自然辩证法的思想萌芽也应追溯到这一时期。阐明自然界和自然科学的辩证法，是马克思和恩格斯共同提出的任务。辩证唯物主义自然观的基本思想集中在马克思的《德意志意识形态》和恩格斯的《反杜林论》《路德维希·费尔巴哈和德国古典哲学的终结》《自然辩证法》等著作中。

马克思和恩格斯可以说是从德国唯心主义哲学中拯救了自觉的辩证法并且把它转为唯物主义的自然观和历史观的唯一的人。可是要确立辩证的同时又是唯物主义的自然观，需要具备数学和自然科学的知识。所以他们都非常重视自然科学，一直密切注视自然科学的发展状况。为了总结和概括自然科学在认识自然界方面已经取得的成果，恩格斯曾对直到他那个时代为止自然科学各个领域的最新成就进行了极其广泛、深入的研究。马克思在写作《资本论》的过程中还研究了技术发展的历史，特别是研究了体现自然力和自然科学应用的近代技术在工业革命中产生和发展的过程，及其在资本主义生产方式下应用的前提和后果。他还研究过数学特别是微分学的辩证性质，写了著名的《数学手稿》。

1873 年 5 月底，恩格斯在致马克思的信中提出了一整套"关于自然科学的辩证思想"，形成了《自然辩证法》的第一个提纲。在这以后的整整 3 年里，他埋头于对自然辩证法的全面探索，并开始《自然辩证法》一书的撰写。

到 1876 年 5 月底，恩格斯在致马克思的信中说，在他的头脑中已经形成"这部著作的清晰的轮廓"。从 1876 年 6 月，恩格斯转而撰写《反杜林论》，并在其"哲学"篇中充分运用了他为写作《自然辩证法》所准备的材料，也深刻地阐述了自然辩证法的一些基本思想。从 1878 年 7 月开始，恩格斯继续写作《自然辩证法》，为此他还制订了一个《总计划草案》。在这以后的 5 年时间里，恩格斯在学术方面主要从事自然辩证法的研究，并一直希望尽早完成这项工作。1883 年 3 月 14 日，马克思的突然逝世打乱了他的这一计划，使他不得不把几乎全部精力转向整理和出版《资本论》第一、二卷的手稿和马克思的其他著作，直到 1895 年恩格斯逝世，终于未能完成《自然辩证法》一书。但自然辩证法作为马克思主义哲学这一严密理论体系的一个重要组成部分，已经建立起来。

**（三）辩证唯物主义自然观的基本观点**

辩证唯物主义自然观认为，自然界是客观的、变化发展的物质世界；"物质在其永恒的循环中是按照规律运动的"（《马克思恩格斯文集》第 9 卷）；物质运动在量和质方面都是不灭的，时间和空间是物质的固有属性和存在方式；人是自然界的一部分，意识和思维是人脑的机能；实践是人类认识和改造自然界的主观见之于客观的、能动的活动，是人类存在的本质和基本方式；认识自然界要遵循客观性原则。

**1. 辩证唯物主义的物质观**　辩证唯物主义自然观坚持唯物主义基本原则，承认自然界的本质是物质的，物质是万物的本原和基础，没有物质就没有世界，也不可能有世界上的各种事物；物质决定精神，精神对物质具有反作用，物质是第一性的，精神是第二性的；信息作为现代社会的重要支柱也必须以物质的存在为基础，离开物质，信息是不可能产生和存在的。

**2. 辩证唯物主义的运动观**　辩证唯物主义自然观认为，运动是物质的根本属性。世界上除了运动着的物质及其表现形式之外，什么都没有。自然界千差万别的物质形态，无论是天体、地球、生物，还是分子、原子、基本粒子的存在，必然采取某种运动形式。基本粒子之间或由它们构成的物体之间存在着万有引力。相互作用是我们能够追溯的最终作用原因。天体、地球、生命、人类的起源和演化过程，就是物质不断运动、变化和发展的生动例证。在自然界的发展过程中，在自然界特定领域发展的特定阶段上，产生了人和人类社会。随着人类实践活动的深入展开，原有的自然部分领域不断得到认识和改造，于是出现了一个与存在于人的活动的"纯自然"所不同的具有新质的"人化自然"。与此同时，辩证唯物主义自然观还认为，各种物质运动形式可以相互转化，转化中能量不变；辩证唯物主义自然观在坚持物质运动的永恒性、绝对性的同时，并不否认相对静止的存在，认为相对静止状态也是事物存在和发展不可缺少的条件。

**3. 辩证唯物主义的时空观**　辩证唯物主义自然观认为，时间和空间是物质的固有属性和存在方式。物质的各种形态在时空中相互联系，演化发展。辩证唯物主义时空观，已经被现代自然科学所证明。爱因斯坦的相对论，科学地论证了时间、空间与物质和物质运动的关系，证实了空间和时间是运动着的物质的存在形式。现代物理学还证实，"真空"只是物质的特殊形态，即量子场的一种特殊运动形态。

**4. 关于人与自然关系的认识**　辩证唯物主义自然观认为，一方面，自然界是先于人存在的自然界，人类社会作为自然界进化的高级阶段，它的存在和发展必须以自然界为基础和前提，必须遵循自然界发展的客观规律，并通过认识和实践不断把握自然界的本质和规律；另一方面，作为自然界的特殊部分，人类可以发挥主观能动性，改造自然，营造"人化自然"，但是对自然的改造应该按照自然规律进行，反对把自然当作可以征服的对象来统治和控制，强调实践基础上人的受动性和能动性的统一。

辩证唯物主义自然观的总特征是唯物、辩证联系的、发展的和全面的。这个全新的自然观的最大特征是强调自然界的普遍联系和永恒发展。

**（四）辩证唯物主义自然观创立的重大意义**

辩证唯物主义自然观的创立，意味着凌驾于自然科学之上的、思辨的构造体系的自然哲学的终结。它无论对于马克思主义学说的完善和马克思主义哲学的发展，还是对于自然科学哲学问题的研究和促进科学技术的进步，都具有重要的意义。

**1. 辩证唯物主义自然观的创立，实现了自然观史上的革命性变革**　一方面，辩证唯物主义自然观克服了古代朴素辩证法自然观由于缺乏科学认识基础所造成的直观、思辨的局限性，吸取了古代自然哲学关于自然界运动、发展和整体联系的思想；另一方面，以近代自然科学对自然界认识的最新成就为依据，批判了机械论和形而上学，深刻地揭示了自然界本身发展的辩证法。辩证唯物主义自然观标志着人类认识从古代朴素的辩证思维到近代的形而上学思维、再复归到辩证思维的否定之否定的过程，是对古代朴素辩证法自然观和近代前期机械唯物主义自然观的扬弃，在一个新的起点上继承、发扬了唯物论和辩证法的基本观点。

**2. 辩证唯物主义自然观的创立，为自然科学的发展提供了世界观、认识论、方法论与价值论的理论前提**　由于辩证唯物主义自然观是以近代后期自然科学对自然界认识的新成就为依据，将唯物论和辩证法统一在更加牢固的科学基础上，从而更客观、更正确地反映了自然界的本来面目。从时间上说，自然科学的产生先于辩证唯物主义自然观，但从逻辑上说，辩证唯物主义自然观一经形成，其思想和方法就成为自然科学所依赖的原初条件和理性依据。因此，辩证唯物主义自然观比古代自然观和近代前期的自然观能更好地适应自然科学发展的需要，并成为推动自然科学发展的强有力的思想武器。

**3. 辩证唯物主义自然观的创立，为科学研究提供了唯物辩证的认识论与方法论** 世界观是一切科学研究的出发点。爱因斯坦认为："相信有一个离开知觉主体而独立的外在世界，是一切自然科学的基础。"（《爱因斯坦文集》）辩证唯物主义自然观的创立，恰恰给自然科学的研究提供了唯物辩证的理论前提。事实上，科学认识论与方法论总是伴随着自然科学的进步而发展的。自16、17世纪自然科学从自然哲学中分化出来以后，有关自然科学的认识论与方法论开始得到充分研究。19世纪初，黑格尔第一次系统阐述辩证思维方法，将认识论和方法论的研究提高到了一个新的水平，但是由于黑格尔的辩证法哲学所具有的唯心主义的思辨方式，自然科学家并没有接受黑格尔哲学的优秀成果，他们仍然信奉机械自然观，仍然以形而上学思维方式思考科学问题和自然界。马克思和恩格斯创立的辩证唯物主义自然观，为科学研究提供了唯物辩证的认识论与方法论，最终带来了科学方法论的重大变革。

**4. 辩证唯物主义自然观的创立，为自然科学与社会科学的融合奠定了理论基础** 辩证唯物主义自然观认为，人来源于自然界，且具有自然和社会两重属性，人是自然科学和社会科学共同的研究对象，从而为二者研究对象的融合奠定了基础。辩证唯物主义自然观认为，人类及其实践活动使自然科学进入人的生活，并与人类社会形成现实的、历史的关系，也与社会科学发生了联系，从而为二者研究内容的融合奠定了基础。

辩证唯物主义自然观主张物质的"一个运动形式是从另一个运动形式中发展出来"的，反映这些形式的科学"也必然是一个从另一个中产生出来的"（《马克思恩格斯文集》第9卷），因此，反映人类社会运动形式的社会科学也是从反映自然物质运动形式的自然科学中发展出来的，即所谓"自然科学往后将包括关于人的科学""人的科学包括自然科学"（《马克思恩格斯文集》第9卷），从而为二者的生成和发展的融合奠定了基础。

辩证唯物主义自然观是批判的、辩证的、历史的和实践的，不是一个封闭的体系，而是开放的体系，它必然会随着自然科学、人类思维及社会的发展而不断得到丰富和发展。

**思考题**

1. 中西传统自然观的异同点是什么？
2. 中国传统自然观对中医学发展产生怎样的影响？
3. 西方传统自然观对西医学发展产生怎样的影响？
4. 机械唯物主义自然观的基本观点和主要特征是什么？有何作用？
5. 简述辩证唯物主义自然观的基本观点。
6. 如何理解辩证唯物主义自然观创立的重大意义？

NOTE

## 中医问题与思考

### 中西传统自然观差异对中西医发展的影响

自然观是人们对自然界的根本看法或总的观点，主要包括三个方面内容：一是自然界的本原是什么？二是自然界是怎样形成的？三是人与自然界是什么关系？中西传统自然观存在明显的差异：关于自然界的本原，表现为元气论与原子论的差异；关于自然界的形成，表现为生成论与构成论的差异；关于人与自然界的关系，表现为"天人合一"观与"天人二分"观的差异。中西传统自然观的差异对中西医的思维方式、价值取向乃至具体的诊疗方法都产生了决定性的影响。

#### 一、自然界本原认识的差异对中西医发展的影响

**1. 元气论与中医**　元气论自然观与中医学实践相结合，并渗透到中医学的各个方面。从某种意义上讲，《黄帝内经》就是一部气学著作。全书"气"字出现 2952 次，"气"成为中医学建构理论体系的基石。可以说，没有元气论就没有中医学理论体系。

（1）中医学用气说明人体生命的本原和生成　《素问·宝命全形论》曰："人以天地之气生，四时之法成。"《素问·宝命全形论》曰："人生于地，悬命于天，天地合气，命之曰人。"《难经》曰："气者，人之根本也。"

（2）中医学用气解释人的疾病　《素问·举痛论》曰："百病生于气也。"丹溪翁曰："百病生于气也，气血冲和，百病不生。"气分正气、邪气，正气生人、养人，邪气则可害人。气机失调就会产生不同的疾病。

（3）中医学用"气化"说明人体生命活动变化过程　《黄帝内经》将人的生命活动归结为气的升、降、出、入 4 种形式，并认为气的运动具有普遍性。《素问·六微旨大论》曰："升降出入，无器不有。"

（4）中医学用气作为人与天地万物感应的中介　《灵枢·岁露论》曰："人与天地相参也，与日月相应也。"而日月、昼夜、季节气候变化是借助气对人生理和病机产生影响的，是以气为中介，因为天人一气，两者有共有物质基础——气。

**2. 原子论与西医**　西方传统原子论自然观认为，宇宙是由基本粒子——砖块构成的，注重粒子、实体、组合、可分解性和外部作用。这种自然观已经深入到西医学的方方面面，成为西医学的基石。原子论所形成的基本理论观点——机械论观点和还原论观点，对西医学的形成和发展起着决定性作用。

（1）机械论观点对西医学发展的影响　原子论认为，元素和原子是不可分割的最小质点。其运动的基本方式是简单的机械运动。它否定内在矛盾，强调外力作用。这种机械的自然观被应用于西医学。17 世纪法国医生拉美特里认为人是机器。他用机器的原理来解释人的生理结构和病理机制，将人体分成许多独立的"零件"进行研究，认为疾病只不过是人体这架机器的零部件产生故障的结果，医生则是修理匠，其任务就是修理机器。因此，西医学在诊疗疾病时着眼于人体的部分和微观机制。在此基础上，西医学创立了器官病理学、组织病理学、细胞病理学和分子病理学。医生考察疾病时，完全依赖于仪器等物化手段，针对病人各部位进行检查；只重视致病的物质因子，许多与疾病有关的社会、心理因素被排斥于考察范围以外。西医注重的是局部而不是整体，是结构而不是功能，是物质而不是精神。

（2）还原论观点对西医学发展的影响　原子论认为，所有事物都可以分解还原为最基本的组成要素，可以把整体分解为部分来认识，生命运动是由较低级的物理、化学等运动组成的，人们可以把生命的高级运动还原为低级运动来认识。这样在方法论上就形成了还原论的思路。西医学运用分析还原方法对人体进行分解研究和降解研究，即把人的生命现象还原为生物的、化学的、物理的现象，把人体的复杂因素分解为简单因子，沿着人体的层次结构，从器官水平、细胞水平、分子水平进而到量子水平；从宏观领域深入到微观领域，对各个层次上的病理解剖、病理生理机制进行研究。这种思维方式能清楚、精确、明晰地表达事物，并尽可能地摈弃主观因素干扰，但是它侧重于线型关系，忽视了致病因素的因果网络作用。

## 二、　自然界形成认识的差异对中西医发展的影响

**1. 生成论与中医**　中国传统生成论自然观认为，"天地之大德曰生"。生是自然界最根本的特性，是存在的合理依据。天地万物由大自然漫长演化而生成，生命是自然界大化流行的逻辑结果。中国传统文化就是生命文化，中医学滋生和孕育于中国传统文化的土壤，深受生生文化的影响。中医学就是以生生文化为理论渊源而不断完善发展起来的理论体系。《吕氏春秋》将中医学定义为"生生之道"，即探讨生命的价值与意义、人对生命的认识。《汉书·艺文志·方技略》将中医药的本质功能概括为"皆生生之具"，意为中医药是使生命更加健康、完美的方法，是为人的生命的生存、健康发展服务的技术、方法、工具。国医大师陆广莘将中医药学的学术思想归纳为"循生生之道，助（培）生生之气，用（凭）生生之具，谋（收）生生之效。"（《生生之为道》）中医是"生生之学"包括养生和治疗的道理和方法、手段、工具等，包括繁衍生命、延续生命、珍爱生命、保护生命、尊重生命、管理生命、提升生命质量等内容。

**2. 构成论与西医**　西医学以原子构成论为指导，借助"机器"的隐喻，将人体生命比喻成一架由各种零部件组装而成，按照一定的规则、朝着一定的方向运转的机器，将神奇的生命活动直观地归结为机械运动或物理、化学变化。西医学是建立在解剖学、细胞学、细菌学、无机化学、有机化学等科学基础之上的生命科学，是用解剖学、生理学作为理论基础来构建自己的理论体系，采用"原型"的思维方式，将人体原型作为研究对象，采用近代物理、化学方法，通过解剖等手段，将人体生命从还原成组织、器官、细胞、分子等物质形态结构层面来认识，重疾病、重治疗、重个体、重局部病变、重生物性因素，是受构成说的机械论思想影响所形成的生物医学模式。在疾病的诊断上，往往通过仪器诊断出人体生物装置在微观机能上的障碍，并从细胞或分子水平加以研究。在疾病的治疗上，主要通过物理或化学手段，纠正人体装置的机能故障，如外科手术、抗菌、抗炎、抗过敏、抗休克等。

## 三、　人与自然界关系认识的差异对中西医发展的影响

**1. "天人合一"观与中医**　"天人合一"的自然观对中医学的形成与发展产生了深刻影响。中医学以"天人合一"为作为其世界观、方法论和价值观，以此构建中医学理论体系，并指导中医临床实践。"天人合一"最突出的特征就是整体观念，中医学以整体观念作为构建其理论体系的最基本的原则和出发点。

（1）中医学认为，人与自然界同源。《素问·生气通天论》说："人生于地，悬命于天。天地合气，命之曰人。"这说明，人与自然同源于气。

（2）中医学认为，人与自然界相应。《灵枢·岁露论》曰："人与天地相参也，与日月相

应也。"认为人与天地自然都来源于气，都受到阴阳五行等共同规律的支配，因此，人与天地之间必然存在某种相应、相通关系。中医学认为，人与自然界是一个有机整体，人体的生理过程与天地自然变化相互联系，自然界的各种变化会影响人体的生理过程，引起人体的相应反应，所以《灵枢·顺气》指出："春生、夏长、秋收、冬藏，是气之常也。人亦应之。"反之，观察人体生理病理变化，应看到人与自然界存在着有机联系，养生、预防疾病及诊治疾病，应察照天地阴阳变化，注意自然环境和阴阳四时气候等诸因素对健康与疾病影响，必须做到因时、因地、因人制宜。

（3）中医学认为，人与自然界相参。"人与天地参"即表示人们可以通过天地自然来认识人体，也可以通过人体的生理、病理变化规律来认识天地自然的发展变化规律。人必须"赞天地之化育"，才能"与天地参"。

**2. "天人二分"观与西医**　"天人二分"的自然观将人与自然割裂开来，在认识论上表现为主观与客观、人与外物的严格界限和对立，从而形成了心物、身心、主客、天人二分的观点。在"天人二分"观点中，人是价值的主体，自然界是价值的客体，强调人要征服自然、改造自然。这种观念深刻地影响了西医学的发展，西医学遵循"征服自然"的思维来征服和控制人体疾病。

（1）将人体作为物质实体来研究其物理构造，重点关注人体的躯体、器官、细胞、生物分子等形态结构性因素，忽视了人的自我感觉、心理、情感等主观因素和社会环境因素的影响。

（2）以人体解剖生理学为基础，以生理、病理的客观指标为诊断依据，力求找到实体病因、病灶，忽视了人体内在功能的作用。

（3）对疾病的治疗上，遵循对抗思维，运用战争模式，把疾病当作敌人，采取抵抗、征服和消灭的态度，直接用化学药物抵抗或消灭致病的细菌或病毒，借用手术等手段摘除或替换某些病变的组织、器官。

# 第二章 马克思主义自然观的发展

如果说，近代科学革命和技术革命为辩证唯物主义自然观的形成打下了坚实的基础，那么，20世纪科学技术所取得的突出成就则为马克思主义自然观的发展注入了强大的动力。系统自然观、人工自然观和生态自然观是立足于一百年来科技发展的重大成果，体现当代科技文明新水平的认识形式，是辩证唯物主义自然观的进一步丰富和创新，也是马克思主义自然观发展的新阶段。

## 第一节 20世纪科学技术的全面发展及其特征

### 一、现代科学技术成就

相对于前几个世纪成就卓著甚至已经"臻于完美"的经典物理学而言，20世纪科学技术新篇章的书写可谓天翻地覆。以相对论和量子力学的诞生为标志性开端，现代化学、宇宙学、分子生物学等一大批学科得到了突飞猛进的发展，其累累硕果又在技术层面掀起波澜：电子技术、能源技术、自动化技术、生物技术等领域一系列新突破接二连三地把从前的梦想变成现实，使人类社会进入了一个前所未有的新时代。

（一）科学成就

**1. 相对论和量子力学** 在科学革命的酝酿阶段，新的科学实践往往能暴露旧有理论的缺陷和不足，指明科学前进的方向和未来。现代物理学理论体系的两大支柱就诞生于新的实验事实与旧理论的矛盾之中。

19世纪末，迈克耳逊-莫雷实验的"零结果"和黑体辐射实验曲线的无法解释，并没有让人们对经典物理学的信心产生动摇。相反，科学家们认为，这两个未解之谜相对于物理学的万里晴空而言，不过是遥远的地平线上的两朵"乌云"。在19世纪最后10年里，X射线、铀的放射性和电子的发现猛烈冲击着人们头脑中那些牛顿力学的基本概念——物质、能量、运动等，经典物理学面临严峻挑战。令人惊讶的是，就在俄国的米海里逊首先制成绝对黑体模型的那年，奥地利的物理学家恩斯特·马赫开始对牛顿的绝对时空观进行有力批判，并对质量、惯性等概念进行了重新定义。

在这一背景下，爱因斯坦依据洛仑兹和彭加勒等人的研究成果，于1905年完成了论文《论动体的电动力学》，这标志着狭义相对论的诞生。该理论根据相对性原理和光速不变原理得出了同时性的相对性、尺缩钟慢效应、质增效应和质能方程等重要论断；在随后的广义相对论中又提出了广义协变原理、等效原理和引力场中光线弯曲等一系列与经典物理学相矛盾的重要推论。这些推论先后得到了实验证实，使人类在新世纪的曙光中昂首进入高速及宇观领域。相对论否定了牛顿的绝对时空观，扬弃了经典物理学，维护了唯物主义在科学研究中的地位，揭示了时间、空间与物质运动的辩证联系。

与相对论的提出类似，德国物理学家普朗克也是在对实验的研究过程中提出"能量子"假说的。这一假说深刻揭示了热辐射能量量子化的本质。几年后，爱因斯坦提出了光量子理论，玻尔对原子模型重新进行了量子化建构，德布罗意的物质波理论将光子的波粒二象性推广至所有微观粒子，直到20世纪20年代以后波动力学与矩阵力学殊途同归，狄拉克又将相对论与量子力学相结合，建立了完整的量子力学体系。这一理论成果突破了日常感性经验，打开了与宏观客体运动规律迥异的微观世界大门，揭示了连续性与间断性、波动性与粒子性的对立统一，为现代物理学提供了全新的理论基础和思维方法，对自然科学和哲学的发展产生了深远影响。特别是"人与微观客体相互作用"所引发的争论使人们认识到，人作为认识主体，绝不是可以游离于客体之外的、自然现象的旁观者；相反，主体、客体和仪器装置等中介一起组成了一个科学认识系统。在这个系统中，三者是相互关联的。从大的方面来说，人类作为自然的一部分，参与并影响着自然界运动变化的进程。自然界是一个统一的、不可分割的、普遍联系的整体。

**2. 其他学科** 物理学革命性的理论成果和研究方法进一步提高了人类在其他领域的认知能力和水平。量子力学诞生后，科学家们利用它研究分子结构，以三大价键理论的形成为重要标志，量子化学得以建立。X射线衍射法也被应用于分子结构的分析，从而形成了一个新的学科分支——结构化学。量子理论不仅使无机化学从宏观走向微观、从定性研究走向定量研究，而且使有机化学在理论上获得突破，进一步推动了实验和工业化生产。

随着物理学对电磁波谱认识的加深，除可见光之外的无线电波、红外线、紫外线、X射线等都成为天文观测的手段，古老的天文学进入全波天文学的新时期。量子力学、核物理等学科建立之后，现代恒星演化理论趋于完善。特别是爱因斯坦将广义相对论应用于宇宙结构的分析，标志着现代宇宙学的诞生。1948年美国物理学家伽莫夫提出的宇宙大爆炸理论和1965年3K微波背景辐射的发现，使人们对宇宙演化的认识达到了一个新的阶段。

20世纪地学领域的争论焦点已经不再是"水成论"和"火成论"或是"渐变论"与"灾变论"的分歧了，而是全球大陆是否因漂移而形成。德国地质学家魏格纳1912年提出"大陆漂移说"，但因为无法说明漂移的动力来源使该假说趋于沉寂。后来，在大陆发生漂移的直接证据面前，人们提出了地幔对流说和海底扩张说以解释漂移的动力，从而形成了板块构造理论，用以说明大陆在漂移过程中轮廓保持不变的机制。大陆漂移理论告诉人们，地球上的海洋与陆地并不是一成不变、亘古永恒的，而是经历了漫长的地质年代，在渐变与突变两种形式的联合作用下形成的。

早在1944年，量子力学的代表人物薛定谔就撰文指出，量子论等物理学和化学的规律可以用于细胞研究。在此之前，科学家们开始应用X射线衍射法分析脱氧核糖核酸的结构。1953年，生物学家沃森、克里克和威尔金斯共同发现了DNA双螺旋结构，标志着分子生物学的诞生。这一成果被誉为20世纪生物学最伟大的发现。分子生物学将生物学的研究水平推进到大分子层次，揭示了所有生物其结构和生命活动的本质联系在于具有共同的遗传物质——核酸，生物界在一个新的高度上实现了统一。

NOTE

### （二）技术成就

**1. 电子技术**　20 世纪的电子技术是在 18 世纪发现电流和 19 世纪发现电磁感应的基础上发展起来的，主要是通过电流来传递信息。19 世纪出现的电报和电话将世界的不同地区连接起来，缩短了人们的距离。留声机、磁带录音机和摄像机的发明使得人类能够保存有价值的声音和影像资料。1906 年，三极管的发明不仅使无线电报和无线电话成为可能，而且直接导致了一种影响面更广的信息传播方式——无线电广播的出现。1928 年电视显像管研制成功，人类进入电视时代。今天，以电视为代表的电子显示技术成为最普及的音像媒介，不仅可以将全世界的新闻及时、客观地展示在人们面前，而且极大地影响了教育、娱乐以至人类的生产、生活方式。电子设备和系统的微型化还促进了微电子技术的兴起，并广泛渗透到通信、计算机、能源、医疗、自动化等各个领域，尤其是引起了计算机技术的巨大变革。世界上第一台电子计算机占地 150 平方米，重 30 吨，其所能完成的工作量与应用微电子技术制造的袖珍计算机相当。微型计算机今天已经广泛应用于办公室和家庭，人类由此进入信息时代。今天的微电子技术和计算机技术一起，直接参与创造新文化。

**2. 自动化技术**　人类从古代就梦想着能够进行自动化生产，即在无须人直接干预的条件下，按照预定的程序或工艺，实现生产过程的自动控制。

20 世纪中期，美国数学家诺伯特·维纳在《控制论》中阐述了自动机器的通信和控制机制与人的神经活动共同的规律性。该理论和克劳德·申农的信息论一起为自动化技术的发展奠定了基础。

1960 年美国学者鲁道夫·卡尔曼提出第二代控制理论，即用状态空间法或时域法解决多输入-输出、最佳化、时变系统的问题，使现代控制理论得以确立。自动化技术不仅仅表现为工厂里的流水线，还向大企业综合管理、环境污染分析、大城市交通管理和机械集成制造等需要在大范围采集、处理数据的"大系统"方向发展，涉及工程技术和社会经济两个方面，复杂程度进一步提高。人工智能是自动化技术发展的另一个重要方向。自动化技术的进步引发了学者们对于人在技术体系中地位的思考，特别是关于技术本身是人性还是非人性的争论。

**3. 能源技术**　能源技术历来是一个时代、一个国家生产力水平的重要标志，但其成为一门独立的技术则源于不可再生能源的危机。从木材、煤炭到石油、天然气，再到原子能，人类利用能源的技术水平在不断提高。在相当长的时期内，煤炭在能源结构中一直占据主导地位，但由于燃烧过程中排放大量二氧化硫和烟尘，造成严重的环境污染，而逐渐在能源结构中减少了比例。

随着石油的开采和提炼，煤炭在能源体系中的重要性进一步下降，美国在 20 世纪中期的能源结构就是以石油、天然气为主导。然而，由于工业发达国家对石油的过度依赖，石油的供求和价格变化成为影响世界经济的重要因素。因此，当今各国都试图开发替代能源，以降低石油供求和价格波动对本国经济的影响。

原子能是人类有史以来发现的最为强大的能源，但目前把握这种新能源的水平还不够高，特别是一旦出现技术事故就会对正常的生产和生活造成极大的威胁。目前，世界上的核电站利用的都是核裂变释放的能量。相对而言，核聚变原料丰富、清洁、产能更高，没有裂变产生的大量放射性废物，虽然反应条件较为苛刻，但还是吸引了各国能源科学家的广泛关注。

**4. 生物技术**　传统的生物技术包括发酵工程、细胞工程、遗传育种和酶工程等，现代生物技术往往是指基因工程技术。分子生物学诞生以后，人类对于 DNA 的认识达到了一个新的层面——基因。基因是 DNA 的一个片段，这段 DNA 能够按照中心法则合成蛋白质，而别的片段则不能。基因工程是将 DNA 进行基因重组后转移到生物体内来改善生物品种，整个生物技术因此获得巨大发展。通过变革传统的生物技术，取得了巨大的社会效益和经济效益。然而，基因工程导致的问题也接踵而至。如试管婴儿带来的道德与法律问题，转基因食品（包括动、植物）对人类健康的影响，新物种对自然环境、自然演化的影响，新物种会不会失控等。但我们有理由相信，人类可以通过民主、法律、道德等武器，对科学技术的发展施加必要的约束，以保证科学技术为人类的美好未来服务。

20 世纪的新技术革命远不止上述几个方面，电子、生物等有代表性的技术开始成为科学研究的对象并形成技术科学的新领域。科学和技术的一体化进程加快，由高技术的应用所带来的社会问题也引发了始料未及的哲学思考。

## 二、现代科学技术的主要特征

### （一）发展进程的革命化

与人类几千年的科技史相比，20 世纪的科学技术对整个世界面貌的改变是前所未有的，这得益于一百年里人类认识和改造世界的丰硕成果。这些成果的取得则是因为科学和技术的革命化发展。20 世纪的前 30 年是影响深远的物理学革命，"二战"之后几乎每 10 年就会出现一次的科技革命，把我们相继带入核能时代、空间时代、基因时代、电脑时代和网络时代，以至于有学者认为 20 世纪是当之无愧的科技革命的世纪。科技成果和科技知识的累积呈指数增长，甚至超过了过去两千年的总和。革命化的进程往往通过重点学科的突破带动相关学科来实现。相对论和量子理论等成果基本决定了一个世纪科技发展的走向，与现代物理学革命掀起化学、宇宙学和生物学等学科变革类似，计算机技术革命带来的几乎是每一个学科和技术门类研究水平的提高。

### （二）体系结构的综合化

**1. 科学与技术的高度综合**　20 世纪的科学与技术不再像从前那样分道扬镳或是若即若离，二者在每一个可能的层面上渗透、交融，其界限已经越来越模糊不清。新的科学发现、新假说的检验更加依赖于先进的技术手段，大型的实验装置和精密的测量仪器在科研中变得必不可少。重大技术突破也不再来源于单纯经验型的发明创造，而是专业前沿的科学研究。特别是建立在基础科学、技术科学和应用科学基础之上的高技术群体的兴起，让我们认识到科学、技术和实践三者本身是内在统一的。同时，科学与技术的相互转化也不断加快，科技一体化的进程日趋明朗。

**2. 自然科学和社会科学的高度综合**　从研究对象上来说，自然界和人类社会都是客观存在的，都受客观规律所支配，自然科学和社会科学都以发现和揭示隐藏在表象下的客观规律为己任。从前，人们认为自然科学与社会科学分别采用定量和定性研究的方法，并相信自然科学定量研究结果的确定性。但现在自然科学领域也出现了随机性、模糊性的问题，社会科学也普遍引入了量化方法，还有一些两类科学都通用的方法等。20 世纪面临的诸如粮食短缺、环境污染、资源枯竭等一系列全球性问题，既不能单靠自然科学解决，也不能单靠社会科学解决，必须实现二者的交叉综合、取长补短，才能统筹兼顾、全面治理。

**3. 具体学科的高度综合**　20 世纪科技的发展一方面是越来越细化，分支越来越多，新学科不断涌现，另一方面，新旧学科间相互渗透、交叉、整合。从宏观的态势而言，原有的学科门类打碎后进行重组，因此，高度细化实际是为高度综合做必要的前期准备。这种综合既是社会发展的需要，也是学科发展的要求，这一趋势实际上更接近自然对象作为一个系统的本来面目。自然界不再是从前那个被研究者硬性分割为理、化、天、地、生等几个有限领域的僵化条块，打破界限、重新组合之后，在新的认识水平上，展现在人们面前的世界更丰富、更有层次，更符合一个若干要素有机联系的整体结构的特征。

### （三）　科技活动的社会化

19 世纪末到 20 世纪初，英国的卡文迪许实验室等一批研究机构已经呈现出由个人研究向集体研究发展的趋势。"二战"前夕，德国和英国的科研工作已经接近国家规模；美国制造原子弹的"曼哈顿工程"标志着大科学时代的来临。大科学绝非某个公司或者科研机构可以组织，往往需要国家投资，政府管理。由于投入巨大，经济效益和社会效益也颇为显著。当今世界，任何一个国家单凭自己的实力都不可能解决所有科研问题，研究开发的国际化已经成为大势所趋。人类基因组计划、全球环境变化监测研究、联合空间实验室等大科学计划的成功实施为科学的社会化展示了更广阔的天地。大科学的成熟是科技活动在全社会的高度组织实施的具体表现，反映了科学、技术、经济与社会的高度协同，在一个更高的层次上反映了系统科学应用的普遍性。

# 第二节　系统自然观

在人类的认识史上，用整体和系统的观点来审视自然界的存在和演化，不仅有其传统的思想渊源，更有其现代的科学基础。系统自然观总结了历史上以宏观视角看待自然的各种观点，立足于现代系统科学的研究成果，深入揭示了自然界的存在方式和演化规律，提出了自然系统存在与演化、确定性与随机性、简单性与复杂性、线性与非线性等特征相统一的辩证思想。

## 一、系统自然观的渊源与科学基础

### （一）　系统自然观的渊源

"系统"的概念源于古希腊，字面意思为"被放置在一起"，与随机放置相区别，强调按照某种特定关系的元素的结合。古希腊思想家头脑中自然整体存在性的认识，是通过对万物始基的思考得出的。泰勒斯认为，万物的本原是水，万物由水生成，又复归于水。赫拉克利特认为："这个有秩序的宇宙对万物都是相同的，它既不是神也不是人所创造的，它过去、现在和将来永远是一团永恒的活火，按一定尺度燃烧、一定尺度熄灭。"德谟克利特把世界的本原归结为一种不可再分的小微粒，提出了原子唯物论。不论他们把万物始基归结为一种具体物质形态还是微观结构，都体现了对自然界的一种整体把握，而不是对始基的孤立分析。他们试图揭示在一个整体框架内，万物和始基以及万物相互之间的作用和联系，并在探讨万物与始基相互转化的过程中勾画出宇宙演化的粗略图景。正因为如此，赫拉克利特在《论自然》一书中简明而深刻地指出"世界是包括一切的整体"。德谟克利特更是直接把他的著作命名为《宇宙大系统》，把系统看作是宇宙存在的基本特征。这是目前所知最早采用"系统"一词的著作。亚里士多德在其名著《形而上学》中明确提出"整体大于它各部分的总和"这一系统论的基本原理，进一步指出事物的复杂性程度越高，整体性质就越是优先于部分性质，重点论述了系统最重要的整体性特征。其整体论、目的论、组织论和四因论清晰地表达了当时思想家们心中的"宇宙秩序"，堪称古代朴素系统观的高度概括。

与古希腊思想家类似，18 世纪的哲学家莱布尼茨也是在研究所谓自然的真正原子——"单子"的过程中提出了自己的系统观，即宇宙是被规范在一种完满的秩序中的统一体系。同时借助"预定和谐"，莱布尼茨建立了统一体系下单子之间的相互联系。康德是第一个用系统的观点看待人类知识的人，并将其作为一种方法看待和研究其他事物。他的整体论和目的论体现了系统论的一些重要思想。狄德罗、黑格尔也都曾用整体、体系的概念描述自然和宇宙。特别是霍尔巴赫更是明确指出："自然，从它最广泛的意义来讲，就是由不同的物质、不同的配合，以及我们在宇宙中所看到的不同的运动的集合而产生的一个大整体。"（《自然的体系·上卷》）恩格斯在《自然辩证法》中做出了全面而深刻的概括："我们所接触到的整个自然界形成一个体系，即各种物体相互联系的总体，而我们在这里所说的物体，是指所有的物质存在。"（《马克思恩格斯文集》第 9 卷）

中国古代用"一体"或"统体"来表述我们今天所说的"整体"。自然哲学家们不仅把世界看作是一个有机的整体，更注重研究构成这个整体的各要素之间的相互联系和相互制约。阴阳学说将万物分为两类，五行学说将万物分为五类，八卦学说推演事物的变化，不论将自然界或人类社会的要素如何归类，其着眼点均重在探讨大大小小的系统内部要素之间的生克消长，并从一气相贯、一理相通的角度理解人与自然所组成的大系统。中医学以天、地、人"三才一体"的整体观指导医学实践，以人体为中心系统（即小宇宙），把人放到自然、社会的大系统（即大宇宙）中去认识、解决生命健康与疾病的各种问题，形成了一个以人体为中心、涵盖宇宙万物的太极巨系统，在辨证诊断、对症治疗中始终坚持、贯彻整体观，这与西方 20 世纪 70 年代提出的生物-心理-社会医学的基本精神是一致的。著名科学家普里戈金因此指出："西方科学和中国文化对整体性、协和性理解的很好地结合，这将导致新的自然哲学和自然观。"（《马克思恩格斯文集》第 9 卷）

（二）系统自然观的科学基础

系统自然观的科学基础是系统科学。20 世纪系统科学取得的第一批成果是控制论、信息论和系统论。

控制论是最早应用系统的观点看待研究对象的学科，它从控制原理和调节方法上为系统研究提供了一个基本的模型。

信息论研究的是通信系统中信息传递和处理的共同规律。该理论在信息流程分析和处理方面的研究成果，对系统科学而言具有重要的方法论意义。

系统论是把对象作为具有组织性、复杂性的多元复合体从整体上进行研究的科学，由生物学家贝朗塔菲在 20 世纪 40 年代创立。他从生物体本身的系统性出发，归纳出"系统"的概念，即由相互作用的若干要素组成，具有特定结构和功能的有机整体。

系统最重要、最基本的特征是整体性。系统不同于诸要素简单的机械加和或无序的随机组合，而是在组成系统后产生了新质，即系统具备了新的性质、功能和规律，不同于原有要素的性质、功能和规律或简单叠加。同时也可表现为不同于原有要素孤立状态下的性质、功能和规律。正因为如此，要素一旦脱离系统，就会丧失作为系统组成部分所表现出来的性质、功能和规律。研究者在消化吸收了系统科学的基本成果后，又取得了一系列新成果。如耗散结构理论回答了不同系统演化的方向、条件和机制问题，更新了人们头脑中对于时间本质的认识。超循环论厘清了 3 种不同层次的循环，揭示了生物大分子自组织阶段通过超循环从无生命向有生命的飞跃。协同学在对激光技术的研究中发现协同导致有序，系统的演化具有从渐变到突变的自组织性。突变论打破了自然渐进进化的传统观念，通过数学模型的建构来描述和预测事物连续性中断的质变过程。混沌理论从气象现象入手，通过解释"蝴蝶效应"，揭示了确定性系统中蕴含的令人惊讶的"内在随机性"，提供了一种系统演化的新形式。

　　总之，系统科学提供了系统原理、系统与要素、系统与环境、结构与功能等新的范畴，开启了人们认识事物的新模式，即从认识单一、孤立的部分要素转向有机结合的系统整体，揭示了客观事物相互联系、相互作用的本质，深化了唯物辩证法对世界的认识。

## 二、系统自然观的主要观点与特征

　　系统自然观吸收了古代和近代自然观的认识成果，以相对论、量子力学、系统科学等现代科学技术理论为基础，在一个更宽广的视野里为人们描述了从微观到宏观世界、从宏观到宇宙观世界、万物在大系统里自组织演化发展的自然历史图景，提出了一个总的观点，即"'系统'是总的自然界的模型"（《一般系统论》）。典型系统的研究向我们展示了自然界的存在方式和演化机制。其主要观点如下。

### （一）　自然是一个包含无数子系统的大系统

　　近代科学技术的发展虽然在知识水平上超越了古代，但其分门别类、分析还原的思维方法导致在自然观方面甚至还不及古希腊的高度；但恰恰是对自然界、对研究领域、对研究对象近乎苛刻地分割解析，才使人们最终看到了事物之间不可分割的客观联系和无法剥离的相互作用；而恰恰是对自然界的普遍联系和永恒发展的研究使人们认识到世界是一种系统性的存在和自组织的演化。

　　正如马克思所言："关于自然界所有过程都处在一种系统联系中的认识，推动科学从个别部分和整体上到处去证明这种系统联系。"（《马克思恩格斯文集》第 9 卷）

　　**1. 各种各样的物质客体自成系统**　如果我们以空间尺度为标准，对整个自然界做全面审视，就会发现小到夸克、基本粒子、原子、分子、布朗微粒、地上物体，大到地球、太阳系、银河系、星系团、超星系团、总星系等，从生物大分子、细胞到生物个体、群体、生态系统，从微观到宏观，从无机界到有机界，各种各样的物质客体都自成系统，这是自然界所具有的普遍性特征。其特殊性在于系统各不相同，有大有小；大系统包含小系统，小系统还包含着更小的子系统，呈现出无穷嵌套的立体网络结构的自然图景，这一特征被称作层次性（也被称作系统的等级性或等级秩序）。如分子系统由原子子系统构成，原子系统又由粒子子系统构成。相对于分子系统，原子是该系统的要素；相对于粒子而言，原子则可被视为一个系统。就现在人类的认识水平而言，自然系统既无上限也无下限。我们既不能把总星系看作是最大的系统，也不能把夸克看作是最小的系统，自然就像深不可测的海洋或者遥不可及的星空，等待着人类永无止境地探索。

**2. 自然系统具有开放性**　物质、能量和信息是自然系统的三要素。根据系统与环境之间是否存在物质、信息、能量的交换，系统分为孤立系统、封闭系统和开放系统。孤立系统与环境之间完全没有物质、能量和信息的交换，封闭系统与外界环境之间没有物质交换但有能量交换。自然界在理论意义层面并不存在严格的孤立系统和封闭系统，实际存在的系统都是开放系统，即与环境之间存在自由的物质、能量和信息交换。自然系统由于不断与外界进行各种交换，因此存在输入和输出，内部结构和成分会出现破坏和重建，即广义的"新陈代谢"，这一点在生物个体身上体现得尤为明显。

**3. 自然系统具有动态性**　自然系统与外界源源不断的物质、能量和信息交换使得系统本身只要存在一天就会出现新的运动和变化，新陈代谢在系统的生命历程中如影随形，因此，系统表现出一种动态特征。需要说明的是，动态演化的方向并不是唯一的。开放系统只要条件具备就可以向进化的方向发展。封闭系统由于熵增导致系统宏观的无序程度逐渐提高，趋向于退化。此外，系统在考察阶段内处于同一等级运动形式，长期保持动态平衡，呈现出既没有明显进化也没有显著退化的稳定状态。

### （二）　自然系统不仅存在而且演化着

近代自然科学为了分析问题的需要，往往把研究对象的存在理解为静态的可解剖结构和可还原的功能特性。自然系统的结构是指诸要素之间各种联系的总和，即要素如何构成系统，包括系统内部的组织形式、联结方法和组成次序等。自然系统的功能是指系统与外界环境之间各种作用的总和，包括物质、能量和信息输入输出的变换关系。因此，结构重在揭示系统与内部要素之间的联系，功能重在阐释系统与外部环境之间的作用。结构是功能的内在基础，功能是结构的外在表现。

系统自然观不仅阐释了自然界同时态相对稳定的空间结构，更重要的是揭示了自然界具有历时态的运动演化的时间结构。自然界演化的首要特征就是不可逆性，即演化过程是有时间箭头的；演化的基本方式表现为分叉和突现；开放性、远离平衡态、非线性作用和涨落等构成自然系统演化的自组织机制。

如果系统因为外界环境的改变由初始状态转变为新状态，可以与环境同时回复到初始状态，这样的过程被称作可逆过程。可逆过程是一种必须满足相对条件的理想过程，而自然系统中实际发生的过程都是不可逆的、有时间箭头指向的。在经典力学和量子力学等学科里引入一些可逆的物理方程，目的是为了研究问题和理解问题的方便，暂时不考虑现实条件。就目前人类对自然界的认知水平而言，大爆炸开始的宇宙不断膨胀的时间箭头相对于原子自发辐射的时间方向和生物进化的时间方向等5种"时间之矢"而言，更具有本源性，而这些自然过程的演化无一例外都具有不可逆性，正是不可逆过程造成了有序结构的生灭与质的多样化。正如前进并不拒绝局部、暂时的倒退一样，自然系统演化的不可逆性也允许局部、暂时的可逆过程。

需要着重指出的是，有时间箭头的指向并不意味着一定是进化或者退化。进化是指事物在时空结构的规则性上从无序到有序（也包括从低序到高序），在结构和功能水平上从简单到复杂，在种类的丰富程度上从少数到多样。克劳修斯将能量守恒原理和热力学第二定律应用于宇宙演变的研究成果一度使人们认为，宇宙的熵将趋向极大值从而最终达到宏观运动的热寂状态。现代自组织理论证明，一个远离平衡态的开放系统可以通过与外界环境进行物质、能量、信息交换从混乱无序走向复杂有序。如果我们把"对称"定义为一定变换下的不变性，那么

NOTE

越是无序其对称性就越高，平衡态的特征就越明显；如果我们把"破缺"定义为一定变化下的可变性，那么对称性的破缺就意味着系统的有序化，宇宙大爆炸学说为我们描述了一个从对称到非对称、不断发生对称性破缺的过程，这也是众多自然系统演化的一个普遍特征。

由于系统要素结构的内因与环境的外因共同作用，系统的演化具有多种可能性。远离平衡态的系统对外界环境的微小涨落会变得极为敏感，一个微小扰动甚至可以造成稳定状态被扰乱，从热力学分支进入耗散结构分支，系统由单一稳定状态进入多重稳定状态，其表现为出现分叉以至多级分叉。分叉可以帮助系统适应更多、更苛刻的外界环境，实质是系统的一种自我保护和进化。

自然系统演化的另一个基本方式是突现。外界环境的某些变化会造成系统产生新的形态、结构和性质，跃入新的状态，出现非连续的变化，称之为突现。这一现象和自然系统的渐变一起，比较完善地解释了自然演化的诸多现象，实现了连续性和间断性的统一。

自然系统演化的自组织机制是开放性、远离平衡态、非线性相互作用和涨落。开放使封闭系统通过物质、能量和信息交换从外界获取负熵，抵消熵增，是系统演化方向改变所具备的必要条件。接近平衡态会使系统难以脱离平衡态，妨碍有序结构的形成，是远离平衡态的另一个必要条件。系统内部要素之间的线性相互作用只能造成系统量的改变，不会导致新质的出现，只有非线性作用才能形成相干性的作用机制，形成全新的整体效应，使系统要素最大限度地丧失独立性，为新质的产生做充分的准备。显然，仅有内部要素间的作用，没有外部环境特定的条件，有序化的过程同样缺乏可能性。系统受外界扰动产生对宏观状态的微小偏离成为涨落。这种涨落对于平衡态的系统影响不大，但远离平衡态的开放系统在其内部非线性作用下，会将微小的涨落放大到足以出现分叉或凸现的程度，从而开启系统演化进程的新阶段。

不是自然界的所有系统都将走向有序、复杂和多样化，与之相反的退化过程同时存在，进化与退化的不断交替，使自然界处于永恒的物质循环之中。

总之，系统自然观提出了系统存在并演化的理念和重要思想，打破了以为知道宇宙的初始条件和边界条件就可以判断宇宙未来的拉普拉斯决定论，强调自然界是确定性与随机性的统一。系统自然观否定了将复杂性完全简化为简单性组合来处理问题的还原方法，研究非线性、非解析等自然界大量存在的复杂客体和现象，强调自然界是简单性和复杂性的统一。近代科学主要以线性系统为研究对象，在理论和实践上取得了伟大的成就，形成了线性的自然观。但分形理论、混沌理论使人们警醒，非线性才是自然界的基本特征和本质存在，线性是次要的和非本质的存在，系统自然观使人们认识到自然界是线性与非线性的辩证统一。

### 三、系统自然观的作用

**1. 丰富和发展了马克思主义自然观中的物质观、运动观和时空观，促进了马克思主义自然观在本体论方面的发展**　系统自然观认识到整个自然界的物质是以系统方式存在的有机整体，深化了人们对物质概念在自然界的具体表现形式的理解；自然界物质系统具有开放性、动态性和自组织性，进一步证明了马克思主义哲学关于普遍联系思想的正确性。自然系统的演化加深了人们对不可逆的运动形态的认识，特别是明确了时间的不可逆性的本质含义和系统的物质存在的空间形式和演化机制。系统自然观还在新的意义上建立了一系列对自然科学具有重要意义的矛盾范畴，如进化与退化、有序与混沌、可逆与不可逆、开放与封闭、对称与破缺等。

**2. 加深了人们对认识运动过程和认识思维方法的了解，促进了马克思主义自然观在认识论方面的发展**　系统自然观实现了从认识物质的单纯存在到认识物质的历史演化的转变，实现了从认识世界演化的确定性到认识演化过程中不可预测的随机性的转变，实现了从认识事物和现象的简单性到认识不可还原为简单性的复杂性的转变，实现了从认识理想客体的线性特征到认识现实世界中非线性普遍特征的转变，在系统存在与演化的研究中实现了归纳与演绎、分析与综合等多种思维方法的辩证统一。

**3. 提供了一种崭新的"系统"思维方式，该方式在自然客体的研究中行之有效，推动了马克思主义自然观在方法论方面的发展**　系统自然观突破了从古希腊思想家开始的对客体进行不断分割的"原子论"思维模式，超越了近代科学"还原论"的思维模式，以系统为核心，既关注系统内部诸要素的联系与互动，又不忽略系统整体与外界环境之间的影响和作用，形成对客体——作为一个系统的结构和功能的全面认识，具有重要的方法论意义。

# 第三节　人工自然观

每一时代的自然观来源于历史上到那个时代为止人类的全部知识，代表着每一时代人类对自然和自身的认识，体现着人类关于自然的秩序及人类在自然界中的地位和信念。人工自然观是关于人类改造自然的总的观点，是以现代科学技术为基础，对人工自然的存在、创造与发展规律进行的概括和总结，是马克思主义自然观的现代发展形态之一。

## 一、人工自然观的渊源与基础

对人工自然的思考可以追溯到古代，从东西方古代思想家的论述中我们可以看到有关的思想认识。

### （一）古代人工自然观

古希腊关于自然界的认识有以德谟克利特为代表的原子论和以柏拉图为代表的理念论。其特点是运用理性和科学方法探讨自然界的本质和规律。原子论者从物质性的元素和物质的构成揭示世界的本原和图景。柏拉图、亚里士多德等则从理念世界普遍本质的分有和模仿中探索世界的本质。在他们的论述中触及了"人工客体"等概念和改造自然界的思想。柏拉图在《理想国》中以他的理念论为基础，论述了"床"的概念。"床"作为"人工产物"包含理念上的床、工匠制造的床和画家笔下的床。亚里士多德在关于自然的《物理学》中对"自然"与"技术"的区别和联系进行了探讨，区分了"自然事物"和"人工产物"。他将水、火、土、气等质料称为"自然物"，将床、衣物或其他技术制品视为"人工产物"，以与自然事物相区别。同时，他认为自然过程和技术过程既不同又相同，技术过程是人有意识、有目的去做的，自然过程里没有目的和意识。因此，技术一方面完成着自然所不能完成的事，另一方面技术也模仿着自然。这种区分代表着当时人们对人与自然关系的最高认识水平。

中国古代，人们结合自身认识自然和改造自然的经验，提出了"元气说""阴阳说""天人合一"等自然观，创立了蕴涵着改造自然的"五行说"，提出了"人胜天""制天命而用之"

等改造自然界的思想。对人工自然的思考以"天""人"分殊的认识体现出来。"天"与"人"是两个不同的世界，把"天"或"天地万物"称为自然界，把自然界自身的作用或能力谓之"天工"；把人类创造自然的能力看作"人工"或"人力"；把使用天然自然材料制作各种器具的工匠称为"百工"；把人类创造的农业和手工业产品称为"百货"。(《中国科学思想史》)并认为，"天""人"各有其职，人当"全其天工"不应"与天争职"，可"制天命而用之"。在中国哲学及思想史上"天""人"分殊的概念，在生产实践中"人力"与"天工协力"的思想、农事与工匠体系的鉴别都蕴含着对人工自然的认识和探讨。

### （二）近代人工自然观

近代是科学技术兴起和人文觉醒的时期，科学和技术的发展成为人们认识世界和改造世界的"新工具"。培根和斯宾诺莎等提出了"人为事物"等概念和创造自然界的观点。培根区分了天然的事物和人工制造的事物。他认为，"赤手做工不能产生多大效果""事物是靠工具做出来的"。他在《新工具》中论述了学者传统与工匠传统的结合，提出"在物体上产生和添加一种或多种新的性质"，并"在尽可能的范围内把具体的物体转化"，从而达到创造人工制造物的目的。在这里，从事添加和转化的工具就是科学思维及其技术，这也是他给自己"新工具"所赋予的含义。以培根为代表的近代西方自然哲学，对人类认识自然的能力尤其是科学技术的力量作了启蒙式的肯定。此后，西方代表性的唯物主义在关于自然的论述中，自然被限定在天然自然界范畴，人类活动在本质上是对自然的一种机械模仿。"人是机器"是这一时期世界观的集中体现。

随着科学技术的发展，人类认识自然、改造自然的主动性和能动性得以大大提升，自然界不再是外在于人的纯粹的天然自然，而是把握于主体中的自然，被主体把握的自然。人类对自然的认识不再停留于简单的临摹，而是主动地进行同构和建构。康德和黑格尔提出了"人为自然立法""自然向人生成"的思想。康德从思辨哲学的角度论述了改造自然过程中目的和手段之间的辩证关系。黑格尔认为，人的内在的精神动力要在实践中通过改变外在事物来达到自己的目的。黑格尔预设了自然界的逻辑运动，坚持自然界是能动的不断变化的过程，克服了将自然视为僵死存在的局限。黑格尔的精神实践论或思辨实践观、主客体及辩证关系的认识对于揭示人工自然的主体性、能动性的特点具有重要意义。费尔巴哈以感性自然为基础，突破了黑格尔自然不过是抽象意识的外化，触及了"自然界的人化"问题。1894 年，英国生物学家赫胥黎在《进化论与伦理学》中区分了"自然物"与"人为物"。由此，关于人工自然的思考在西方学者的研究中有了清晰的历史脉络。

### （三）马克思和恩格斯关于人工自然的思想

马克思和恩格斯立足人类历史来考察自然，从人与自然的对象性关系出发，以实践为基础，对人工自然的本质、人与人工自然的关系、人工自然与天然自然的对立统一有了更深刻的认识。

马克思认为，人与自然的关系是一种对象性关系，人在改造自然的实践中实现和创造了"人化自然""人类学的自然界"。马克思指出："人的感觉、感觉的人性，都是由于它的对象的存在，由于人化的自然界，才产生出来的。五官感觉的形成是迄今为止全部世界历史的产物。"(《马克思恩格斯文集》第 1 卷)在《德意志意识形态》中，马克思和恩格斯把人们周围的"感性世界"看成是"工业和社会状况的产物，是历史的产物，是世世代代活动的结果"，而"绝不是某种开天辟地以来就有的东西"。把"在人类历史中即在人类社会的生产过程中形成的自然界"称为"人的现实的自然界""人本学的自然界"。(《马克思恩格斯文集》第1卷)也就是说,人类社会的存在与发展必须以自然界为基础和前提,并通过认识和实践不断把握自然界的本质和规律,将其内化为人的主观"尺度"去改造自然,使人的本质力量"外化",在自然界打上人的烙印,创造"人化自然"。这里马克思所说的"人的现实的自然界""人本学的自然界"和"人化的自然界"实质上就是人工化的自然界或人工自然。因此,人工自然本质上是人类实践的产物,是人的本质力量的对象化,在对象性的关系中,作为主体的人与作为客体的自然之间是相互制约与相互作用的关系。

恩格斯还从人类盲目征服自然、改造自然可能引起的"报复"性后果的思考和警示中强调了人工自然与天然自然统一的思想和主张。

马克思和恩格斯的思考和论述,为人工自然的研究提供了理论基础和哲学指导。20世纪60年代以来,我国学者提出了"人工的自然"和"社会的自然"等一系列概念,并提出了"人工的自然"与"天然的自然"相对应、"社会的自然"与"纯粹的自然"相对应、"人工的自然"是"社会的自然"中的一部分等思想。20世纪80年代以来,理论界对"人工自然"是否应作为一个哲学范畴进行了广泛的探讨,并按照自然与人类活动关系的密切程度,对"天然自然""人化自然"与"人工自然"等概念进行了区分,人工自然成为自然辩证法的一个基本概念,人工自然观的形成和发展实现了历史和逻辑统一。

### (四)"天然自然""人化自然"与"人工自然"

**1. 天然自然**　天然自然是指存在于人的意识之外,尚未打上人类意识烙印的客观物质世界,即还没有被人类认识的那部分自然界。这部分自然界虽然还未被人类所认识,但人类根据科学研究成果可以肯定它是存在的。它既包括人类出现以前的整个自然界,也包括人类出现以后人类还未认识和影响到的自然。未被干预和无限性是它的主要特征,它为人化自然的拓展提供了无限的可能性。

**2. 人化自然**　人化自然是指人类观测所及从而能够感知其信息的那部分自然界,是拟人化的自然,是人"化"了的自然,是人类将自身的思维、情感、需求与愿望物化而创造的一种新的客观存在。人化自然以天然自然为基础,随着人类科学的发展和信息手段的逐渐完善而不断拓展。人化自然是同时代自然科学所能达到的有限领域。

**3. 人工自然**　人工自然是指人类实践活动所及从而变革了的那部分自然界,是人类利用、改造天然自然过程中所形成的自然产品和自然环境的总和,也就是经过人类改造、创造和加工过的自然界。它包括人工采取的自然、人工控制的自然、人工改造的自然和人工创建的自然。

**4. "天然自然""人化自然"与"人工自然"的关系**　"天然自然""人化自然"与"人工自然"三者之间既有区别又相互联系。

(1)区别　天然自然是一种"自在之物",不依赖人的意识而存在。人化自然与人工自然都离不开人的意识。人化自然是通过人的认识来把握的,人工自然则是人根据自己的主观愿望和价值判断,有目的、有计划地创造出来的。天然自然只具有自然属性,服从于自然规律。人工自然既具有自然属性,又具有社会属性;既服从于自然规律,也服从于经济、文化的发展规律。

(2)相互联系　天然自然是人化自然、人工自然的基础。人化自然是在人与自然相互作用下被人感知的那部分自然。如果没有天然自然，就谈不上对自然信息的感知和对自然的改造，也就没有人化自然和人工自然。人工自然既是人化自然的组成部分，又是扩展人化自然的条件。人在改造自然过程中必将加深对自然的认识从而扩展人化自然的范围，人类依靠科学技术，使天然自然逐步转变为人化自然和人工自然。人工自然是从天然自然和人化自然发展而来的，都遵循共同的自然规律。（《自然辩证法概论》）

（五）　人工自然观的发展与科学技术基础

人类对自然的认识和变革是一个由天然自然到人化自然再到人工自然的逐步深入的过程。在这个过程中，科学技术是人类认识和处理人与自然关系的基本工具。随着科学的发展和技术的进步，科学技术的观念、方法和手段不断改变和扩大着人们对自然的认识和把握，影响着人工自然发展的规模和速度，推动着人工自然观的形成和发展。

近现代自然科学尤其是系统科学、生态科学的发展为人工自然观提供了坚实的科学基础。系统科学为人们探索复杂事物的规律性提供了崭新的思维方法，为正确认识和处理天然自然和人工自然的辩证关系、减少创造人工自然的负面后果奠定了思想基础。

人工自然随着人类变革天然自然手段的进步而发展。根据技术分门别类的特征，人类改造自然的主导技术经历了资源技术→动力技术→信息技术三个大的历史形态。与此相应，人工自然的发展可分为以资源直接利用为主要特征、以能源变换为主要特征和以信息技术利用为主要特征三个大的历史阶段。根据技术实现人与自然之间的复杂性和程度进行划分，可分为人工采取技术、控制技术、改造技术和创造技术，相应地人工自然可分为人工采取的自然、人工控制的自然、人工改造的自然和人工创造的自然等不同类型。在传统的采取、加工、控制等技术基础上，现代计算机技术、航天技术、通信技术、医疗技术、生态技术以及核能聚变反应技术等高新技术为创建和拓展人工自然提供了新的技术手段和方法。

由于科学与技术的合流及其间互动机理的作用，技术在人类生活中的地位和作用日益突出，逐步成为推动社会发展的主导性力量。技术进步推动的机器大工业生产，大规模地重复制造各种各样的人工自然物，形成了丰富的人工自然界，人工自然观的成熟和发展进入理论化、系统化的时期。

## 二、人工自然观的主要观点与特征

人工自然观作为关于人类改造自然的总的观点，包含对人工自然界的本质、属性及规律的看法。

（一）　人工自然界是人类有目的的实践活动的产物

人工自然界是人类通过采取、加工、控制和保障等技术活动创造出来的相对独立的自然界。它本身具有目的性、物质性、实践性、价值性和中介性等特征。人工自然界来源于天然自然界，既有自然属性又有社会属性；人工自然界的创造和发展是有规律的，总体上经历了从简单到复杂、由低级到高级的演化历程。它的发展既遵循天然自然界的规律又遵循其自身的特殊规律。

（二）　人工自然观体现了自然内在价值和人类自身价值的辩证统一

人工自然观以人类实践创造活动为基础，把人工自然作为人的本质力量对象化的创造性产物，是人的主体性的重要标志和集中体现，凸显了人对自然界的能动作用和人在自然界中的主体性地位。人工自然观在强调人对自然的价值诉求的同时，主张人工自然界与天然自然界的和谐统一，强调改造自然的实践活动的受动性，体现了主体和客体、能动性和受动性、自然史和人类史、自然界内在价值和人类自身价值的辩证统一。

（三）人工自然观的实践要求

人工自然是科学技术物化的成果，人工自然的发展凸显了工具理性和技术理性在人类社会发展中的功能和作用。在实践中应要正确认识技术的经济价值和生态价值，树立"尊重自然、顺应自然、保护自然"的生态文明理念。通过研究、开发和应用生物技术和生态技术，采用生态科学和系统科学的方法，创建生态型人工自然界。

总之，人工自然观体现了主体与客体、能动和受动、自然界内在价值和人类自身价值之间的辩证统一，是一定时期人类认识自然和改造自然的重要方法论和思想基础。

## 三、人工自然观的作用和意义

人工自然观是 20 世纪末最新的自然观，也是人类历史上最富于实践性和能动性的自然观，对人类社会发展具有重要意义。从人工自然界的形成与发展可以看到，人工自然观成熟和发展的时期，也是社会变革迅速和人的主体性得到充分确证的历史阶段。人工自然界的发展使社会实践的领域和形式得以延伸和拓展，社会变革的主动性、能动性增强，对人们的思维方式和价值模式也产生了重要影响。

1. 建立在自然"祛魅"基础上的人工自然观，强调人类改造自然的实践活动，关注最能体现人的本质力量对象化的创造领域，论证了自然界的现实性和社会历史性的特征，超越了狭义的天然自然的范围，拓展了天然自然观的研究领域，丰富和发展了马克思主义自然观。

2. 在人与自然界的关系上，克服了近代唯物主义的经验论自然观和唯心主义的思辨论自然观的缺陷，实现了唯物论和辩证法、受动性和能动性、自然史和人类史、自然界内在价值和人类自身价值之间的辩证统一，凸显了马克思主义自然观的能动性和实践性。

3. 人工自然观不仅突出人的主体性和创造性，还强调人工自然界和天然自然界的和谐共存，并主张尊重自然和社会规律的理性原则和客观方法，有助于实现人工自然界和天然自然界的统一，突出了马克思主义自然观的革命性和科学性特征。

总之，人工自然观在人类认识自然和改造自然的实践中表现出巨大的思想张力，既深化了人类对自身创造性活动的认识，同时又对人工自然的创造性行为及其后果进行批判和反思留下了空间。一方面，它对人工自然界的创造性行为及其价值进行总结概括，使人工自然界的认识系统化、理论化，并逐步形成了以人类中心主义为基本立场、以工具理性和技术理性为支配性观念的思维方式和认识逻辑，提升了人类认识自然和改造自然的能力。另一方面，其主客二分的思想张力，为人们从人与自然的主客体之间的对立转向二者的和谐、从能动性和受动性之间的对立转向二者的统一、从自然内在价值和人类自身价值间的对立转向二者的统一，呼唤走向生态理性和价值理性，提供了世界观和方法论的认识基础。面对工业化带来的高消耗、高污染，借助现代科技革命的高科技和新技术，使人类有条件重新反思对待自然的态度，反省自身的生产方式和谋生范式，从而自觉地调整人与自然的关系，寻求实现人与自然的和谐共生，并对现有人工自然进行治理、调整和改造，逐步从人工自然观走向生态自然观。

NOTE

# 第四节  生态自然观

生态自然观是关于人与生态系统辩证关系的总的观点，是在全球生态危机背景下，依据生态科学和系统科学的成果，对生态自然界的存在和发展规律进行的概括和总结。它是马克思主义自然观发展的当代新形态。

## 一、生态自然观的渊源与基础

生态自然观是在全球生态危机背景下人类的自觉醒悟，是现代科学和学科的综合发展引发的人与自然关系的重新思考与定位，是解决社会生态问题及其矛盾的必然结果。生态自然观虽然是人类自然观发展的最新形态，但它体现了自然观发展的否定之否定的过程。

### （一）古代生态自然观

自然存在论和存在的物质性是早期人们对世界的基本直觉。"在希腊哲学家看来，世界在本质上是某种从混沌中产生出来的东西，是某种发展起来的东西、某种生成的东西。"（《马克思恩格斯文集》第9卷）古希腊阿那克西曼德等主张人来源自然界。海波克拉提斯论述了植物和气候变化的关系。阿纳克西曼德猜测人是来自不同种类的动物。恩培多克勒认为，人类从土中生成。阿那克萨戈拉认为，人是起源于动物的最聪明的动物。亚里士多德从生态学和目的论的角度论证了人和其他有机体共存于自然系统中。他认为，一切事物，包括空气和石头都有它们的"自然位置"，都要寻找它们的自然目的。如果事物被放到了不属于它们自己的位置就是"错置"。因此，"在希腊人那里……自然界是被当作整体、从总体上来进行观察……这也是希腊哲学胜过它以后所有形而上学的对手的优越之处。"（《马克思恩格斯文集》第9卷）

中国古代思想中的生态意识和价值取向体现在"五行学说"和"天人合一"的观念中。五行滥觞于殷商时期，先有殷人用五方来描述空间方位，后有"五材说"。西周末年五行观念被广泛用于解释自然和社会现象，周幽王时史伯把木、火、土、金、水作为世界万物的本源，认为"以土与金、木、水、火杂以成百物"。春秋时期，出现了五行之间相互影响作用的论述，"五行学说"被拓展到人们生活的各个方面。此后，中国古代思想家对五行之间的关系进行探索和描述，提出了五行之间相生相克的理论。战国时期，"五行学说"与"阴阳说"逐渐融合，用阴阳的消长来说明五行的运动变化，最终形成了以五行为中心、以阴阳的消长为势力、以空间结构的五方、以时间结构的五时、以五行生克制化规律为基本框架的系统思想和世界观，可谓"天地之间，六合之内，不离五行，人亦应之"。

"天人合一"是古代中国自然观的集中体现，也是古代哲学的根本观念之一。无论是道家的"天人一体"还是儒家的"天人合一"都强调人与自然的和谐共生。道家有"万物齐生死，等贵贱""天地与我并生，万物与我为一""泛爱万物，天地一体"等思想。荀子说的"川渊枯则龙鱼去之，山林险则鸟兽去之""万物各得其和以生，各得其养以成"等都充分体现了生态意识。荀子认为，"水火有气而无生，草木有生而无知，禽兽有知而无义；人有气、有生、有知，亦且有义，故最为天下贵也"。汉儒董仲舒提出"天人之际，合而为一"。季羡林先生认为，中国传统中的"天"就是大自然，"人"就是人类，"合"就是相互理解，结成友谊。

这是现代的通俗解读。"顺应自然"是中国传统文化的核心，中医学理论中也处处体现着"人与天地参"的基本思想和方法。

"天人合一"主张人与自然界和谐共处、协调发展，"五行学说"中的物物相关、相生相克、整体协调、双向循环、多样统一、系统平衡的思想和观念不仅对中华文明产生了重要影响，而且从整体上对人与自然和谐发展观念的形成与发展做出了重大贡献。进入21世纪，这种有机的自然观，由于对人类、社会和自然的关系有着深刻理解，从而对当代自然观的发展带来深刻启迪。

### （二） 近代科学技术中的自然图景

受古代原子论和理念论的影响，西方科学史上形成了以分析为主和以综合为主的不同思维方式，并分别形成了实验和理性不同的科学方法。16～17世纪，以实验和理性方法相结合的近代自然科学迅速发展，天文学和医学生理学的革命，从宏观到微观拓展和深化了对自然的认识。以牛顿为代表的经典科学试图把世界分解为一个个边界清晰明确的组成部分，并根据力的作用及因果关系，对自然界的运动提供了近乎终极的解释模式。以机械力学为基础的近代工业化运动，使人类陶醉于征服自然的巨大胜利中，在二元对立的思维模式中定位人与自然的关系，人类中心主义地位确立，工具理性在人们的世界观中逐步取得支配地位。

20世纪以来，一方面，科学技术的发展不仅提升了人类驾驭自然和支配自然的能力，也提供了人类对自然界深度依存、联系、转化的新的认识图景。另一方面，社会问题及全球视野，使具有人文主义关切的思想家在意识形态层面把科学技术看成人类文明堕落的根源，各种批判理论和社会思潮对此进行了深刻的反思。法兰克福学派对技术理性的批判、后现代主义对现代性的反思、绿色生态运动的发展、"增长的极限"和"发展的危机"，以及"像细菌一样繁殖起来的环境伦理学"等从不同的角度唤醒着人们的生态意识，推动了生态自然观的形成与发展。

### （三） 马克思和恩格斯的生态思想

马克思认为："历史的每一阶段都遇到一定的物质结果、一定的生产力总和、人对自然以及个人之间历史的形成的关系。"但"迄今为止的一切历史观不是完全忽视了历史的这一现实基础，就是把它仅仅看成与历史过程没有任何关联的附带因素"。"这样就把人对自然界的关系从历史中排除出去了，因而造成自然界和历史之间的对立"。（《马克思恩格斯文集》第1卷）马克思和恩格斯把人与自然的关系纳入历史的现实基础进行考察，将人与自然和人类社会统一起来，对自然界与人类社会进行了整体性的诠释，廓清了人类与自然生态之间相互依存、相互支撑的辩证关系，其生态整体主义思想成为现代生态自然观重要的理论来源。

**1. 从本体的高度揭示了人是自然界中的一部分** 马克思主义认为，人对自然有高度的依存性，因为"人直接的是自然存在物"。我们连同我们的血肉和头脑都是属于自然界和存在于自然界之中。自然界是人类的母体，人是自然界的产物，是自然界的组成部分，自然界是人生存、发展的前提条件。作为一个统一的整体，自然界是社会存在的前提，人类社会是自然界的一部分，人类存在于自然界之中而不是在此之外，是自然界这个有机体中能动地发挥巨大作用的部分。

**2. 揭示了人的实践活动是与自然之间的物质变换过程** 马克思主义认为，社会实践是人与自然联系的中介，是人与自然关系的实现形式。在实践活动中，自然界是人们的劳动对象，是人们借以获得生产资料和生活资料的源泉。正如马克思所说："劳动首先是人和自然之间的过程，是人以自身的活动来引起、调整和控制人和自然之间的物质交换过程。"而且"人在生产中只能像自然本身那样发挥作用，就是说，只能改变物质的形态。"（《马克思恩格斯文集》第 5 卷）在人与自然的物质变换过程中，人并不是以自己为中心使对象无条件地服从，而是根据人和自然都必须遵循的规律"中介、调整和控制"这个物质交换过程。在实践中，人类要遵循自然规律，按自然规律办事，将自然规律与人类本性需要相结合，坚持自然主义与人类主义相结合，以自然界生态系统的平衡规律为前提，把人类的生产和消费置于生态系统所能承受的范围。

**3. 改革不合理的社会制度是促进人与自然协调发展的重要途径**　马克思主义认为，人类是在一定的生产方式下从事改造自然的活动，生产方式影响、制约着人与自然关系的发展。人们在生产中结成的相互关系及由此决定的生产目的、消费方式、技术模式对人与自然的关系具有决定性的影响。但是在很长的历史时期内，人们没有充分认识这种制约和影响，尤其是不能正确估计我们的生产行动"对自然界的惯常行程的干涉所引起的比较远的影响。"正如恩格斯所说："到目前为止，存在过的一切生产方式都只在于取得劳动的最直接的有益结果。那些只是在晚些时候才显现出来的、由于逐渐的重复和积累才产生效应的较远的结果，则完全被忽视的。"（《马克思恩格斯文集》第 9 卷）特别是包含着社会利益分裂和冲突的资本主义生产方式，造成了生产过程与自然过程的尖锐对立。马克思在对资本主义生产方式进行批判的基础上，从人类文明发展规律的高度，揭示了人与自然对立和解的最终方向和内在途径。要解决人与自然之间的矛盾，解决生态危机，实现生态文明，需要从根本上变革生产方式和消费方式。这种将社会问题与自然问题联系起来考察的整体主义方法，对于我们认识当代生态危机、寻找解决生态问题的根本途径至关重要。

**4. 揭示了人与自然统一的社会历史形式**　马克思主义把人和自然之间、人和人之间矛盾的真正解决看成是人类社会发展的最高价值指向。正如恩格斯所说："这还需要对我们直到目前为止的生产方式，以及同这种生产方式一起对我们现今的整个社会制度实现完全的变革。"（《马克思恩格斯文集》第 9 卷）"只有一种有计划地生产和分配的自觉的社会生产组织，才能在社会关系方面把人从其余的动物中提升出来。正像一般生产曾经在物种关系方面把人从其余的动物中提升出来一样。"（《马克思恩格斯文集》第 9 卷）改革不合理的生产关系，消除社会关系的矛盾和对立是实现人与自然关系的第二次提升的社会基础和前提。所以只有共产主义，才能实现人与自然关系的终极和解。"这种共产主义，作为完成了的自然主义，等于人道主义；而作为完成了的人道主义，等于自然主义。它是人和自然之间、人和人之间的矛盾的真正解决，是存在和本质、对象化和自我确证，自由和必然、个体和类之间的斗争的真正解决。"（《马克思恩格斯文集》第 1 卷）

马克思、恩格斯关于人与自然关系的思想及论述，为生态自然观的形成与发展指明了方向。

**（四）　生态自然观的发展与科学技术基础**

生态自然观的科学基础主要是 20 世纪中叶发展起来的新型的系统科学、非线性科学，特别是生态科学。这些新兴科学改变了原子论、机械论、决定论的世界图景，展现了自然界以及人类社会系统的生态面貌。新的科学范式呼应人类对自身存在方式的反省，正是这一点构成了

"转折点"的理论背景，在此基础上人类在自然观领域迎接来了新的变革。

生态学诞生于19世纪60年代。1866年德国动物学家海克尔初次将生态学定义为"研究动物与其有机及无机环境之间相互关系的科学"，揭开了生态学发展的序幕。1935年英国的坦斯雷提出了生态系统的概念。之后，美国生态学家奥德姆强调生态的系统性，认为生态学是研究"生态系统的结构和功能的科学"。20世纪的人口、资源、环境、生态和气候问题日趋严重，加之系统科学和环境科学的发展，促使生态学将研究领域扩展到人类所有的社会活动，人与自然环境和社会环境的关系也成为生态学研究的重要内容。

1. 生态科学明确了人与生态系统的关系，为人类正视和调节与生态系统的关系提供了科学指导。一方面，人是大自然生态链中的重要一环，处于食物链金字塔的顶端。生态系统中的各种生物形成了以食物营养关系为纽带的食物链。在由植物、动物等组成的食物链中，人作为一类特殊的消费者，处于杂食性消费者的生态位上，在自然生态系统食物链中占有多个营养级。另一方面，人是生态系统的调控者和协同进化者。一般情况下，自然生态系统具有自我调节能力。在人类产生以前的漫长岁月里，生态系统都靠自然界的内在调节和自我修复。随着人类对自然资源的大规模无序开发，资源枯竭、环境污染、生态失衡等一系列问题随之出现。这远远超出了自然生态自我调节的范围，单靠自然的自我调节能力根本无法恢复，必须依靠人类的力量来调控，以促进自然生态的修复。这就是人在自然生态调控中的责任。与此同时，人在以自身的活动来引起、调整和控制与自然的物质变换过程中，相互之间也在进行适应性的选择和制约，这种相互影响和相互作用也会使生态朝着一定的方向进化，这就是人与自然的协同进化。由此可见，人的生产与消费都具有生态效应。

2. 生态科学揭示了人和生物共同遵守的"物物相关""相生相克""协调稳定"等生态规律，为生态自然观的形成提供了科学依据。自然界的任何生物物种都与其他生物之间存在着直接或间接的联系，这是生态系统维持其动态平衡的动力之网。当生态系统中生物物种多样化或生态系统的结构和功能相对协调时，生态系统才会平衡。只有保持物种多样性，使人与生物协同进化，才能确保生态系统的稳定、协调发展。

3. 生态学科群的发展，尤其是边缘学科和交叉学科的发展，从微观世界到宏观世界、从生物圈到非生物圈、从自然界到社会，为生态自然观的整体、循环、平衡和多样性观念提供了科学证明。

在当代科学与技术融合互动中，对生态自然观的形成和发展产生决定性影响的还有生态技术和生物技术。医学科学技术的发展最直接体现了科学技术融合的发展趋势和特点，使医学成为一个跨学科、跨行业，人才密集、知识密集、技术密集，由生物、医学、数学、物理、化学、工程、计算机、心理、社会等多学科组成的大学科及技术集群。医学科技的这一发展趋势，对医学模式从生物-社会-心理医学模式走向生态医学模式奠定了基础。

（五）　生态自然观形成的社会根源

20世纪中叶以来，人类的生产和生活对自然界的冲击越来越强烈，使自然界不堪重负，出现了全球性的资源短缺、人口激增、环境污染、温室效应、物种灭绝、贫困顽疾、公共健康、文化冲突等生态危机和生存危机。以人工自然观为基础的工业文明，强调对自然的理性把握、科学技术征服而确认人的主体性和本质力量。这种以工具理性及人类中心主义为核心的价值模式，在相当长的时间内支撑着工业文明的发展。然而，随着科学技术的迅猛发展，技术理性和工具理性的扩张并没有使人的本质力量得到增强和解放，而是导致人与自然生态环境的破坏和人的社会存在交往关系的异化，加剧了人与自然的对立。也就是说，根植于工业文明实践基础上的人类的生产方式、价值模式、消费方式是生态危机出现的社会历史根源，全球生态危机是生态自然观产生的现实依据。

## 二、生态自然观的主要观点与特征

人工自然观是"人与自然相分"，并在人与自然之间创造一个内在的包含和统一人与自然的人工自然界，生态自然观是"人与自然合一"。

**1. 生态系统是由人类及其他生命体、非生命体及其所在环境构成的自组织的开放系统**
生态系统是生物系统和环境系统等共同组成的整体，是以生命的维持、生长、发育和繁衍为主要内容的完整体系，具有自我维持、自我调解、自我修复的自我组织能力，从而使生态系统表现出开放性、动态性特征。生态自然观把自然、人、社会看成一个复合的生态系统和一个不可分割的共同体。其中，自然、人、社会的关系是内生关系而不是外生的，因而生态系统具有整体性、协调性、和谐性和可持续性。

**2. 人既是生态系统的组成部分，又是生态系统的调控者**　生态自然观强调人与自然的共生。人类维护生态平衡不是机械的、外在的保持其原来的稳定状态，而是在遵循生态规律的前提下，自觉、积极地保护自然。通过遵守可持续性、共同性和公平性等原则，通过实施节能减排和发展低碳经济，构建和谐社会和建设生态文明，实现人类社会与生态系统的协调发展。生态自然界是天然自然界和人工自然界的统一，实现天然自然界和人工自然界的统一是人类文明发展的目标。

**3. 生态自然观具有全球性、批判性、和谐性的特点**　在当今世界范围内，不同区域、不同文化以及处于经济发展不同阶段的国家和民族，都不同程度地面临生态危机。生态自然观是以生态视角，代表地球人类（包括后代人）的利益，研究全球生态或环境问题形成的自然观。也就是说，从生态自然观产生的背景和历史看，它研究的是全球问题，关注和代表的是全球性的利益，认识视野是全球性的。

生态自然观从生态视角反思和批判人类行为的理念和后果，有强烈的人类意识。它强调科学技术与自然及社会之间的全面、协调、可持续发展，强调人类社会与其他生命体和非生命体的和谐统一，吸收了系统自然观的科学思想，创建了以生态性为特征的思维模式。

## 三、生态自然观的作用和意义

深刻揭示了人与自然的关系及其对经济和社会发展的重大影响和作用，为我们正确认识和处理人类社会和自然环境的关系提供了认识依据。

**1. 生态自然观是系统自然观在人类生态领域的具体体现**　生态自然观倡导系统思维方式，发挥人的主体创造性，强化人与自然界协调发展的生态意识，丰富了马克思主义自然观在人类与生态系统关系方面的认识。

**2. 生态自然观对破除"人类中心主义"、建立生态人类中心主义提供了新的科学依据**　人作为生态系统中一个能动的主体，作为生态系统的调控者和协同者，不再具有主体优先和优势，而是生态优先。它促使人们重新审视和正确认识人类与生态系统的关系、人类在实施和实现可持续发展中的地位和作用，成为实现可持续发展和建设生态文明的理论基础。在实践中对于培育生态意识，遵循生态规律，承担生态责任、形成生态理念、注重生态绩效意义重大。

**3. 生态自然观是自然观上的重要革命** 伴随着生态文明理念的成熟，经济不只是传统意义上的物质生产与再生产，还包含着对生产的合理节制和对自然资源的珍视与保护。生态问题已成为全球性关注热点，文明形态将朝着人与自然关系的人性化方向发展。生态自然观超越了人工自然观在人与自然关系上的主体与客体、主动与受动的二元思维模式，将促进人类谋生范式和价值模式的变革。

**4. 生态自然观对生态文明建设具有重要指导意义** 生态文明是人们正确认识和处理人类社会与自然环境相互关系的理念、态度和生活方式。它对应于工业文明，使人类最终走出人类中心主义，建立人与自然和谐共处的新的文明发展进程。

这种新的文明形态将赋予人类活动崭新的内容与形式。21 世纪是世界由工业文明步入生态文明的新世纪，如何走出一条人与自然和谐发展、经济增长、技术进步、人的发展与社会进步总体协调的可持续发展道路是人类面临的共同课题。我国在中国特色社会主义道路的探索中，坚持马克思主义生态文明理论的基本价值指向，21 世纪之初提出的"生产发展、生活富裕、生态良好的文明发展道路"，是对中国特色社会主义道路和人类新文明观的丰富和发展。党的十八大从"实现中华民族永续发展"的高度，提出了"五位一体"的总体布局，把重建新型的天人和谐的生态文明作为发展目标，体现了马克思人类主义与自然主义统一的文明理念。这不仅是对环境问题的时代回应，而且是对人类文明发展规律的自觉认识。我们今天重视生态环境的重建与发展，不仅因为它是人类发展的条件，是构成人类生存或生活的重要内容和基础，而且生态文明作为工业文明的时代性扬弃，它应当成为中国特色社会主义的一个重要特征。因为历史唯物主义把人和自然之间矛盾的真正解决看成是人类社会发展的最高价值指向。

总之，系统自然观、人工自然观和生态自然观围绕人与自然关系的主题，体现了人类从敬畏自然到"自然祛魅"，再到尊重自然的发展过程。系统自然观通过系统思维方式，为人工自然观和生态自然观提供了方法论基础；人工自然观通过突出人的主体性和实践性，为系统自然观和生态自然观提供了认识论前提；生态自然观通过强调人与自然界的统一性、协调性关系，为系统自然观和人工自然观指明了发展方向和目标。

**思考题**

1. 如何理解 20 世纪科学技术进步对马克思主义自然观发展的影响和作用？

2. 系统科学是如何深化唯物辩证法对世界的认识的？

3. 如何把握系统自然观、人工自然观和生态自然观对认识人与自然辩证关系的意义和作用？

4. 如何理解马克思主义自然观对生态文明建设的意义和作用？

5. 谈谈生态自然观对中国新型工业化、城镇化和现代化的重要意义。

6. 如何认识中医药研究中的整体理论和系统思维的医学方法论意义？

NOTE

**中医问题与思考**

### 中医生态医学模式及其现代价值

医学模式是人类思考和研究医学问题时所遵循的总的原则和出发点，是某一时代自然观、生命观的哲学概括，是人类健康观和疾病观的集中反映。医学模式也称为医学观，它对医学的发展起统领和指导作用，并随社会发展、科技水平与人类健康需求的不断变化而发展。（《对医学模式历史演进的思考》）历史上经历了神灵主义、自然哲学、生物医学和生物心理社会医学模式的演变，"生态医学模式取代生物-心理-社会医学模式，成为引领医学未来发展的主导模式，应该是医学未来发展的战略选择。"（《生态医学模式及主要特征探析》）生态医学模式是从系统观念出发，以生态学、医学等学科的研究成果为基础，遵循人类生命、健康、疾病的本质及其与各种环境相互关系的规律，建立起来的对医学的认识框架或思想体系。生态医学模式的特征主要体现为审视问题的整体性、研究方法的系统性、科学与人文的共融性、学理与科学的综合性。

中医药是中华民族优秀传统文化的重要组成部分，是中华民族几千年来认识生命、维护健康、防止疾病的思想和方法体系。中医学不仅体现着人类医学的终极价值，还蕴含着深厚的人文精神及传统。中华医道既是生命之道，更包含着自然之道与社会之道。

#### 一、 中医生态医学模式

中医生态医学观念根植于中国传统文化，是从中国古代系统思想和生态意识中逐步形成的，人们在阴阳五行的理论基础上，发展了天、地、人系统的有机循环观念。这些思想由医家吸收渗透到医学实践中，被中医学系统继承，促进了中医学的整体观和生态意识的形成，对其医学模式产生了决定性的影响。其生态医学特征从医学理念、医学方法论、医学诊疗体系等多个层面表现出来。

**1. 中医学以古代自然观为基础构建了一个天人互动的生命存在模式**　天、地、人在中国人的世界观中是一个不可分割的系统，人与自然是彼此关联、密不可分的统一存在。中医学认为，天地是生命进化之源，在天地之间自然本体、生命本体、社会本体不是孤立的，而是三重维度的有机统一。中医学以天地为参照，对人进行参验、比较来认识生命现象。所谓"天生、地养、人成"表达的是"天人"之间生命共同体彼此依存的关系。中医学认为，人与自然万物以阴阳五行之同构而感通，以阴阳五行说为基础，阐释人体结构，概括生理功能，说明病理变化，分析病因病机，归纳药物性能，将人体结构的五脏相对应，演绎天人相应理论，建立五脏藏象系统，阐释五脏生理联系，分析五脏病理转进，指导疾病诊断，确定治则治法。（《中医哲学基础》）总之，中医从"人与天地相参"的观念出发，将人的生命活动与自然界联系起来，说明人与自然环境的内在统一性，表达和揭示了人与自然同源、人与自然同构、人与自然同道的生命模式及运行规律。

**2. 中医学形成了自成一体的生态医学观念体系**　以《黄帝内经》为代表对生命过程中的健康与疾病、预防与治疗、养生与调适等进行了比较系统的阐释，形成了相对完整的理论体系，体现了以"整体观念，审证求因，辨证论治"思想为特色，以"天人相应""阴阳五行"为说理工具，以"脏腑经络论""七情治病论"等为核心的整体观。可以说，《黄帝内经》所构建的中医学框架本质上是一种生态医学体系。它主要体现在"正气存内，邪不可干""平人者不病"的心身健康观；"形与神俱，而尽终其天年"的自然死亡观；生克制化、追求平衡的生理病理观；"生病起于过用""反常则灾害至矣"的动态疾病观；治病求本，"谨察阴阳所在而调之"的协调治疗观；"阴平阳秘""不治已病治未病"的主动预防观；顺应环境四时，"形与气相任则寿""志闲而少欲"的达观养生观。这些带有原始创新特征的生态医学观念经过长期的经验积累，通过历史的验证上升为中医学的基本思想与方法，成为中医生态医学模式的重要体现。因此，有学者认为，中医学是优质生态医学，是生态医学的一种模式。

**3. 中医学形成了一种贯通天地大宇宙和人体小系统，综合自然因素、社会因素和心理因素对人体生理、病因病理、诊断与治疗、预防和养生的认识论和临床方法论**　《素问·气交变大论》云："夫道者，上知天文，下知地理，中知人事，可以长久。"《素问·异法方宜论》《素问·移精变气论》《素问·汤液醪醴论》等论述了天文地理、社会环境、情志活动对人的体质、身心功能、健康和疾病的影响。尤其是"形神合一论""五脏情志论""心主神明论"等，多层次的情志致病机理和心身并治疗的原则与方法正是现代医学模式所忽略的。中医学侧重从人与自然和社会的关系中，从生命活动过程和功能状态探讨健康与疾病的本质，注重多种环境因素与个体要素之间的互动关系，因人因时开展个性化治疗，体现了生态和全息医学的特点。"中医学最直接关注人与自然、人与社会、人与心灵的和谐，是人类关爱身心健康与生命安全的智慧结晶。"（《医易生态医学》）

## 二、 中医学的现代价值

中医学对生命、疾病、健康等问题提出了独特的认识理念、方法和解决的路径，其现代价值清晰可见。

**1. 中医生态医学从理念与方法方面为人类维护生命健康提供了一个根本的认识途径和解决之道**　中医学从系统观念出发，将自然、人、生态看成是一个大的生态系统，把人的生命，疾病的发生、健康的维持还原到自然·社会·文化·心理多元关系中去认识，提出的医学方案是长远的、根本的。尤其是人·自然·社会三重维度统一的价值取向，与当代的生态意识、生命伦理意识高度契合，对于重新认识、调节和修补三重关系的矛盾非常有建设性意义，对于重塑现代医学价值观，尤其是纠正现代医学技术主义的偏执有积极作用。

**2. 中医生态医学思想有助于提升人们对生命价值取向的重新认识**　生命康宁是中医学追求的最高生命价值取向。生命本身是生态演化的产物，本质上人的生命及健康疾病等问题，更多的是生命体及其与生态圈的关系问题。这种注重从整体环境、生态系统来考察人的生命及其活动，强调人与自然及生态系统之间的整体性、互动性、相关性的生态医学思想，越来越深入地影响人们对生命价值取向的认识。生命的价值和意义是在身心和谐、与自然和谐、与社会和谐中体现和实现的。也就是说，自然与社会不仅是生命产生与发展的物质场所，而且是彰显生命意义的价值领域。在中医学纵贯天地的生命价值取向中，从形上维度向我们昭示了生命本体所在和境界追求，亦在实践层面为我们确立了生命伦理抉择的准则及价值坐标。

**3. 中医生态医学思想对国民健康社会行为有极其重要的引导和调节作用**　医学本质上是一种生活方式，它对人类社会行为、生活观念、价值模式有重要的影响和调节作用。当今，人类普遍面临生产模式、生活方式、价值模式的重大变革，布朗先生在《B模式4.0：起来，拯救文明》一书中将西方倡导的违背生态及自然规律的生活方式称之为A模式，把追求与生态和谐的生活方式称之为B模式，认为"B模式，是拯救文明的蓝图"。（《医学应该走向生态》）

中医生态医学模式所倡导的顺应性、适应性、自我调适性的生活方式，对于化解医学及人类健康危机有深刻启迪，对人类现代生活方式、价值模式、国民健康社会行为有极其重要的引导和调节作用。中医学独特的生命智慧和原创性思维，将对现代社会的失衡、人的异化和物化、生态环境的破坏、心理平衡的打破等负面效应产生积极的影响和调节作用。

　　总之，中医学产生于古代，孕育于传统文化土壤，形成了以"体验"和"参悟"为主的认识方法，带有浓厚的思辨色彩和直观特点。中医学融生命科学与人文科学于一体，是科学中最人文的，是人文中最科学的。在当今促进医学模式的转变过程中，一方面，我们要充分认识中华医学留给世界的经验、智慧与方法。另一方面，我们不能简单地把生物医学模式与生态医学模式放在相互否定的环节和链条中去认识，而是要将生物医学与生物医学模式区别开来。应该看到，在医学模式的发展中，生物医学仍然在对人类的基本医治、健康维系起基础性作用。（《关于生态医学：是补充，不是取代》）在促进医学模式转换的过程中，重要的是把生态理性、生态意识根植在医学行为中，用生态的、系统的、整体的、功能的观点对待和处理与人类生死攸关的根本问题。处于生态危机与社会困境中的现代人需要一个完整的人文医学解决方案，生态医学模式不仅仅是一套空洞的认识理念与思维方法，更是一整套切实可行的医学实践体系。我们不能停留在"天人合一"等朴素的思想片段上，中医生态医学模式不但要在理念上丰富、发展起来，还要在技术上不断吸收、补充和完善，使之更好地适应并融入社会发展和人们对生命康宁的追求之中。

# 第三章　马克思主义科学技术方法论

科学技术方法论是关于科学技术研究中常用的一般方法的理论，是关于科学研究和技术研究一般方法的性质、特点、内在联系和变化发展的理论体系。马克思主义科学技术方法论是以辩证唯物主义立场、观点为基础，吸取具体科学技术研究中的基本方法，并且对其进行概括和升华的方法论。其以辩证思维为核心，将辩证思想渗透到具体的科学技术研究中，以此来把握具体的科学技术研究过程。

## 第一节　科学技术研究的辩证思维方法

所谓方法，就是为解决理论或者实践遇到的特定任务所采用的一定途径、手段和办法，如工作方法、领导方法、认识方法、思维方法等，而思维方法是人们通过思维活动为了实现特定思维目的所凭借的途径、手段或办法，是主体观念地把握客体的一种认识工具系统。

根据思维方法起作用的范围可将其分为三个层次：个别的具体科学的思维方法、一般科学思维方法和哲学思维方法。

**1. 个别的具体科学的思维方法**　个别的具体科学的思维方法是由认识对象的特殊性所决定的特殊方法，适用于特定研究领域并在特定范围内起作用的思维方法，是研究特殊领域对象的特殊本质所不可缺少的条件和手段，如数学、历史学、法学、行为科学、管理科学等。

**2. 一般科学思维方法**　一般科学思维方法是适用于各个科学领域的共同方法，是现代科学思维通用的思维方法，如数学方法、信息方法、控制方法、系统方法、结构-功能方法、模型方法和因果分析方法等。

**3. 哲学思维方法**　哲学思维方法是思维方法中的最高层次，即辩证思维方法，包括哲学的原理和范畴，以及由这些原理、范畴转化的方法，具有最普遍的适用性。

什么是辩证思维？恩格斯说："辩证的思维，不过是自然界中到处盛行的对立中的运动的反映而已。"（《马克思恩格斯选集》第 3 卷）这就是说，辩证思维是反映客观事物辩证法的思维，或者说是按照客观事物辩证法规律进行的思维。事物的辩证法规律反映到思维中就成了辩证思维的规律。因此，辩证思维就是按照辩证思维规律进行的思维。任何思维都是运用思维形式进行的，辩证思维则是运用辩证思维形式（辩证概念形式、辩证命题形式、辩证推理形式等）进行的。因此，辩证思维也就是运用辩证思维形式，按照辩证思维规律进行的思维。

唯物辩证法作为真理的理论体系，揭示了客观世界普遍联系和永恒发展的一般规律，把它运用于思维过程，转化为思维规则，也就成为具有普遍意义的思维方法，即辩证思维方法。辩证思维方法是辩证法在思维过程中的具体化，是立足于概念的辩证本性，通过概念内在矛盾的

**NOTE**

展开和判断、推理的逻辑形式，最终形成理论体系的方法。辩证思维方法又叫辩证逻辑，是以形式逻辑为基础又高于形式逻辑的逻辑学体系。辩证思维（辩证逻辑）的基本方法有归纳和演绎、分析和综合、从抽象上升到具体、历史和逻辑相一致等。其中，归纳和演绎、分析和综合是辩证逻辑和形式逻辑所共有的方法，而从抽象上升到具体、逻辑的和历史的相一致则是辩证思维所特有的方法。

## 一、归纳与演绎

### （一）归纳与演绎的含义

归纳和演绎是人类认识最早、运用最为广泛的思维方法。它所涉及的是个别与一般的关系，是事物和概念之间的外部关系。

**1. 归纳**　归纳是指从许多个别的事物中概括出一般性概念、原则或结论的思维方法。归纳可分为完全归纳法和不完全归纳法。

（1）完全归纳法　是前提包含该类对象的全体，从而对该类对象做出一般性结论的方法，数学上的穷举法就是完全归纳法。

（2）不完全归纳法　可分为简单枚举归纳法和科学归纳法。

①简单枚举归纳法　通过观察和研究，发现某类事物中固有的某种属性，并不断重复而没遇到相反的事例，从而判断所有该类对象都有这一属性的推理方法。简单枚举归纳法的结论带有或然性，可能为真，也可能为假。

②科学归纳法　是根据某类事物部分对象及其属性之间的必然联系而做出关于该类所有事物的一般性结论的推理方式。由于科学归纳法分析了前提和结论所反映的事物之间的因果联系，因而结论较为可靠。科学归纳法是英国唯物主义哲学家弗兰西斯·培根（1561—1626年）在他的《新工具》中提出的，后经英国哲学家约翰·穆勒（1806—1873年）在培根思想的基础上加以系统化和程式化，丰富和发展了科学归纳法。穆勒认为，自然是有规律的，从对自然现象相互联系的研究中就能找出规律性，即根据事物之间因果联系的特点，在前后相随的一些现象中，通过某些现象的相关变化归纳出现象之间的因果关系，这就是著名的判明现象间因果联系的归纳法，又称为穆勒五法，即求同法、求异法、求同求异并用法、共变法和剩余法。

**2. 演绎**　演绎是以一般概念、原则为前提推导出个别结论的思维方法，即依据某类事物都具有的一般属性、关系推断该类事物中个别事物所具有的属性、关系的推理方法。普遍性的原则是关于某一类事物的共同属性或某种必然性的知识，如果掌握了这种知识，就可将它推广到这类事物的任何个别事物，从而引出个别结论。比如，人们根据"物质是无限可分的"原理推知基本粒子也是可分的，这就是通过演绎推理得来的。又如，水果都含维生素，梨是水果，所以梨含维生素。演绎推理是一种必然推理，凡大前提正确，小前提无误，推理符合逻辑，结论一般正确。

### （二）归纳与演绎的辩证关系

归纳和演绎反映了人们认识事物两条方向相反的思维途径，前者是从个别到一般的思维运动，后者是从一般到个别的思维运动。

归纳和演绎是形式逻辑和辩证逻辑共有的思维方法，是辩证思维的起点。所不同的是，形式逻辑把归纳和演绎看作是各自独立、相互平行的两种逻辑证明工具和推理规则，割裂了归纳和演绎的辩证关系，并且形式逻辑抛开事物的具体内容和矛盾，只注重归纳和演绎的形式，因而总是从不变的前提出发，按照固定的线路，推出僵硬的结论。与形式逻辑相反，辩证逻辑强调归纳和演绎是既相互区别，又相互联系的两种思维方法，是概念、理论形成过程不可分割的两个侧面。

**1. 归纳与演绎相互联系，互为条件** 一方面，没有归纳就没有演绎，归纳是演绎的基础，为演绎提供前提。演绎要从一般推导出个别，作为演绎出发点的一般原则，往往是先由归纳得出来的。例如，生物遗传的基因学说就是归纳了大量生物实验事实得出来的。另一方面，没有演绎也没有归纳，演绎为归纳提供指导。归纳要从个别概括出一般，作为对实际材料进行归纳的指导思想，往往又是某种演绎的结果。例如，达尔文把大量观察、实验材料进行归纳，得出"生物进化"这个结论，但他在得出"生物进化"这个结论之前，早就接受了拉马克等人的有关生物进化的思想和赖尔的地质演化思想，这些思想实际上构成了他归纳经验材料的指导原则，因为有了这些思想，达尔文的考察、归纳才显得有目的性和选择性。

**2. 归纳与演绎相互补充，相互转化** 这是由于思维运动中，二者虽然都有重要作用，但各自也存在一定的局限性。归纳法只是对现存的有限的经验材料进行概括，因而不仅不能保证归纳结论的普适性，而且难以区分事物的本质属性和非本质属性，这就使得归纳推理的结论可能为真，也可能为假。

演绎法从一般原则出发思考问题，但它无法保证自己的前提即由此出发的一般原则本身正确无误。因此，归纳与演绎必须在相互转化过程中弥补各自的缺陷。归纳之后，需要通过演绎将归纳所得的一般结论推广到未知事实上，并用这些事实检验一般结论的正确与否；演绎之后又要将演绎所得的个别结论与事实相比较，并通过新的归纳来检验、修正、充实原有的演绎前提。归纳和演绎只有在如此周而复始的相互转化过程中才能弥补各自缺陷，充分发挥其在探索真理过程中的方法论作用。因为演绎推理的前提是由归纳推理的结论得来的，这本身就证明了归纳对演绎的补充。例如，曾有一段时间人们认为所有哺乳动物都是胎生的，这是一个通过不完全归纳方法得出的结论。这个结论是否正确呢？这就需要演绎方法来论证，即把这个用归纳所得的结论作为演绎的前提，看能否推出必然的结论。因为如果所有哺乳动物都是胎生的，鸭嘴兽是哺乳动物，那么鸭嘴兽也应该是胎生的。然而人们发现，鸭嘴兽虽然是哺乳动物，但它却是卵生的而不是胎生的。这说明，用作演绎推理的前提也就是归纳推理的结论并不正确。由此可见，归纳方法需要演绎方法的验证和补充。

在近代哲学中，归纳和演绎是两种相互对立的推理方法。经验论的归纳主义抬高归纳、贬低演绎，把归纳看成万能的、唯一的认识方法，认为一切科学理论都是靠归纳法得来的。唯理论的演绎主义则正相反，把演绎看作是唯一可靠的认识方法，认为一切真实可靠的知识都是从先验的或直观把握的原始原理推演出来的。近代哲学方法论的两大始祖笛卡儿与培根之间，现代科学哲学两个创始人休厄尔与穆勒之间，特别是波普的批判理性主义与逻辑实证主义之间的对立，都充分证明了这一点。这两种绝对化的思维方式都是与人类辩证的思维规律相背离的，因而不可避免地陷于矛盾和困境。我们必须牢记恩格斯的忠告："归纳和演绎，正如综合和分析一样，必然是属于一个整体的。不应当牺牲一个而把另一个捧到天上去，应当把每一个都用到该用的地方，但是只有记住它们是属于一个整体，它们是相辅相成的，才能做到这一点。"（《马克思恩格斯选集》第3卷）

## 二、分析与综合

分析与综合是一种比归纳与演绎更为深刻的、揭示事物内在本质的思维方法。它所涉及的是整体与部分的关系，是事物和概念的内部关系。

### （一）分析与综合的含义

分析与综合在人类思维中有两种类型：一是普通思维的（或称初级的）分析与综合，一是辩证思维的（或称高级的）分析与综合，后者是辩证逻辑研究的范围。

#### 1. 普通思维的分析与综合

（1）普通思维的分析　普通思维的分析是将客观对象分解为各个部分（或方面），并认识部分在整体中的地位和作用的思维过程。例如，我们研究植物，把植物分为根、干、枝、叶、花等部分，并对它们分别加以考察，认识每一部分在植物生长发育中的地位和作用；我们学习某一篇文章，把这篇文章的主题、题材、体裁、思想性、艺术性等在头脑中加以认真考察，认识它们各自在这篇文章中的地位和作用；我们研究人体的生理结构，把人体分为运动系统、循环系统、呼吸系统、消化系统、泌尿系统、生殖系统、内分泌系统和神经系统等，认识每个系统的功能，以及它在人体生理结构中的地位，这些都是普通思维的分析。

（2）普通思维的综合　普通思维的综合是将认识对象的各个部分（或方面）有机地结合成整体，认识对象整体性质的思维过程。例如，我们对某篇文章的主题、题材、体裁、思想性、艺术性等方面分别加以考察以后，再把文章的这些方面联系在一起，对整篇文章做出评价。又如，经过对人体生理结构的几大系统分别考察，我们对人体的各个系统有了明确的认识之后，再经过全面思考，认识到人体是一个统一的、有生命活动的整体，这些就是普通思维的综合。

#### 2. 辩证思维的分析与综合

（1）辩证思维的分析　辩证思维的分析是指分析事物的矛盾，也就是对事物的各个矛盾以及矛盾的各个方面（矛盾的主要方面和次要方面）分别加以深刻的考察，以找出对象的各方面的本质特征的思维过程。毛泽东同志说："分析的方法就是辩证的方法。所谓分析就是分析事物的矛盾。"（《毛泽东选集》）辩证思维的分析在马克思主义经典著作中大量存在，《资本论》中，马克思对商品矛盾（劳动二重性、价值二重性）的分析、对资本矛盾（不变资本、可变资本，固定资本、流动资本）的分析、对剩余价值矛盾（绝对剩余价值、相对剩余价值）的分析等都是辩证思维的分析。

（2）辩证思维的综合　辩证思维的综合是将对象的各种矛盾和矛盾的各个方面，将对象的各个本质方面，按其内在联系结合成对立统一体的思维过程。《论持久战》中，毛泽东同志在对中日双方进行矛盾分析之后又从矛盾的相互连结上综合地指出："这样看来，日本的军力、经济力和政治组织力是强的，但其战争是退步的、野蛮的，人力、物力又不充足，国际形势又处于不利。中国的军力、经济力和政治组织力是比较弱的，然而正处于进步的时代，其战争是进步的和正义的，又有大国这个条件足以支持持久战，世界的多数国家是会要援助中国的——这些，就是中日战争互相矛盾着的基本特点。"（《毛泽东选集》第 2 卷）相对于前文对于中日矛盾的各个方面分别考察（即分析）来说，这就是辩证的综合。

辩证思维的分析与综合的客观基础在于客观世界的一切事物都是对立统一体，矛盾存在于一切事物的发展过程中，事物的矛盾推动事物的发展，决定事物的本质和规律。所以只有辩证地分析与综合，才能透过事物表面现象，看到事物的内部，认清事物的本质和规律。正因为如此，革命导师都非常强调对事物进行辩证的分析与综合。列宁说："统一物之分为两个部分以及对它的矛盾着以部分的认识……是辩证法的实质。"（《列宁选集》）毛泽东同志也说："这个辩证法的宇宙观，主要地就是教导人们要善于去观察和分析各种事物的矛盾的运动，并根据这种分析，指出解决矛盾的方法。"（《毛泽东选集》第1卷）

## （二）　分析与综合的辩证关系

分析和综合是对立的，二者思维的出发点和思维运动方向是不同的，一个是从对象的整体走向各个局部，一个则是从对象的局部走向整体，但是二者又是统一的，分析和综合的统一表现为二者的相互依赖、相互渗透和相互转化。

分析和综合互相依赖、互为条件。分析是综合的基础，没有分析，就没有综合。恩格斯说："思维既把相互联系的要素联合为一个统一体，同样也把意识的对象分解为它们的要素。没有分析就没有综合。"（《马克思恩格斯选集》第3卷）因为没有分析就得不到反映对象的各个侧面的各种规定，就不能正确反映事物的多样性，也就无从进行综合。另外，人们要反映对象的特殊性，就必须以分析事物各个矛盾的特殊性为基础。因此，没有分析的综合，认识只能是抽象的、空洞的。在我国新民主主义革命初期，为了分清敌我友，解决中国革命的对象、领导阶级和同盟军问题，毛泽东同志在《中国社会各阶级的分析》一文中先是对中国社会各个阶级的经济地位和政治态度分别进行科学分析，然后再进行综合，指出："一切勾结帝国主义的军阀、官僚、买办阶级、大地主阶级以及附属于他们的一部分反动知识界，是我们的敌人。工业无产阶级是我们革命的领导力量。一切半无产阶级、小资产阶级，是我们最接近的朋友。那动摇不定的中产阶级，其右翼可能是我们的敌人，其左翼可能是我们的朋友——但我们要时常提防他们，不要让他们扰乱了我们的阵线。"（《毛泽东选集》第1卷）中国的革命实践充分证明这个综合是完全正确的，这个综合是以正确的分析为基础的，所以科学的综合必须依赖正确的分析。

同时，分析也离不开综合。例如，马克思从资本主义的一切经济关系中，把商品关系抽出来进行单独考察，但他是把商品关系当作资本主义经济的"细胞"来对待的，是以资本主义社会这个统一体为出发点的。他说："因此，就是在理论方法上，主体，即社会，也一定要经常作为前提浮现在表象面前"。（《马克思恩格斯选集》第2卷）分析如果离开了综合的指导，分析的结果也不会是恰当的。因为统一物的部分、矛盾的侧面一旦脱离了整体，矛盾的这个侧面也无法确定本身的性质和地位。分析的唯一目的也是为了综合，如果只有分析没有综合，那就失去了分析的意义。

分析和综合所以相互依赖，归根结底决定于客观事物的矛盾多样性和矛盾统一性的相互依赖。矛盾统一性是各个具有特殊性的矛盾统一性，没有矛盾的多样性，也就没有矛盾的统一性；矛盾多样性是统一的矛盾总体中的矛盾多样性，没有矛盾统一性也就没有矛盾多样性。既然矛盾多样性和矛盾统一性是相互依赖的，自然也就决定了作为它们反映的分析与综合是相互依赖的。

分析与综合互相渗透。分析与综合在实际思维中，不仅相互依赖，而且相互渗透。分析中可以包含综合，综合中也可以包含分析。列宁在《哲学笔记》中引用了黑格尔的一句话："哲学方法既是分析的，又是综合的，但这并不是说，有限认识的这两个方法单纯并列或单纯交替使用，而不如说是这样的：哲学方法以被扬弃的形式包含它们二者，并且在自己的每个运动中同时表现为分析和综合的。"列宁认为这句话"很好"！黑格尔的这句话包含了分析与综合相互渗透的意思。毛泽东同时也谈到过分析与综合的相互渗透问题，他说："应该是分析而又综合，就是说在第二步骤的分析中，也有小的综合。古人说：文章之道，有开有合。这个说法是对的。"[《建党以来重要文献选编（1921—1949）》]分析与综合之所以相互渗透，是因为客观事物是极端复杂的。事物有整体与部分，部分又有更小的部分；各个事物都有众多的矛盾，各个矛盾又有不同的矛盾侧面；每个事物都有自己的发展过程，每个发展过程又都可分为不同的发展阶段。这一切就决定了分析与综合必须相互渗透，否则，就不能如实地反映事物的不同面貌和规律。

毛泽东同志的《中国革命与中国共产党》一书就充分体现了分析与综合的相互渗透。在该书第三节"现代的殖民地、半殖民地和半封建社会"中，毛泽东同志先是对帝国主义侵略中国后把中国从封建社会变成半封建社会，把一个独立的中国变成半殖民地和殖民地的中国的情况进行具体、详细的分析，然后进行综合，指出："由此可以明白，帝国主义列强侵略中国，在一方面促使中国封建社会解体，促使中国发生了资本主义因素，把一个封建社会变成了一个半封建的社会；但是在另一方面，它们又残酷地统治了中国，把一个独立的中国变成了一个半殖民地和殖民地的中国。"（《毛泽东选集》）可见，这个综合内就包含有分析。正因为这个综合中有分析，因此，毛泽东同志紧接着对这个综合又进一步进行综合。他说："将这两个方面的情形综合起来说，我们这个殖民地、半殖民地半封建的社会，有如下的几个特点……"（《毛泽东选集》）这个综合本身又包含有分析——毛泽东同志所列举的我国殖民地、半殖民地、半封建社会的特点就有六点之多。

由此我们不难理解，分析中有综合，综合中又有分析，二者互相渗透。

### （三）分析与综合互相转化

客观事物中由于内部矛盾的统一和斗争，在一定的外部条件的作用下，事物矛盾的双方无不相互转化。同样，在人们的思维中，作为对立的双方的分析和综合，在一定条件下也向各自对立的方面转化，没有一定的条件，转化的实现是不可能的。先看分析转化为综合。在实践中，人们要对某个对象进行了解，就要对它进行认真调查，并在调查的基础上，对它的各个部分或方面进行仔细分析。一旦抓住了各部分或方面的单纯规定（即它的基础的东西），人们的思维方向就会倒转，分析开始向综合转化。人们就会从统一物的各个部分或方面的许多规定性出发，将它们按内在联系贯串起来，形成对对象多样性统一的综合认识。这就是分析向综合的转化。一旦分析完成了向综合的转化，人们就从对事物的局部认识跃进到对事物整体的认识，克服了分析时因视野的局限所造成的缺陷，它们便使人们对客观对象的认识发生深刻的变化。

由于客观事物和社会实践都在不断地发展变化，人们对事物的认识都是从现象到本质，从不深刻的本质到更深刻的本质的无限深化的过程，因而分析与综合的相互转化，在认识由浅入深的无限深化过程中就表现为分析、综合，再分析、再综合……如此循环往复的前进运动。

割裂分析和综合的辩证关系必然陷于形而上学和唯心主义。近代形而上学的思维方式，便是古典科学方法的历史缺陷在哲学上的恶性膨胀。其夸大分析的作用，把综合归结为机械的、线性的，实质上是否定了综合，把事物变成各自孤立、互不联系的存在。现代结构主义哲学则从另一个极端曲解现代系统论对综合方法的重视，把整体结构看作与其要素完全无关、纯粹为外部所强加，陷入了把结构神秘化的非理性主义。

## 三、从抽象到具体

抽象和具体的统一是辩证思维的特有方法。它在综合运用归纳和演绎、分析和综合方法的基础上揭示了主体在思维中再现客体、掌握世界的逻辑进程和演化机制，即人对客观事物内在本质的认识，是从感性具体出发，通过分析而达到抽象规定，再通过综合，由抽象规定达到思维具体的过程，即具体→抽象→具体的否定之否定过程。

辩证逻辑所理解的抽象和具体有多重含义。抽象既是思维的成果，又是思维的方法。作为思维成果的抽象，指的是思维经过分析所抽取出来的规定，它是客观对象某方面属性、因素在思维中的反映。作为思维方法的抽象，通常是指在思维中把对象的某个属性、因素抽取出来而暂时舍弃其他属性、因素的一种逻辑方法。辩证思维中的具体是指许多规定综合的统一体。马克思说："具体之所以具体，因为它是许多规定的综合，因而是多样性的统一。"（《马克思恩格斯选集》第 2 卷）具体有两种形态，一是"感性具体"，即客观事物表面的、感官能直接感觉到的具体；二是"思维具体"，是在抽象基础上的各种规定性的综合，是对事物内在本质属性的统一反映。思维运动的过程就是从感性具体到抽象规定再到思维具体的完整过程。

感性具体是人们通过感官，对事物整体所形成的一种"混沌的表象"。它既是一种生动而丰富的感性认识，又是一种相当笼统的、表层性的认识，还没有达到对事物本质的认识。要认识事物的本质，必须从感性具体中把事物的各种特性逐一地区别和抽象出来，单独地加以研究，形成各种抽象规定。抽象规定具有单一性和孤立性，仅仅是对事物某一方面的认识，因而是内容上尚不完全的理性认识。如果只停留在抽象规定阶段，那么即使是科学的抽象，也是片面的、不完整的认识。

人们要认识事物多样性的有机统一的本质，就必须把对事物各方面的抽象规定联系起来，在理性思维中把事物的各种属性、特点和关系作为整体完整地、具体地再现出来，达到思维具体。思维具体是关于某一对象的各种抽象规定，按照其内在联系统一起来的有机整体，是这一对象在思维中的完整再现。比如，当遇见陌生人，在感性具体中只能了解他的长相、谈吐、举止等外在形象，通过一段时间的接触，对他的性格、情趣、特长、文化基础、行为习惯、思想品质等方面就有了不同的抽象规定。如果再将这些不同方面的抽象规定统一起来，就达到了对此人全面本质的了解。这时，"他是一个什么样的人"已经在我们的脑海里形成一个具体的概念和理性的认识，这就是对此人的思维具体的把握。从表现形式看，思维具体是抽象的、主观的，但就其内容和实质来说，由于它把握了事物整体本质的联系，所以是具体的、客观的。人们的思维只有达到这一步，才能取得与客观对象的本质相符合的完整认识。

综上，感性具体是认识的起点，抽象规定是对感性具体的否定，但它又包含着对自身的否定，是向思维具体的接近。思维具体是对感性具体和抽象规定双重否定基础上的辩证统一，是否定的否定，是认识的结果。正是随着这种辩证思维运动的反复和前进，人们对事物的感性认识前进到理性认识，从片面的、孤立的、初级的本质认识进到全面的、统一的、更高一级的本质认识，最终形成比较完整的系统的概念和理论体系。任何一门科学的产生和系统化都经历了"感性具体-抽象规定-思维具体"这样一个过程。例如，17 世纪的经济学家总是从生动的整

NOTE

体，从人口、民族、国家、若干国家等开始，通过分析最后找到一些具有决定意义的抽象的一般关系，如劳动、分工、需要、价值等。这些个别要素一旦确定下来和抽象出来，从抽象规定上升到国民经济整体的各种经济学体系就开始出现了。现代科学哲学中历史主义学派的创始人库恩认为，任何一门科学的形成都要经历"前科学→科学"的转变，充分证明了辩证思维的这一过程。实际上，"感性具体-抽象规定"正是一门科学的孕育期，而"抽象规定-思维具体"则是这门科学的形成期。

## 四、历史与逻辑

### （一）历史与逻辑、历史的方法与逻辑的方法的含义

抽象与具体的统一从总体上揭示了人类认识特别是理性思维上升的全过程及其逻辑机制，历史和逻辑的统一则进一步揭示了这一过程的客观基础和逻辑机制的认识根源。历史和逻辑的统一是在实践的基础上形成科学理论的根本原则和方法。

在这一原则中，历史这一概念包括两方面的内容：一是客观事物即认识对象自身的历史发展过程，如天体史、地质史、生物史、社会史等；二是人类对特定对象的认识发展过程，如天文学史、地质学史、生物学史、社会思想史或社会学说史等。逻辑是指关于这一对象的认识成果或理论体系的内在结构和范畴演化序列，如天文学理论、地质学理论、生物学理论和社会学理论等的结构和范畴演化。

与逻辑和历史两个概念密切相关的是"逻辑的方法"与"历史的方法"两个概念。所谓历史的方法就是人们在研究事物时，按照研究对象产生和发展的自然行程进行研究并揭示其发展规律的思维方法。例如，用历史方法研究中国古代史，就是使研究跟随着我国古代历史的自然行程，从我国的原始社会至奴隶社会，再到封建社会，按照朝代的编年史，对各朝代的经济、政治、文化等各个方面，对历史上的重大事件和重要人物进行研究。历史的方法具有两个明显特征：一是历史性，也就是按照事物历史发展的自然行程，按照它在历史上依次出现的现象和事物进行研究；二是具体性，也就是尽可能地反映对象的自然发生的和依次出现的具体现象和具体事实。

所谓逻辑的方法是人们在研究事物时摆脱研究对象的产生和发展的自然行程，以理论的形式，也就是以范畴的理论体系研究揭示对象发展规律的思维方法。例如，分子生物学对生物现象的研究就是用逻辑的方法，它不按照生物发展的历史过程，也不按照人类对生物现象认识的历史过程，只是从分子的观点，以理论的形式来揭示生物的本质及其规律性。逻辑的方法也有两个显著特征：一是抽象概括性，即逻辑方法撇开事物发展的自然线索和偶然事件，从事物的成熟的典型的发展阶段上对事物进行研究。二是典型性。逻辑的方法抛开事物发展的具体细节，以抽象的、理论上前后一贯的形式对决定事物发展方向的主要矛盾进行概括研究。

历史的方法和逻辑的方法在思维活动中是相互联系的。历史的方法只有借助一定的逻辑推论，才能将杂乱无章的历史事件连贯起来深入分析。脱离逻辑方法的纯粹历史方法是肤浅的经验主义的事实陈述。逻辑的方法需要以历史的实际发展为基础和内容，只有以大量的历史材料为依据，才能形成可靠的逻辑推论。脱离历史方法的纯粹逻辑方法是空洞的唯心主义的逻辑推理。历史方法与逻辑方法的结合也就是"史"与"论"的结合。"史"是"论"的基础。"论"是"史"的指导。所以在思维过程中，必须把历史的方法与逻辑的方法辩证地统一

起来。

### （二）历史和逻辑的统一

历史和逻辑的统一包含两层含义：一是指逻辑的结构与演化同对象的客观发展史相一致；二是逻辑的结构与演化同人们对这一对象的认识发展史相一致。这说明，历史是逻辑的基础，逻辑是历史在理论思维中的再现，是由历史派生出来的。逻辑和历史相统一的原则和方法，归根到底是思维与存在这一哲学基本问题在逻辑学和方法论中的体现和贯彻。

**1. 逻辑与客观事物的发展史相统一**　马克思主义认为，在人们的认识中，理论的逻辑体系应该反映客观实在的历史发展过程，即是说，理论的逻辑体系应该与客观实在的历史发展过程相一致。恩格斯说："历史从哪里开始，思想进程也应当从哪里开始，而思想进行的进一步发展不过是历史过程在抽象的、理论上前后一贯的形式的反映"。（《马克思恩格斯选集》第2卷）这首先反映的就是逻辑的进程要与客观实在的历史发展过程相一致。为什么逻辑与客观实在的历史相一致？从逻辑的起源上看，逻辑本身就是历史发展过程的产物。逻辑的思维形式、思维方法、思维规律，都是人类在实践的基础上认识客观事物的历史过程中形成和发展起来的。从逻辑的内容看，逻辑就是客观事物历史发展过程的反映，是客观事物历史发展过程的理论再现。总之，历史决定着逻辑，历史是逻辑的客观基础，逻辑是历史的理论概括。因而，逻辑的进程必须与客观事物的历史发展过程相一致。这种一致性，不仅表现在逻辑进程的起点和历史进程的起点相一致，而且表现在逻辑进程的终点和历史进程的终点相一致。例如，在生物学的研究中，从单细胞生物开始，由此继续不断地向越来越复杂的生物体发展，一支由低等植物向高等植物发展，一支由低等动物向高等动物发展，直到发展为最高等的灵长类动物。这里的逻辑进程与生物发展的历史进程是完全一致的。又如，在有机化学的研究中，有机化学的理论体系的终点是有机大分子，这是与有机体发展的最高点相一致的。因为有机大分子的发展向生物大分子的转化，这就超出了化学本身的发展过程，进入了生物现象领域。在生物的研究中，生物理论体系的终点是灵长类动物，这与动物发展的最高点也是一致的。因为灵长类动物的最高发展是人类的出现，而人类的出现就超出了自然界的发展范围，而进入了社会历史的领域。

**2. 逻辑与人类认识的发展史一致**　人类个体对于具体事物的认识过程是由感性的具体到抽象，又由抽象上升到思维的具体。整个人类认识的发展也经历了这样的过程。古代朴素唯物主义把握了世界的总画面，但都是朴素的、直观的，它相当于认识中的感性具体；近代形而上学唯物主义把自然界分解为各个部分，进行分门别类的研究，类似于认识中由感性具体到抽象规定的逻辑阶段；唯物辩证法所概括的关于世界的总画面，可以看作由思维的抽象达到了思维的具体。逻辑与科学认识发展的历史是一致的。以力学的发展为例，亚里士多德曾提出并研究了速度概念，以后大体按历史的时间顺序，伽利略着重研究了加速度，牛顿对力的概念作了科学的规定，焦耳和赫尔姆霍兹对功和能进行了精密的研究。与此相适应，力学理论体系的逻辑便从速度开始，然后再依次进到加速度、力、功和能。

历史和逻辑的统一集中体现了马克思主义客观辩证法与主观辩证法的内在统一性和辩证法、认识论、逻辑学三者的一致性。客观事物的发展史作为客观辩证法，构成了逻辑和人类认识的发展史这一主观辩证法的客观基础；人类认识的发展史既是客观辩证法的反映，又构成了辩证逻辑的直接根源。因此，学习马克思主义的辩证思维方法，要求我们不仅要学会在实际中运用归纳和演绎、分析和综合、抽象和具体等具体方法，更要把握历史和逻辑相统一的根本原则，真正把辩证唯物主义的世界观和认识论、方法论统一起来，在认识和改造世界的过程中不断提高自己的思维能力。

# 第二节　科学技术研究的创新思维方法

科学技术研究的核心问题是创新。在当代，面对越来越庞大的科学理论大厦和越来越复杂的工程技术问题，以及人类遇到的各种各样的复杂的新情况，解决的关键就是创新。要创新，就要求科技工作者必须有创新思维和方法。科学研究和技术发明的创新思维，就是思维要素的辩证组合与重新配置。

科学技术研究的创新除表现为运用规范性的辩证思维形式之外，还体现为收敛性与发散性、逻辑性与非逻辑性、抽象性与形象性的对立统一等辩证思维特征。在这些具有对立方向的特性之间保持张力是创造性思维的典型特征，也是创新思维方法的典型特征。

## 一、思维的收敛性与发散性

### （一）收敛性思维的概念与特征

**1. 概念**　收敛性思维是指在解决问题过程中，思维尽可能利用已有的知识和经验，把众多的信息逐步引导到条理化的逻辑系列中去，从所接收的信息中产生逻辑的结论。由于收敛性思维是在已知条件下从一些事实中引出唯一的或可接受的最好结果，因此也称为"求同思维""聚合思维""集中思维"或"封闭式思维"。

**2. 特征**　收敛性思维是维持传统的、严格地按照已有的原则、背景和方法，沿着一定方向进行科学研究的一种求同思维方式。它是从已知的条件和目的中寻找求同的答案，表现了思维走向集中以及一致性。其最大的特点是具有规范性，优点是方向性，缺点是保守性。

### （二）发散性思维的概念与特征

**1. 概念**　发散性思维是指在解决问题时，思维能不拘一格地从仅有的信息中尽可能扩散开去，朝着各种方向去探寻各种不同的解决途径和答案，与收敛性思维相对。由于发散性思维不受已经确立的方式、方法、规则或范围等的约束，并往往能因此出现一些奇思异想，所以又被称为"放射思维""求异思维""扩散思维"或"开放式思维"。

**2. 特征**　发散性思维是一种可以使思想开放，打破旧传统，建立新秩序的求异思维方式。发散性思维比较注重现象之间的差别，注重暴露已知与未知之间的差异性和矛盾性，表现出了思维的广阔性和开放性。其最大的特点是具有灵活性，优点是多维性，这是创造性思维最重要的特点之一，缺点是盲目性。

### （三）收敛性思维与发散性思维的关系

思维的收敛性与发散性两者本身都有创造性，若只重视其中之一，便可能走向形而上学思维。若将两者有机结合起来，则具有辩证思维的特点，才能充分发挥创造性思维的作用。思维的收敛性与发散性作为思维结构中求同和求异的两种思维形式，只有二者反复交织，相辅相成，优化综合，收敛之中有发散，发散之中有收敛，才能使创造性思维产生具有独特性的新思路和新观念。

## 二、思维的逻辑性与非逻辑性

### （一） 创造性思维的特性

创造性思维方法是科学思维的重要组成部分，现代科学技术的发展从构思实践到建立模型、从建立假说到理论最终完成都离不开创造性思维活动。

创造性思维是科学研究人员在原有知识和经验的基础上，运用与其探索对象及探索过程相匹配的、独特的科学思维形式，把握对象的本质及其规律，从而获得新思想、新观念、新理论、新方法的思维过程。创造性思维具有广义与狭义两种基本含义。广义的创造性思维是指在创造过程中发挥作用的一切形式的思维活动的总称。狭义的创造性思维专指提出创新思想的思维活动。与一般思维相比，创造性思维在思维特征方面不刻板，具有组合各种思维、灵活调用思维的特性。创造性思维的特点主要表现在思维进程的开拓性、思维结构的灵活性、思维进程的飞跃性和思维方式的新颖性几个方面。

**1. 思维进程的开拓性**　创造性思维没有固定的逻辑规范可循，它不同于一般的逻辑推理，往往超越逻辑的障碍和条件的局限，大胆探索，突发奇想，具有开拓性。

**2. 思维结构的灵活性**　创造性思维绝非是某种特定的思维方式和结果的一一对应，而是要调动和使用各种思维方式和方法，从不同角度和层次上对研究对象进行思考，形成新认识，做出新判断，表现出思维结构的灵活性。

**3. 思维进程的飞跃性**　创造性思维往往表现出非理性的、自由联想的、无意识的思维状态，即由某种感觉、表象、概念、思想而引起其他感觉、表象、概念、思想，从而产生新的创意，提出新的方案和假说，思维呈现跳跃性。

**4. 思维方式的新颖性**　创造性思维完全不受既定思维方式和习惯的束缚，它融多种思维活动于一体，呈多向性、立体性思维状态，与一般思维过程相比，具有明显的奇特性和新颖性。

根据科学思维的类型，狭义的创造性思维大体可分为两种形态：以非逻辑思维为主的创造性思维和以逻辑思维为主的创造性思维。人们往往忽视逻辑思维在创造性思维中的重要作用，甚至把创造性思维与逻辑思维完全对立起来，这是片面的。创造性思维在科研工作中的成果是科研人员整个大脑有意识和无意识的综合产物。因为它需要调动全部的知识和经验，达到思维的综合和交互作用，使科技的萌芽向现实转化。因而创造性思维特别注重逻辑思维与非逻辑思维的辩证统一。

### （二） 创造性思维的逻辑性与非逻辑性

**1. 创造性思维的逻辑性**　创造性思维表现为逻辑思维活动，即在感性基础上，综合运用概念、判断、推理等思维形式。这种方法不仅具有抽象性、深刻性、逻辑性和自觉性的特点，而且人类的能动性、创造性、自觉性也都是逻辑思维的一种体现。其过程包括归纳、演绎、分析、综合、比较、分类、类比等。

**2. 创造性思维的非逻辑性**　从科学事实到科学发现，不仅需要逻辑思维方法，还必须借助非逻辑思维方法。非逻辑思维方法有多种，包括想象、灵感、直觉、顿悟等。想象对于科学发现和技术发明的作用很大，直觉和顿悟在创造成果突现方面尤其突出。

NOTE

想象是指人们在某些科学事实和已知知识的基础上，通过构思出未知对象的鲜明形象，从而领悟事物的本质和规律的思维过程。想象可分为再造性想象和创造性想象两大类。

（1）再造性想象　即根据语言的描述或图样的示意，如结构、颜色、地形图、设计图等，在头脑中再造出研究对象的形象。它没有突破语言描述和图样示意所规定的框架，只是现实存在客体形象的再现。这种想象在对科学知识的理解和科学经验的交流方面发挥着重要作用。

（2）创造性想象　即根据一定的研究目的，利用已掌握的科学知识，把头脑中已有的、分散的关于研究对象的形象，创造性地组成一个全新的客体形象。科学发现与发明，如创造新技术、设计新产品等均与创造性想象分不开。另外，科学幻想是一种指向未来，需要经过很长时间才能实现的想象，是想象的一种特殊形式。

想象在科学研究中有重要的作用。人们可以借助想象去探求事物的内部联系，把握那些不能为人们直接感知的东西；想象可以唤醒人们大脑中长期储存的相关信息，并进行各种新的组合，诱发出灵感的火花，从而揭示客观世界的种种奥秘；在科学研究中经常采用的理想实验方法，在本质上属于想象的范畴。所以列宁说："否认幻想也在最精确的科学中起作用，那是荒谬的。"（《列宁全集》）"甚至在数学上也是需要幻想的，甚至没有它就不可能发明微积分。幻想是极其可贵的品质。"（《列宁全集》）事实正是如此，整个微积分学是建立在无穷小量的基础上的，牛顿和莱布尼茨就是在思维想象中把握了无穷小量的运算关系才创立微积分的。著名科学家爱因斯坦也经常运用想象，他在16岁时就曾设想：如果我以光速追随一条光线运动，那么这条光线就好像是在空间里振荡而停滞不前。这个大胆的想象正是狭义相对论的宝贵萌芽。

想象不是凭空的，而是以一定科学事实为出发点的。所谓"见瓶水之冰，而知天下之寒"。科学事实就是科学家的空气，如果不凭借事实，就无法进行想象。想象力的大小与一个人知识的广博程度有密切关系，具有丰富而广博知识的人，比知识贫乏的人更容易产生新的联想和独到的见解。

## 三、直觉思维与顿悟思维

在科学发现或科学创造活动中，直觉和顿悟起着特殊重要作用，人们应注意恰当地处理逻辑与直觉的关系，自觉激发灵感，让头脑做好充分准备，以便随时抓住机遇。

### （一）直觉思维

**1. 直觉思维的概念与特征**

（1）概念　直觉思维是指不受某种固定的逻辑规则约束而直接领悟事物本质的一种思维形式。这种直接领悟事物本质的能力，也可称之为直觉力或思维洞察力。

认知心理学和人工智能的创始人赫伯特·西蒙从认知心理学角度对创造直觉的含义给予了类似说明，认为直觉是以与问题相关的知识和经验为基础，对问题的本质所做的再认识和判断，一个人只有对非常熟悉的东西才会有直觉。主体在认识实践中，总是不断地获得知识，积累经验，并不断地运用已有的知识、进行新的认识活动。这种不断反复的认识过程，使得主体头脑中的知识、经验逐步地围绕着一定的问题而形成一个一个的知识组块。随着知识组块的不断增多，主体的知识和经验就越来越丰富。因此它们是一种"问题模式"。在掌握了大量的知识组块的基础上，主体遇到问题，就可以超越判断、推理的逻辑过程，而迅速地整块地调用这些知识，对事物做出直接的判断。这就是在进行直觉思维。

（2）特征　直觉思维没有固定的逻辑思维程序，其特征表现在非逻辑性、突发性和倾向性。

①非逻辑性　它跳过逻辑证明的某些必要环节，略去逻辑分析中一些程式化的推理链条，从整体上对一些问题做出结论。从认识发生的角度看，直觉思维具有不能预期的随机性。

②突发性　直觉思维的结果往往产生得特别迅速，它无法预料，稍纵即逝，也无法由主体刻意求得。从认识的变化过程看，采取了逻辑上跳跃的突变形式。

③倾向性　直觉思维具有突然达到洞察事物本质和规律的功能，但它不是偶然发生的。从表面看，直觉思维好像是由于受到某种提示和启发而偶然产生的，实际上它是在人主动指向一定的目标，努力寻求解决方法的情况下才能产生启发作用。从认识成果的性质看，由于打破了常规思路，突破了思维定式，往往成为开创性成果的先导。

**2. 直觉思维的方法论意义**　直觉思维在科学研究中的方法论意义是：第一，直觉思维是创造性思维的重要形式。第二，直觉思维是发挥科学认识主体思维能动性的突出表现。第三，直觉思维能够实现对现有范式的突破。

（二）顿悟思维

**1. 顿悟思维的概念与特征**

（1）概念　顿悟是创造性思维的一种特性和状态，是指在思考某个问题长期得不到解决时，在某种时刻突然获得解决问题的豁然开朗的状态。

（2）特征　顿悟具有突发性、诱发性、偶然性、极度快乐、豁然开朗等特性。

顿悟并不是什么神秘莫测的现象，在人的认识过程中，它作为一种特殊的表现形式，不过是从感性经验达到理性飞跃的逻辑程序的中断。当然，这又并非说每个人都具有这种认识能力，它并不是在所有科学创造过程中都存在的现象。

**2. 顿悟思维的方法论意义**　顿悟不是凭空产生的。它必须以思维者大量的前期研究和思考为基础。思维者为了解决问题，左思右想，在头脑中对信息材料进行逻辑加工。如果信息材料充分、够用，推理、论证比较顺利，那么问题就被正常地解决了。但是在解决问题的过程中经常会遇到信息材料不充分的情况，这就使主体头脑中围绕着问题而建构起来的解题方案出现了某些"缺环"，存在"空白点"，导致解题思路中途被"卡"。由于思维者对问题孜孜以求，使得大脑皮层相应的部分被"激活"，思维处于"激射"状态。处于这种状态下的思维者大脑中，一方面是由强烈的解题欲望而建立起来的一触即发的"优势灶"，另一方面是存在着一个有"缺环"的不完整的解题方案。这时，如果思维者的某一猜想，或以潜在形式存在于记忆库中的信息突然涌现；或者受到某外部信息的启发，恰好能够填补这一思维的"缺环"，那么就会使其受阻的思路迅即畅通，瞬间达到对问题豁然开朗，从而在顿悟中实现对问题的领悟。

显然，由思维者前期思维加工而产生的带有某些缺陷的解题方案的介入，在这里起着关键性作用。正因为有充分的前期的思维准备介入，才使思维在瞬间切入问题，达到对问题的本质的"顿悟"。如果没有思维者前期大量的思维加工，围绕问题在头脑中形成带有"缺环"的解题方案，那么无论受到什么信息的启发，也不会出现"茅塞顿开""思接千载"的思维跨越。

（三）直觉和顿悟的运用

直觉和顿悟都是认识主体的创造力突然达到超水平发挥的一种特定的心理状态。科技工作者必须善于培养和运用直觉，触发顿悟。

1. 必须积累丰富的知识和经验，而且以良好的结构储存在大脑中，以便于在面对问题或触发信息时，能迅速调动，产生"共鸣"。

2. 必须积累灵活运用各种思维方法包括逻辑思维方法的经验。直觉和顿悟的非逻辑性和自动性只是说明其没有自觉的思维，但实际上，它是主体潜意识中综合进行的各种思维过程的"压缩"和"简化"的表现，更需要主体具备丰富的思维经验，达到随心所欲的境界。

## 四、思维的批判性

原有知识是有限的，真理性是相对的，世界万物是无限的，发展是无止境的。人类的创造性思维总是在"破"与"立"之间徘徊，因而思维的批判性也成为创造性思维的源泉。

### （一）思维的批判性

思维的批判性也叫怀疑性，是指思维主体能自觉地对认知对象进行怀疑和挑战，从而去发现问题、分析问题、解决问题，即思维对事物的一种不确定、不稳定的状态。创造性思维必以怀疑与否定为前提，没有对旧事物的怀疑，就不会有对新事物的开辟，就不会有科学机体的代谢和更替。正是这种思维的怀疑性才促使思维个体摆脱旧的束缚，进行更深入的思考、分析、研究、改进和创新。只有通过对传统思维模式的怀疑和批判，不断地反思前人设定的界限，突破旧有的框架和现有的认识范围，才能产生创造性思维。

### （二）创造性思维过程需要批判性思维

创造性思维是人类思维的高级形式，因为它的复杂性，其模式至今没有形成统一的看法。目前能为较多人认可的是英国心理学家沃勒斯在1926年出版的《思考的艺术》一书中提到的，即任何创造过程都要经历四个阶段：准备阶段、酝酿阶段、明朗阶段和验证阶段。这四个阶段的每一过程都少不了批判性思维。

**1. 准备阶段**　这个阶段是研究者发现和确定目标，形成问题情境，围绕问题和目标收集资料，获取更多经验知识的时期。这一时期需要思考者用怀疑和批判的眼光去审视已有的材料和观点，用全面、灵活、细致的思维发现其中的不合理因素。若对已有的观点或论证毫无批判地被动接受，没有批判性思维，要发现问题几乎是不可能的。另外，收集材料，对材料的可靠性、真实性进行分析也需要批判性思维。

**2. 酝酿阶段**　此阶段，研究者围绕目标，对所获得的各种信息进行思维加工，孕育构思，致力于提出解决问题的创造性构想，直到思维达到饱和为止。这是在第一阶段的基础上对问题做试探性解决，提出各种试探方案。这个阶段同样需要批判性思维。对各种可能试探方案评价、比较、分析，并在各种方案中进行优化选择，以促进新思想、新认识的提出，都离不开批判性思维。

**3. 明朗阶段**　这一阶段是提出新的认识成果、新的观念、新的思想，提出创造性设想的阶段。这一阶段通过情景转移、知识重组，从而冲破原有的定势，达到豁然开朗的时期。这一阶段是前两个阶段的延续，虽然想象力、直觉、灵感、顿悟等思维方式在这两个阶段起着非常重要的作用，但是思考者的思维也不能天马行空，是经历了思维的批判后的重组，要受到批判性思维方法的制约。

**4. 验证阶段**　这个阶段，研究者对所得到的创造性设想进行检验、证明和修正，形成比较完善的概念、假设、模型或解决问题的方案和方法，并在理论上加以认定、确认和否定。这个阶段是精心设计、严密推理、小心求证的时期。通过检验，可能会修正原来的部分观点，也可能会证伪以至于完全抛弃原来的观点，又提出新的问题。对新思想、新认识的检验是一个复杂的批判性思维过程。

## 五、移植、交叉与跨学科研究方法

移植、交叉或跨学科研究方法，是创造性思维的两种非常有效的研究方法。当代科学研究和技术发明变得越来越复杂，进行移植与交叉，通过多学科或跨学科研究常常能够获得单一学科研究无法获得的创新成果。多学科融合或跨学科研究也是当代科学和技术解决问题的创造性方法，体现了广泛联系和发展的辩证法。

### （一）移植方法

所谓移植方法，是将在其他学科中已经运用的方法或研究方式移到要研究的新领域或新学科中，加以运用或加以改造的研究方法。例如，1925年薛定谔、海森堡等人建立了量子力学之后，1928年德国化学家海特勒和伦敦就把量子力学中的波函数概念运用到理论化学的研究中，成功处理了氢分子中的电子运动。他们还利用"电子桥"的概念阐明氢分子化学键的本质，从理论上论证了共价键及其饱和性的定向性，建立了量子化学。20世纪60年代以后又出现了量子力学基本概念和规律，其被大规模地用于生物大分子的结构研究，从而创建了量子生物学。由于量子理论方法的移植，使自然科学开始从原来通过宏观表象认识物质客体转向通过微观结构及其运动形式认识物质客体，从而更深入地揭示了物质客体的本质及其运动规律。

移植方法又可分为相同学科层次的横向移植、不同学科层次的纵向移植和多学科多层次的纵横交叉移植。正如贝弗里奇所说："移植是科学发展的一种主要方法。大多数的发现都可应用于所在领域以外的领域。而应用于新领域时，往往有助于促成进一步的发现。重大的科学成果有时来自移植。"（《科学研究的艺术》）

### （二）学科交叉方法与跨学科方法

当前，各科学间的交叉性越来越大，通过学科之间的交叉，人们往往可以获得新的认识，从而带来创新。简单地将不同学科局限在某一知识体系，不但不利于学科成长，反而会抑制学科发展。因此，需要通过学科交叉使知识系统渗透和融合，也就是需要借用其他学科的理论、方法或成果来解决本学科的新的科学或技术问题，从而与其他学科发生相互联系、渗透和推动。

**1. 学科交叉方法**　学科交叉方法是两门以上的学科之间面对同一研究对象时，从不同学科的角度进行对比研究的方法。目的是借鉴其他学科的研究，思考本学科的问题和对象，融合其他学科的研究方法，以达到对研究对象的新认识。学科交叉方法运用最突出的表现就是边缘学科的出现，如物理化学、化学物理学、生物化学、地球物理学、地球化学、天体物理学、生物物理化学等。

**2. 跨学科方法**　跨学科方法是通过多学科的协作共同解决同一问题的方法。跨学科也是一种多学科融合的方法，也可称为多维融贯的方法。如综合学科：环境科学、信息科学、能源科学、材料科学、空间科学、海洋科学、生态科学等采用的就是跨学科研究方法。

## 六、数学方法

在科学研究的全过程中，数学方法渗透到其中的每一个环节，它作为理论思维的一种行之有效的手段，是科研工作取得成功的重要保证，是衡量科研工作水平的重要标志。马克思指出："一种科学只有在成功地运用数学时，才算达到了真正完善的地步。"（《回忆马克思恩格斯》）

### （一）　数学与数学方法

数学是打开科学迷宫的一把钥匙。相对于其他科学而言，数学是各门科学研究的一个工具。数学方法是指数学在科学研究中的应用，而不是讲数学本身。

恩格斯对数学的解释是："纯数学的对象是现实世界的空间形式和数量关系。"（《回忆马克思恩格斯》）"数学是数量的科学；它从数量这个概念出发。"（《自然辩证法》）"数学是一种研究思想事物（虽然它们是现实的摹写）的抽象的科学。"（《回忆马克思恩格斯》）

从起源看，数学是现实世界的数量关系和空间形式的反映；从直接处理的对象看，数学是人的思维所创造的思想事物，完全脱离现实世界的思想事物是不存在的。随着数学的发展，人们对"数学是关于量的科学"的理解越来越深，"量"的范畴不断扩大，含义越来越广。比如，"结构"就是数学中一个重要的研究内容。从数学强调的形式结构的普遍性这点看，数学作为一种科学研究的方法，具有广泛的适用性。

数学方法是指以数学作为工具，通过建立和求解数学模型进行科学研究的方法。即用数学语言表达事物的状态、关系和过程，经推导、演算和分析，以形成解释、判断和预言的方法。具体来说，就是运用数学的理论、概念和方法，对研究对象进行量的分析、描述、推导和计算，找出其内在联系的数学表达形式，以认识事物发展变化的规律性。

### （二）　数学方法的特点

数学的研究对象及其本质属性，决定了数学方法具有高度的抽象性、严密的逻辑性和广泛的应用性特点。

**1. 高度的抽象性**　任何一门科学都具有抽象性的特点，然而，数学的抽象性比任何科学的抽象性都更极度。在数学抽象中，一方面它要舍弃其他一切特性只保留了事物的量的关系；另一方面它要用高度形式化的符号表示这种量的关系，并且数学抽象又是有结构的抽象，亦即是对形式结构的抽象。对形式结构的抽象程度越高，它所对应的结构层次就越深。数学的这种高度抽象性使它作为科学研究的一种方法更能无限深入事物的本质。

**2. 严密的逻辑性**　数学的一切结论只需由也必须由严格的逻辑推理来得出。因此，一切数学结论都具有逻辑上的必然性和量的规定性。爱因斯坦说："为什么数学比其他一切科学受到特殊的尊重，一个理由是，它的命题是绝对可靠的和无可争辩的，而其他一切科学的命题在某种程度上都是可争辩的，并且经常处于会被新发现的事实推翻的危险之中。数学给予精密的自然科学以某种程度的可靠性，没有数学，这些科学是达不到这种可靠性的。"（《爱因斯坦文集》）当然，模糊数学的创立在一定意义上揭示了精确性与模糊性的相对性，但它并非要求数学舍弃其精确性和严密性，而是恰恰强调要对模糊事物达到数值化、明晰化的认识水平。

**3. 广泛的应用性**　有些数学暂时无法用于科学研究，但原则上说，没有任何一种数学方法不能应用到现实世界中。目前，数学方法已广泛应用于自然科学、社会科学、工程技术、农业生态、医药学、国民经济、科学管理和思维艺术等各个领域。正如华罗庚所说："宇宙之大，粒子之微，火箭之速、化工之巧，地球之变，生命之谜，日用之繁，无处不用数学。"（《华罗庚科普著作选集》）

数学方法还可以强化人们的美感思维，它还具有形式美和理性美等特点，对使用符号语言有特殊的偏好。它是艺术，又是科学。

### （三） 数学方法的作用

现代科学的数学化特点使数学方法在科学技术研究工作中成为一种不可或缺的、普遍有效的重要工具，其独特的方法论作用主要表现在以下几点。

**1. 为科学技术研究提供简洁、精确的形式化语言，有助于加速思维进程** 由于数学语言高度抽象而形式化，极其简明扼要，因此它被用来直接反映事物的本质和规律，成为表述科学内容的通用语言。在科学技术研究中，无论是陈述问题，还是定量计算以及推理，如果只靠日常的自然语言，就连简单的自然规律都难以说清楚，若用来描述复杂现象的内在联系就更是寸步难行了。运用数学中卓有成效的抽象符号、公式、方程式、不定式、算子等简明的形式化语言，会使问题明了、计算简便、推理清晰。

在电动力学中，著名的麦克斯韦偏微分方程组，就相当简洁概括地描述了经典电磁理论的全部基本定律。在狭义相对论中，爱因斯坦只是从数学的角度推演出质能关系式：$E=mc^2$，如此简单的公式，竟然酝酿出了一场伟大的核力能源革命。在宇观世界中，只有用非欧几何的语言将引力"几何化"，才能真正把握引力场这一研究对象的本质。

**2. 为科学技术研究提供数量分析和计算的方法，有助于发现新的事实和规律** 数学作为一种认识世界和改造世界的工具，最初就是用于计算数目和丈量面积的。近代科学之所以被称为精密的实验科学就在于它一开始由伽利略将数量分析和计算的方法与实验方法紧密地结合在一起，从而开辟了定量地研究自然现象的新纪元。

一门科学从定性描述进入定量分析和理论计算，标志着它已经达到比较成熟的水平。在生物学中，著名的遗传基因学说之所以不同于以往对遗传现象的描述，主要因为它是根据两两具有不同性状和个体杂交试验所获得的大量数据进行数理统计推导出来的。

是否具有定量分析和理论计算的基本功，是关系到科学研究成败的一个重要因素。第谷长于观测而短于数学分析，开普勒虽短于观测却长于数学分析。因此，第谷在天文学上因错误结论而失败，开普勒则以精密计算而获得极大成功，以行星运动三定律的发现而载入史册。胡克与牛顿同是研究万有引力定律问题，但牛顿却捷足先登，也是由于精于定量分析和理论计算，胡克则恰好缺乏这方面的素养而饮恨终身。

定量分析和理论计算有时能导致发现新的事实和规律。亚当斯和勒维烈对海王星的预见和发现也是得益于数学的推导和计算。拉瓦锡在实验中精确地称量了试剂和产物，才推翻了所谓"具有负重量的燃素"概念，成为真正发现氧的化学家。门捷列夫用定量分析和理论计算的方法整理当时已发现的 63 种元素之间似乎杂乱无章的关系，建立了元素周期律。恩格斯高度评价道："门捷列夫不自觉地应用黑格尔的量转化为质的规律，完成了科学上的一个勋业，这个勋业可以和勒维烈计算尚未知道的行星海王星轨道的勋业居于同等地位。"（《自然辩证法》）

现代科学研究如果离开了数学分析和定量计算，理论研究是走不远的。电子计算机运算速度的惊人提高，大大加速了科学研究的进程，并为一大批新兴学科的产生和发展准备了必要条件。高技术的迅猛发展对数学计算的要求也越来越高，在建造原子反应堆、高能加速器、宇宙飞船等实践中，如果不进行定量分析和数值计算，不仅达不到预期目的，还可能造成严重的事故和可怕的灾难。

**3. 为科学技术研究提供逻辑推理和证明工具，有助于提出科学假说**　数学推理的一个最重要的特点是它的无矛盾性。在自然科学研究中，如果发现它的数学推导过程中有矛盾问题，并予以解决，往往能够形成新的科学假说，进而可能导致重大的理论突破。法拉第的电学实验研究成果辉煌，但他只是一位实验物理学家而不是理论物理学家。尽管他发现了电磁感应定律，实现了电与磁的辩证转化，引进了"力线"概念，提出了"场"的思想，动摇了"超距作用"的神秘观念，但令人惊讶的是，他一生所研究的电学的总结性巨著《电学实验研究》却找不到一个数学公式。只是在麦克斯韦将法拉第学说用数学方法加以推演和证明之后，才构筑起电磁理论大厦。特别是麦克斯韦在这一过程中所建立的偏微分方程组，用四个数学公式表述已有的四个电磁学定律，结果发现它们彼此是不相容的。于是他加上一项数学符号，即电场强度对时间的微商（作为物理概念的"位移电流"），使矛盾得以解决。依据这一组方程式，麦克斯韦推演出电磁波存在的假说，并推算出其速度恰好等于光速，并断定光就是一种电磁波。

对于那些非直观感觉、极度抽象的研究领域，数学推导的严密逻辑性和可靠性更显示出其巨大威力。在量子力学和相对论这样高深的理论中，数学所提供的逻辑推理和证明的方法可以获得单凭具体学科的方法所得不到的意外结果。尽管它们一时还只是假说，但却是推进科学认识向纵深方向发展所不可或缺的手段。

# 第三节　科学技术活动的方法

科学技术实践是科学技术活动中最基本和最基础的活动，科学技术活动方法的对错好坏直接或间接地影响着科学技术活动的成败优劣。18世纪的法国科学家拉普拉斯说过："认识一位天才（人物）的研究方法，对于科学的进步，甚至于对他本人的荣誉，并不比发现本身更少用处。"（《宇宙体系论》）

## 一、科学实践的方法

马克思主义特别强调实践，科学实践是人类实践的重要内容之一。科学实践的基本方法有科学观察、科学实验和科学仪器的运用。

### （一）科学观察

在生命科学和医学的发展史上，很多发明发现都是用观察方法获得的，如中医学的基本研究方法就是观察，"司外揣内"就是在不干扰对象的条件下研究生命和疾病的。诸如证候、药物功效、经络和穴位作用等都是观察的结论。西医的综合征、急腹症、垂死状态的症状表现也都是长期观察得出的结论。

**1. 科学观察及其类型**　科学观察又称观察方法，是人们有目的、有计划地通过自身感官或借助科学仪器，对自然发生条件下的对象进行考察和感知，以获取科学事实为目的的一种感性活动。

根据学科领域不同，观察方法可分为天文观察、地质观察、地理观察、生物观察、物理观测（观测比观察更强调定量化）、化学观测、工程观测和医学临床观察等多种类型。

　　根据是否存在对观察对象的人为控制或干预，观察方法又可分为在大自然提供的形态下进行的观察和在实验室提供的可控条件下的观察两大类。前者如观察恒星内部核反应过程（主体不能影响客体）、观察动物的行为（或将摄像机放在动物感觉不到的地方，或长期同野生动物生活在一起）等，是在对事物不能起支配作用的条件下进行的；后者如观察云雾室、火花室、乳胶室、粒子反应堆等，是通过变革客体的实验所进行的观察。

　　根据观察的目的分，科学研究中又有启示性观察、探索性观察和验证性观察等。

　　根据观察过程是否使用仪器，观察又可分为纯感官的直接观察和凭仪器的观察。凭仪器的观察又可分为直接观察和间接观察两种类型。直接观察，如借助显微镜直接观察细菌。间接观察，如观察威尔逊云雾室，借助于这一仪器观察粒子的轨迹，而不是直接观察粒子，是通过轨迹间接地了解粒子的性质。

　　根据观察结果是否提供数量特征，观察方法又可分为定性观察和定量观察两大类。

　　**2. 观察方法在科学研究中的作用和局限性**　观察方法是科学认识过程中的实践环节，是人类实践活动在科学认识中的一种具体化。

　　（1）作用　对任何一项科学研究而言，观察方法所获得的各种事实和材料是全部科研工作的基础，是创造发明成功的出发点。具体而言，观察方法在科学研究的全过程中发挥三个方面的作用。

　　①观察方法是形成科研课题的重要途径　科学问题的来源，如果不是借助于观察方法，怎么可能发现矛盾，在观念中形成科学问题呢？青年船医迈尔，如果不是通过观察发现船员的血液颜色在赤道附近比在北欧时更鲜红，就不可能确立有关能量守恒和转化定律方面的科研选题，也不可能保证他后来的科学发现。印度科学家拉曼正是通过对海水呈现深蓝色的观察与研究，才确立了有关光的折射这一选题。我国古籍就有"观叶落，固以为舟""见风蓬转，而知为车"等技术发明课题来源于观察的生动记载。现代仿生学的众多科研课题的确立，也都离不开观察方法。

　　②观察方法是建立科学假说的先决条件　一般说来，天文学、地学、气象学、动植物分类学等学科不可能从事精确的实验研究，故这些学科的知识大都是以假说的形式建立起来的，而这些科学假说得以建立的先决条件就是观察。没有观察研究，就不会有大爆炸学说、黑洞学说；魏格纳在观察世界地图的过程中提出了大陆漂移的假说；凭借长期观察到的丰富的气候、物候变化资料，竺可桢发表了引起国际气象学界高度重视的《中国近五千年气候变迁的初步研究》一书。如果没有丹麦天文学家第谷·布拉赫穷尽一生的天文观察所获取的极为丰富的资料，德国年轻学者开普勒就失去了他成为"天空立法者"的可靠基础，又谈何提出行星运动三定律？

　　③观察方法是验证科学认识真理性的基本手段　最著名的例子之一是英国物理学家爱丁顿的日食观测。1916 年，爱因斯坦提出了广义相对论，根据这一学说，他预言光线在引力场中将会发生弯曲效应。天文计算表明，1919 年 5 月 29 日将发生日全食。此时，金牛座中的毕宿星团刚好在太阳附近，若天气好，至少可拍摄 13 颗亮星。爱丁顿抓住了这个机会，就在该年 5 月组织了一个探险队，奔赴非洲普林西比岛，利用日全食测定星光的弯曲效应。结果所测得的恒星偏离角度值为（1.61±0.30）秒，恰好与爱因斯坦的预言值（1.7 秒）相符，从而验证了广义相对论的正确性。正如爱因斯坦所指出的："理论所以能够成立，其根据就在于它同大量

的单个观察关联着，而理论的'真理性'也正在此。"(《爱因斯坦文集》)当初，爱因斯坦提出广义相对论时，许多著名的物理学家很不理解，直到爱丁顿通过日食观测证实后，爱因斯坦才一夜间变成了举世闻名的伟大科学家。

观察方法是科学认识发展的基础、源泉和动力，它启迪人们继续探索并从理论上予以概括，揭示其本质和规律，并对检验科学假说、发展科学理论具有决定性意义，是检验科学知识真理性的基本手段和标准。

（2）局限性　尽管观察方法在科学研究中有重要作用，但由于观察在相当程度上依赖于人的感觉器官，在观察范围、观察的精确度和观察的速度等方面都有一定的局限，即使运用观察仪器进行观察，观察者若不主动干预和控制观察对象，观察对象的许多属性、特征也不会自动显示在观察仪器上，因而观察还是有一定局限性的。恩格斯说："单凭观察所得的经验，是决不能充分证明必然性的。"(《爱因斯坦文集》)

## （二）科学实验

科学实验是科学研究的重要实践过程和方法，没有科学实验，就不会有科学技术现在的发展。

### 1. 科学实验及其类型

（1）科学实验的概念　科学实验是根据一定的科学研究目的，运用一定的物质手段，包括科学仪器和设备，在人为控制或模拟自然事物或现象的条件下获取科学事实的方法。实验方法与观察方法的最大区别是它在变革自然中认识自然。换言之，它是在人工创造的特殊条件——将对象置于最少受干扰、最易显露其本质的状态下观察对象的。正如马克思所指出的："物理学家是在自然过程表现得最确实、最少受干扰的地方考察自然过程的。或者如有可能，是在保证过程以其纯粹形态进行的条件下从事实验的。"(《马克思恩格斯选集》)

实验方法作为观察方法的补充和发展，可以起到单凭观察方法所起不到的作用。这种作用是它比观察方法更能获取大量、精确和可靠的事实材料（科学事实），比观察方法更能深刻地揭示事物的本质和规律，更能证明其客观必然性。

（2）科学实验的类型　科学实验的类型多种多样。根据精确程度可将实验分为自然实验（动物实验、医学实验、心理实验、教育实验等）和实验室实验两大类。实验室实验又可分为地面实验和空间实验之不同。

根据实验的直接目的又可分为探索性实验和验证性实验。前者为了获取新事实，后者为了检验假说和理论。

根据实验中质与量的关系又可分为定量实验（如伽利略的斜面实验）、定性实验（如富兰克林关于雷电的风筝实验）和结构实验。

根据实验在科学认识中的作用可分为析因实验、对照实验、中间实验和判决性实验。

根据学科可分为物理实验、化学实验和生物实验等。

根据人的干预情况可分为加法实验、减法实验和模拟实验。

### 2. 科学实验方法在科学研究中的作用
科学实验方法是撬开自然奥秘大门的最有力杠杆，其可发挥单凭观察方法所起不到的推动科学认识前进的作用。科学实验方法具有以下特点。

（1）科学实验可以纯化和简化研究对象　实验对象总是处于周围环境之中的，在自然状态条件下，它与许多其他现象错综复杂地交织在一起，单靠生产实践和观察方法难以透过这些复杂联系去捕获对象的有关信息，而实验方法可以根据研究的需要和主客观条件，用各种实验手段和方法，减少或排除次要的、偶然的、外来因素的干扰，纯化客体，把复杂的现象加以简化，将研究对象置于人工控制的条件下，以便于我们精准地观察到自然状态条件下所观察不到的现象。

（2）科学实验可以强化和激化研究对象　自然界中的大多数事物往往处于某种稳定的常规状态，只有通过实验方法创造在自然界中不存在的、无法直接控制的特殊条件，即强化和激化研究对象，才能使它的本质和规律显露出来便于观察。比如超高温、超低温、超高压、超真空、超强磁场、超纯度、超导电等这些极端条件，有助于使研究对象的变化过程向指定的方向实现，从而获得在生产实践和单纯自然观察中所得不到的新认识。

（3）科学实验可以再现和重演自然过程　由于人体本身的生理局限性，使得人在生产活动中和日常观察中看不到那些能够重复出现或变化既不太急速又不太缓慢的自然现象和过程，而对于那些时过境迁（时间）和范围广大（空间）的事物难以把握，这就需要实验方法。它可以变时过境迁为可以重演，变范围广大为尺度缩小，从而观察到那些一去不复返的现象或变化太快、太慢的过程，这就极大地开拓和丰富了人的认识领域，缩短认识过程，节省人力、物力和财力，达到事半功倍的认识目的。

（4）科学实验可以替代物理过程和数学关系　在科学技术研究中，出于安全原因或因耗资巨大，不允许直接进行实验，这时人们常常采用间接的手段进行实验研究，以取得关于对象的信息。这是一种根据对象即原型的本质特征，人为地建立或选择一种与之相似的模型，然后在模型上进行实验研究，并将实验结果类推到原型中去，揭示对象的本质和规律的一种研究方法。

### （三）观察渗透理论

**1. 观察渗透理论的缘由**　科学观察和科学实验是科学认识的基础，同时又是离不开理论思维的，它必定要在某种思想或理论指导下进行。无论是目的的确定、方案的设计，还是结果的检验与评价无不如此。对于理论思维与观察的关系问题存在着两种截然不同的哲学观点。一种观点认为，观察是中性的，理论依赖观察，观察不受理论制约；另一种观点认为"观察渗透理论"。

近代英国哲学家弗兰西斯·培根有一句很经典的关于纯粹的中性观察的话："决不能给理智加上翅膀，而毋宁给它挂上重的东西，使它不会跳跃和飞翔。"（《16～18 世纪西欧各国哲学》）当时出于反对宗教神学对自然科学干预的需要，这种观点曾发挥过积极作用，但作为一种科学认识论则有失偏颇。现代西方逻辑实证主义也主张不受任何理论影响的中性的观察。这种中性观察的观点后来受到许多科学家和哲学家的批评。爱因斯坦明确指出："是理论决定我们能够观察到的东西……只有理论，即只有关于自然规律的知识，才能使我们从感觉印象推论出基本现象。"（《爱因斯坦文集》）美国科学哲学家库恩也谈道："观察和概念化，事实和事实被理论同化，在科学新事物的发现过程中是不可分地联系着的。"（《必要的张力》）这些论述否认了有纯粹的中性观察的存在，都主张"观察渗透理论"的观点，显然有其合理性。

**2. 观察之所以渗透着理论的原因**

（1）观察不仅是接收信息的过程，同时也是加工信息的过程　对信息的接收过程，表现出科学观察的目的性和计划性，而理论在观察中起着"定向"的作用。对信息的加工过程，体现出观察的组织模式的作用，而观察的组织模式是由观察者的理论框架、实践经验和文化因素构成的，其中最主要的是理论因素。这正如爱因斯坦所说："是理论决定我们能够观察到的东西。"（《16~18世纪西欧各国哲学》）

（2）观察陈述是用科学语言表述出来的  概念是语言的构成要素，与任何理论范式都无关的中性的科学概念是不存在的，科学语言总是与特定的科学理论联系着。

观察的整个过程（从设计观察到观察结果的处理）都渗透着观察者的理论思维。不受观察者的组织模式影响，对所有的人具有同等观察意义的所谓"中性的感性观察材料"实际上是不存在的。

### （四）科学发现中的机遇问题

科学观察和科学实验都是受理论思维指导的，它具有明确的目的性和计划性。但绝不是说其结果都是意料中的事。因为科学实验的实践本性在于探索未知，其中，想要知道的未知并不一定出现，而未曾想到的未知却可能突然而至，这就提供了一个偶然的机会即机遇。捕捉到它，往往会导致新的重大发现。如何捕捉机遇，既是一个方法论问题，又是一个认识论问题。

**1. 机遇的概念**  顾名思义，机遇是指遇到了一种偶然而至的机会，由于能够敏锐地捕捉到它、紧追不放地予以研究，从而导致了未曾料到的科学新发现。我们把这种情况，称之为科学发现中的机遇。

**2. 机遇的特点**  由于机遇是相对于原定的研究计划和目的而言的，因此，它的最大特点就是意外性。这种意外性又分完全的意外性和部分的意外性两种类型。

（1）完全的意外性  指研究的目的是为了发现现象 A，但却意外地发现了一种完全不同于 A 的现象 B，而且 B 比 A 具有更大的价值。

（2）部分的意外性  指结果虽是意料之中的事情，但发现这一现象的方式、时间或场合却是意外的。

**3. 机遇对科学发现的作用**  由于完全的意外性，从而开辟了科学新领域，比如 X 射线的发现，打开了人类通向原子的大门。由于部分的意外性，从而加速了原定计划的进程，比如，凯库勒在放松精力休息时的顿悟，使他长期思索的问题迎刃而解。可见，机遇在科学发展的历史中具有十分重要的科学价值。

对于如何看待机遇，从认识论上说有两种片面的错误观点：要么视而不见，采取"鸵鸟政策"，把头埋在土里，从根本上否定机遇的客观存在；要么夸大其词，把机遇说得神乎其神，似乎非幸运儿不可企及。其实，机遇不仅客观存在，而且有其产生的原因。

机遇产生的客观原因在于，自然界本身乃是偶然性与必然性的对立统一，机遇表现为偶然性，但它背后却隐藏着自然规律的必然性，机遇所导的新发现则揭示了这种必然性。在观察实验中，由于偶然具备了某种条件，未知现象突然显现出来，只要不错失良机，就能抓住其中闪烁的必然之光。

本来硫黄可使橡胶变得柔软而有弹性，这种化合物具有不致因受热而变黏、因受冷而变硬的本性或必然性。可是能够发现这一必然却是在一次偶然的机会中。19世纪初，人们在两层布中间夹一层橡胶制成了防雨衣，但天热它发黏、天冷又变得硬而脆。美国发明家古德伊尔为克服这一缺点进行了长期研究。1839年的一天，他在实验中不小心将橡胶和硫黄的混合物掉落在热得烫手的火炉上，当他赶忙从炉上将其刮下来时，出乎意料地发现，这种经过加热的混合物，尽管很热但不黏了，冷却后也不硬了。以此为契机，古德伊尔发明了加工橡胶的硫化技术，从而大大提高了橡胶的使用价值。这个例子充分说明，必然性要通过偶然性表现出来，偶然性又要以必然性为基础。

在科学史上，可以列举出大量由机遇而导致的重大科学发现和技术发明，这表明，机遇也是科学发现和技术发明的一种形式。机遇对于发现者来说似乎是一种被动的发现，因为意外现象总是不期而至。问题在于为什么有人能够抓住机遇，并由此做出重大的科学贡献，而有的人却视而不见，坐失良机？因为在导致机遇发现的情况中，科技人员的知识准备和哲学素养起了关键作用。意外事件只是提供了科学研究的新线索，并没有提供解决问题的全部答案，还需要科学家进一步的研究和探索。法国化学家和微生物学奠基人巴斯德在讲述奥斯特偶然发现电的磁效应现象时深有感触地说："在观察的领域里，机遇只偏爱那些有准备的头脑。"（《科学研究的艺术》）"有准备的头脑"既指具有丰富知识背景的头脑，又指具有批判性精神的头脑。只有知识背景丰富，才能知道什么是意外。意外是以"意内"即人的头脑中的认识为前提的，没有丰富知识准备的人，把一切都当作意外，是根本谈不上捕捉机遇的。没有批判性的精神而被强大的传统所束缚，即使出现了意外，也会熟视无睹、坚持成见地继续走自己的路，放弃了真理而不悔。有准备的头脑必定是有哲学素养的头脑，只有这样，才能如恩格斯所赞赏的那样：伟大的头脑产生伟大的智慧，能够从五光十色的现象中发现有意义的新事物。

## 二、技术活动的方法

人们要从事技术研究与技术开发活动，总要采用一定的手段、途径和行为方式。技术方法包含在这些手段、途径和行为方式中可操作的规则或模式中。人们在长期的技术实践中创造了众多的技术方法。但这些方法都是适用于某种特定技术的特殊方法，它们分属于各个技术学科，并且构成了这些技术学科的内容。技术方法论所要研究的重点不是这些具体的特殊的方法，而是一般技术方法。它反映了各种特殊方法的共性，比特殊方法具有更大的普适性。

### （一）技术方法及其特点

**1. 技术方法概述** 技术方法与科学方法属于同一层次，它们具有许多共同的方面。例如，都必须以对自然规律的认识为前提，都应用已有的成果，都以实践为基础，都一定的可操作性、规则性；选题的原则类似，都需要有信息资料的搜集及调研；检验的方式相同，都要有数据处理、分析、综合和归纳等。特别是随着技术与科学的关系日益密切，自然科学中诸如观察、实验、归纳、比较、分析、综合等方法被移植到技术研究中。但是技术认识受技术过程的各种复杂因素的影响和制约，因而技术方法与科学方法又有区别。

**2. 技术方法的特点**

（1）**目的性与客观性** 技术是人们有目的地创造人工自然的活动，技术方法总是与人的一定目的相对应。目的性反映了技术方法的应用是以达到目的为前提和归宿的。另一方面，技术方法具有客观性，它以与客观因果性相符合为前提。背离客观因果性，技术的目的就不可能成立或无从实现。在科学技术发展水平较低的时期，人们缺乏对客观因果性的科学认识，往往只能根据经验知识和不断试错来确定技术目的，科学技术的迅猛发展使技术方法越来越多地利用科学知识。

（2）**功利性与折中性** 技术方法带有明显的功利性，它存在的价值就是要保证技术活动达到预先设计好的主观愿望。功利性决定了技术方法的评价以"有效"还是"无效"、是效率高还是效率低为标准。同时，技术方法又具有折中性的特点。这是指人们会最大限度地追求技术活动的效用，但在这个过程中，人们还会考虑技术活动的其他效应，诸如投入与产出的合理性、环境及人的智能的适应性等，尽量达到近期效益与远期效益、经济利益与社会利益的多方面调和，所以技术方案或措施的选择要根据具体应用条件进行适当的折中。

（3）**多样性与专用性**　技术方法的多样性是指为实现同一技术目的，人们可以寻找多个不同的可相互替代的方案或方法，以便从中选优；同一性质的技术原理可以转化为多种类型的工艺方法和技术产品。比如相同的建筑原理，可以有不同的外观设计和施工方法。此外，技术方法的多样性还表现在方法与装置的多样组合上。技术方法又具有专用性。这不仅表现在不同的技术领域或不同的技术问题有自己特有的技术方法，而且还表现在方法的使用有时会打上个人的烙印。因为在技术领域，个人的经验和技能仍具有重要的地位。经验、技能是人在长期实践中练就的，有时很难用语言明确表达、传授，即使能够传授，学习者在短时间内仍无法熟练掌握它们。

（4）**社会性与综合性**　技术本身就具有自然性和社会性这两种属性，作为实现技术目的和技术规范的方法，必须符合技术本身的这两种属性。因此，在技术方法中，不仅有对自然规律的应用，而且还有对社会规律的适应。对技术方法的选择和应用，不能不考虑到各种社会因素。此外，技术方法同在纯化和理想化条件下研究自然物的自然科学方法不同，在技术研究中，必须把那些在科学研究中被舍弃的因素和关系恢复起来，并在技术设计和研制中，对可能出现的各种偶然因素都要进行综合考虑。

## （二）技术方法创造活动的一般程序

由于技术类型各异，技术目标繁多，技术的创造活动也是多种多样的，不可能把丰富多彩的技术创造活动都纳入一个固定的模式。但是在纷繁复杂的技术活动中，毕竟仍有共性的一面。我们可以把它作为完整的技术创造过程的一般程序。与这个一般程序相对应的就是一般技术方法。

**1. 课题规划阶段**　课题规划阶段包括社会需求确立、技术发展预测、技术目的设定、技术后果评估几个步骤。

一切技术创造活动都是为了适应社会的某种需要（其中包括科学技术自身发展的需要）而进行的有明确目标指向的活动。不满足于任何社会需求的技术活动是不存在的，因而所有的技术创造过程都以对一定的社会需求的响应为起点。

有了社会需求，不一定就能形成相应的技术创造活动，还要有一定的科学技术发展基础，即科学技术本身的发展足以满足或实现某种社会需求的现实可能性。要对这种可能性做出科学的估计，就要进行技术发展预测，即根据科学技术已有的基础和当前的发展状况，去推测未来技术发展的趋势和可能突破的方向。

针对社会的某种需求，经过相关技术发展的预测，如果可以期望在技术上实现满足上述需求的突破，便可以形成技术研究或技术开发的课题。所以在技术创造活动中，与科学认识活动相对应的"问题"常常出现在社会需求和科技发展的交叉点上。可是要把这种"问题"变成技术研究与开发的课题，即完成课题的选择和立题工作，还必须在技术发展预测的基础上，把满足社会需求的目标，译解为技术创造的目标，从而形成以技术语言表述的技术目的。这就是技术目的设定的过程。技术目的的设定，关系到此后全部技术创造活动的指向。它在整个技术创造过程中是一个具有战略意义的环节。

技术目的设定以后还必须对达到这一目的的后果进行评估,必须科学、全面地估计这一课题将要实现的技术进展的价值,特别是要全面、充分地估计这种技术进展被实际应用之后,可能给经济、社会,以及自然界带来的积极的和消极的、近期的和长远的影响。

**2. 技术发明阶段**　技术发明阶段即技术构思阶段,是技术创造过程中最关键、最富创造性的阶段。在这个阶段,创造主体要充分利用已知的科学规律和已有的技术成果,为其所要创造的对象性客体——某种人工自然系统(包括某种人工自然过程),建立该系统赖以运行的基本原理的过程。这是技术创造主体在观念中建构对象性客体的过程。它要寻找能够在既定条件下满足课题要求的新方案,提出技术原理和解决问题的基本思路。这个阶段对人力、物力和时间的有形消耗不太大,但对创造者的创造精神和素质却有特殊的要求。工程技术人员必须善于应用一切逻辑和非逻辑的思维,熟练使用各种创造技法,提出尽可能多的新颖独特的构思方案。

**3. 方案设计阶段**　方案设计阶段包括技术方案设计和技术方案评价两个步骤。

(1)技术方案设计　即为实现上述原理设计出一个可以在技术上实际实施的方案。这是一个按照已定的技术原理,进一步为所要创造的人工系统寻找和确定一种结构形式以便使之具有预期功能的再创造过程。它既是把技术原理付诸实现的过程,也是对技术原理检验和选择的过程。如果构思出来的技术原理难以找到合适的技术方案,就要考虑放弃原来的构思,再回到前一环节重新构思技术原理,直到这种技术原理可以实现为一个设计方案为止。

(2)技术方案评价　当技术方案被设计出来之后,必须先对其进行评价。对技术方案的评价,要比设定技术目的以后对技术后果的评价更加细化和深化,要具体地甚至是定量地评价设计方案在技术、经济上的先进性和在技术、工艺上的可行性。技术方案评价的目的不仅在于肯定或否定某种设计方案,而且在于实现对设计方案的优化。所以对于重大的技术创造活动来说,在技术方案设计阶段常常不是只提出一种方案,而是提出多种方案,以便进行比较,并在认定的技术方案中充分吸收各种其他技术方案的长处。如果技术方案难以优化而无法被认定,那就要视不同情况,或者返回去重新进行方案设计,或者返回去重新进行原理构思,直到找出优化方案并通过评价被认定为止。技术方案的评价,是技术创造过程中从观念建构转向物化建构的关节点。如果不把好这一"关",其后造成的损失将是此前造成的损失所难以比拟的。

**4. 研制实施阶段**　研制实施阶段包括技术研制、技术试验、技术鉴定和技术实施等环节。这一阶段要根据设计提供的图纸和技术文件进行产品研制、小批量试验以及技术鉴定。技术鉴定是技术创造过程告一段落的最终程序。通过技术鉴定的技术成果即可转入实施。技术创造过程也就转化为技术应用过程。如果技术成果不能通过技术鉴定,将视情况返回到上述技术创造过程的相应程序上去,并重新进行这一程序及其后续程序的工作。

技术创造活动是一个十分复杂的过程,过程中各环节之间的界限和序列,都不是绝对的。以上我们所给出的程序,只不过是一种粗略的描述。实际的技术创造过程往往要比这种描述复杂得多,也灵活得多。

(三)技术预测

**1. 技术预测的含义**　预测是指通过对现有资料的研究和分析来计算或预报未来的某些事件或情况。预测的范围很广,涉及军事、经济、政治、文化等众多领域。将预测科学应用于技术领域,对技术的未来特性、趋势或有用的机器、过程的推测,就形成了技术预测。技术预测是科学管理的重要组成部分,主要研究技术发展的变迁规律。20世纪40年代,技术预测首先出现在美国。第二次世界大战期间得到了广泛应用，尤其是美国空军和海军在制定科技计划时都利用了技术预测。由于当时的科技发展相对缓慢，预测方法大多数是对已有技术发展轨迹的外推。

"二战"以后，随着科学技术迅猛发展，越来越多的机构开始重视对未来科技发展的研究，尤其是在军事和航天领域，开展了大规模的技术预测。同时，由于航天、电子、通信、计算机等新领域的发展，技术发展的不确定性越来越多，所以技术预测的难度也越来越大，传统的预测方法已不能满足对新技术发展预测要求，因而发明了许多预测方法。

产生于美国的技术预测很快就被日本、德国、英国和法国等其他发达国家采用。进入 21 世纪之际，一些新兴工业化国家和部分发展中国家，例如澳大利亚、韩国、泰国和印度尼西亚也纷纷开展技术预测。

现在人们对技术预测有许多不同的理解，给出了许多定义。一般认为，技术预测是指对未来较长时期的科学、技术、经济和社会发展进行系统研究，包括利用已有的理论、方法和技术手段，根据技术的过去和现在状况，推测和判断技术发展的趋势或未来状况，确定具有战略性的研究领域，选择对经济和社会利益具有最大贡献的技术群。技术预测由预测者、预测对象及其有关信息，预测手段、方法、结果等组成。技术预测一般包括如下含义。

（1）必须对未来科学和技术进行系统研究。

（2）预测的时间跨度一般应该是中长期的（5~30 年）。

（3）预测史研究者、拥护和技术政策制定者之间相互协商和相互影响的过程，而非单纯的技术研究。

（4）预测的目的之一是及时确定对经济和社会的许多方面带来巨大好处的新技术群，这些技术目前仍然处于前期研究阶段，通过投入可以得到迅速发展；预测的另一目的是促进战略研究，如特定的基础研究可为解决目前乃至将来所遇到的实际问题提供坚实的知识基础。

（5）必须考虑新技术对社会和环境的影响（好的或不好的），而不仅限于对工业和经济的作用。各种各样的技术预测，都力图采取科学的方法和程序，把来自社会各方面专家的分散智力综合起来，从而形成战略性智力，正确把握未来技术发展趋势、潜在机会和挑战，寻求适合本国、本企业、本单位发展的技术路径和发展方向。

**2. 技术预测的特点**

（1）概率推断　在技术研究与开发活动中，由于受到很多因素的制约和影响，预测目标的发展过程具有很大的随机性。预测对象发展的时间序列不是某个确定函数产生的，而是随机过程产生的。通过对随机过程的概率预测，既要给出可能出现的结果状态，还要给出该结果出现的某种概率。对预测结果的绝对严格的决定性要求是不切实际的，或者说，绝对严格决定性事物是不必预测的。另外，对于具有充分不定性即完全偶然性的事物也是无法预测的。实际的预测总是具有不定性，这种不定性就是处于严格决定性和完全偶然性两端之间的某种概率，预测所获得的结果实际上是一种概率推断。

（2）结论误差　任何预测的结果必定存在误差，没有误差的预测必定是虚假的预测。要使存在误差的预测结果能够使用，就需要重视对误差的估计，提供关于结果准确程度和应用范围的偏差数值。结论的误差度与预测期限和精确度要求有关，一般而言，长期预测的不定性，即误差比中短期预测要大；预测的时间越短，误差可能越小。对预测精确度要求越高，预测结果的正确率会越低。实际预测中，如果能够综合进行多项预测，其结果误差有可能减少，因为在综合过程中，各单项的不定性会得到一定程度的抵消。

（3）可检验性　对事物或事件未来状态和可能结果的预见和推测，最终能否符合实际，是否具有客观真理性，有待时间的检验。预测的可检验性包括两层含义：①预测的结果必须是明确的（而不是模棱两可的），可以被检验的。②预测的方法也必须是可以检验的。如果预测方法本身不能被检验，即使后来的事实被言中，它也不是科学的预测。例如，尽管德国诗人歌德曾经预言了"试管婴儿"的出现，这一预言也已为现在的科学技术发展所证明，但它仅仅是幻想的产物，而不是科学预测的结果。幻想虽有助于预测，但它本身不是科学的预测。

### （四）技术评估

**1. 技术评估（Technology Assessment，TA）的概念**　技术评估是采用科学的方法，预先从各个方面系统地对相关技术的利弊得失进行综合评价的活动。作为与技术问题有关的社会宏观决策活动和一种政策研究形式，技术评估的主要目的是系统地确定技术在开发、引进、扩散、转移、改造和社会应用等一系列过程中可能对社会的各个方面所产生的影响，并对这些影响及后果进行客观、公正的评价，为决策部门提供咨询和建议，以便引导技术朝着趋利避害的方向发展。技术评估产生于 20 世纪六七十年代，它的产生与西方社会高技术带来的负面效应密切相关。自 1972 年起，美国、欧洲许多国家和日本相继建立了技术评估的机构，建立了技术评估协会，开始了技术评估的建制化。我国于 1997 年成立了国家技术评估中心，并围绕相关问题进行了研讨。

**2. 技术评估的特点**

（1）评估内容的系统性　技术评估是从政治、生态环境、技术、法律、文化、伦理道德、宗教信仰等各个受到或可能受到技术影响的方面对技术正负效应做出全面的评价，它包括对近期利益和长远利益以及不同地区、不同部门、不同学科领域、不同社会阶层、不同利益集团的利益的系统考察与权衡，既有对技术的直接效果（如经济效果）等的评价，也有对价值观、文化等潜在方面的考虑。

（2）评估主体的跨学科性　技术评估涉及技术应用的广泛的社会后果和政策选择，其中包括社会、经济、技术、生态等一系列问题，以及它们之间的相互关系。因此，进行技术评估，需要来自不同学科领域的评估者的通力合作，不仅要有与该技术相关的专家参与，还要有其他学科专家参与，包括社会学家、伦理学家、生态学家、法律学家乃至社会公众的参与。

（3）性质的批判性　技术评估本质上是批判性的，是对技术的社会的、伦理的和生态的批判，而不是描述性的和辩护性的。人们已经认识到，技术不仅能够造福于人类，同时也会带来消极的后果。常有这样的情况：有些技术的应用使社会的一些部分或部门得到利益，但却是以牺牲其他部分或部门的利益为代价的；有些技术会给社会带来暂时的利益，却是以牺牲长远利益为代价的。承认技术作用具有双重性，是开展技术评估的前提。技术社会效应中的积极的直接的效应，往往是技术专家们预料之中的或在项目论证时已经考虑到的，而技术的消极的、间接的、出乎预料的负面效应则不易被认识。因此，技术评估的重点在于预测新技术的消极的、间接的、出乎预料的负效应。由于技术评估具有批判性，它可以充分揭露应用新技术时可能出现的负效应，从而为社会提供早期预警系统。

（4）评估方案的可操作性　技术评估是为社会就技术问题做出决策、政府制定技术政策服务的。因此，技术评估通过对技术预测所形成的各种方案做出定性和定量的分析评估，从需要和可能、现实和未来、政治道德和经济利益、技术基础水平和长远开发能力等多方面进行审定和可行性分析，提供适合于实践的具体方案、策略和规划，具有较强的可行性。

（5）评估过程的动态持续性　在技术评估的初始阶段，对评估的深度、范围和评估时间等各方面的预计，在进行过程中很难贯彻至终，经常要随着研究工作的进展对研究内容做相应的调整。同时，鉴于预警性技术评估的局限性，技术评估也逐渐倾向于对技术的建构性评估，它贯穿技术开发—创新—应用的全过程，直接作用于技术发展的取向。

（6）立场的中立性　技术评估应当是客观的、可信的。如果一种技术由它的研制者、资助者等单方面评估就很难保证这种客观性。所谓中立性就是要求把评估与直接制定政策的权力和职责分开，要求评估人独立于该技术项目负责人和参与者的利益。只有坚持中立性，才能为技术评估摆脱先人为主、利益冲突等主观因素的影响，以科学分析为依据、以社会总体利益为目标，力求为做出客观公正的结论提供可靠的保证。

（五）技术原理构思方法

发明是人类有史以来就在进行的一种技术创造活动。所谓技术发明，核心就在于构思一种新的技术原理，或创造一种技术原理的新的运用方式。所谓技术原理，就是一切技术系统（包括技术设备、工艺等）都必须具备的工作原理。由于所有的技术系统都属于人工自然系统，它的工作原理无疑是由人构思出来的。这种构思是一个创造性的过程，是技术建构的第一步。它是利用已有的自然科学知识和技术经验，运用技术发明创造方法，通过创造性的思考来完成的。发明家在进行这种创造性思考的时候，必须以社会的需求为导向，以已有的科学知识和技术成果为基础，找到一种可以实现的建构某种新的技术系统的原理性方案，使该技术系统的结构具有满足某种特定需求的功能。

技术发明在很多情况下，只是对已有的技术系统的局部改进，即为该技术系统创造出一个新的子系统。在这种情况下，首先要按照社会需求的导向，找出原有技术系统不能满足社会需求之问题所在；然后运用新的科学知识，为建构一个可以解决这一问题（或这些问题）的子系统构思出工作原理。例如，在提高蒸汽机热效率的需求引导下，瓦特发现纽可门蒸汽机的弊端在于为了在气缸中形成真空，其工作的每一冲程都要用冷水将气缸冷却一次，从而造成热量的巨大损失。而布莱克当时已经发现了潜热原理，瓦特便利用这一科学知识，提出了在气缸外另加一个冷凝器的技术原理构思。

技术原理构思属于创造性思维的范畴，其过程和方法更是丰富多彩，灵活多样，因时因地而异，很难找到一个统一的程式。一般来说，技术原理的构思过程是一个提出问题、分析问题和解决问题的过程。在这一过程中，不使用逻辑思维无疑是不可想象的，但灵感、直觉和形象思维在其中起着特别突出的作用。这是因为技术家所发明的新技术、新工具、新产品等都是自然界中本来不存在的，所以要进行技术发明更需要丰富的想象力和高度的创造力。技术原理的构思方法大致经历了两个阶段的历史发展：以经验方法为主的古代阶段和以科学方法为主的近现代阶段。需要强调指出，新的科学方法的出现并不完全排斥传统的经验、方法，相反会与其同时共存，相互补充。换言之，现在的技术原理构思方法是包括经验方法与科学方法的完整体系。

**思考题**

1. 逻辑思维与非逻辑思维的辩证关系。

2. 直觉与顿悟的联系与区别。

3. 如何看待观察渗透理论。

4. 技术方法有什么特点？

5. 技术评估在医学中的意义。

## 中医问题与思考

### 医者，意也

中西医认识方法的最显著差异就是中医学以"心悟"为主要方法，几乎没有严格意义上的实验，近代西医学则是借助实验的翅膀，使之挣脱思辨哲学的怀抱，走上独立的科学之路。

在古医籍中时常可以见到"医者，意也"的提法，医学理论的神秘性、治疗方法的灵活性、医家的悟性都以一个"意"字来体现。换言之，中医学的神韵就蕴涵在其自身所具有的那么一种"可以意会，难于言传"的味道当中。

"医者，意也"最早见于南朝范晔《后汉书·郭玉传》。云："医之为言，意也。腠理至微，随气用巧，针石之间，毫芒即乖。神存于心手之际，可得解而不可得言也。"东汉名医郭玉所言的"意"在于静心息虑，细细体察感受，专志于诊病。此言一出，被后世广为引用。当代中医学家裘沛然先生曾解释说："医者意也，就是用意以求理。理有未当，则意有未惬，医理难穷，则意有加。"（《天壶散墨》）正是言有尽而意无穷。

"医者，意也"的"意"具体指的是用心去领悟，因此，要真正"得意"，就不可能像西医学那样依靠严密的逻辑分析和推理实现，而只能依靠"体会""心悟"的方式来获取。"体会"是"用心"去体会，往往渗透着主体要素，也就是将思维主体的知识、经验、情感、意志等融为一体，所以这种方法也称为"心悟法"。

"心悟法"早在《黄帝内经》中就有具体的应用和形象的描述。《素问·八正神明论》云："神乎神，耳不闻，目明心开而志先，慧然独悟。口弗能言。俱视独见，视若昏，昭然独明，若风吹云，故曰神。"在中医的临床实践中，达到这种"慧然独悟"的状态，是指医者在理论学习和临床实践的基础上对经典论述和圣贤之言，或某些疑难问题念念不忘，殚心竭虑，反复琢磨，一旦心开意解，终于获得独到见解、有效方案的一种方式。清代医家陈修园在《医学心悟》一书中说："心悟乎古人之言，能畅达古人言中之意；心契乎古人之心，能曲绘古人意中之言。"古人常说："书不尽言，言不尽意。"流传下来的医案、医论、医话往往很难完全囊括古医家妙悟之意，许多言外之意需要读书、临证时依靠"意""心悟法"去心领神会。"心悟法"在中医学中的广泛应用可以从大量的古医籍书名上反映出来。如刘完素的《伤寒标本心法类萃》、窦材的《扁鹊心书》、朱丹溪的《丹溪心法》、薛己的《外科心法》、万全的《片玉心书》和《痘诊心法》、吴谦的《伤寒心法要诀》、程钟龄的《医学心悟》、尤怡的《金匮要略心典》、高秉钧的《疡科心得集》、黄元御的《四圣心源》等等，不一而足。

除了学习中需要"心悟"之外，医疗实践中也需要"用心体悟"。诊脉方面，"只可意会，不可言传""心中易了，指下难明"的论述屡见于书。明代名医谢肇渊认为："脉之候幽而难明，吾意所解，口莫能宣也。"（《五杂俎》）其指出了诊脉既在于医者心、手相应，与患者体、脉合一的直觉感受，又在于医者凝神静虑，体悟精微，以意为解的直觉辨识。脉诊的诊断结果能否反映患者机体的真实状况，很大程度上取决于医家对脉学理论的理解和掌握、实践经验的

NOTE

积累，以及临证当机的直觉判断。清代周学霆把"精熟缓脉，即可以知诸病脉"（《三指禅》）作为诊病第一功，并在《三指禅》一书中指出："静气凝神，将'缓'字口诵之，心维之，手摩之，反复而详玩之。久之'缓'归指上，以此权度诸脉，了如指掌。"他认为："医理无穷，脉学难晓，会心人一旦豁然，全凭禅悟。"

中医学这种以"心悟""体会"为主的思维本质上是一种非逻辑思维——直觉思维，即不受固定的逻辑规则约束而直接领悟事物本质的一种思维方法。中医学这种直觉体悟在认识人体这一复杂对象方面存在着一定的优势，它能激发思维主体的想象，蕴藏着极大的创造力。它无需实验数据和指标，也不需要在此基础上的分析、推理，却能发现单纯实验方法所不能发现的事实和规律；它保持了认识活动本身的整体性、直接性，能够揭示局部的、分割的方法很难揭示的人体奥秘，在千头万绪的联系中认定发病原因，在错综复杂的现象中抓住病性本质；从某种角度而言，它能够针对一些西方最尖端的诊断技术还不能定义的疾病，直截了当地予以相应方法的对证治疗，具有不可替代的优势。当然，中医这种临证实战的直觉能力不是一朝一夕就能够形成的，需要深厚的理论功底和丰富的临证历练，正如爱因斯坦所言，直觉是"经验的共鸣"。

但是"心悟"的局限也是明显的，因为事物内部的本质属性和矛盾运动规律虽然能通过一定的外部现象联系而显示出来，但事物的外部表现并不总是或并不全部反映事物的本质属性和运动规律，况且直觉思维不是以严密逻辑为前提，又缺乏客观的分析验证，故而中医这种直觉体悟式的认识方法具有或然性、笼统模糊性、臆测性，而缺乏精确性。

西方科学的实验方法论的确立是从伽利略和弗兰西斯·培根开始的。但早在罗马时期的盖伦（130—200 年）就已经把西医学引上了实验医学的道路。盖伦重视实验，他不仅强调实验是通向科学真理的唯一道路，而且亲自做实验。比如，在动物体上，通过不同水平切割骨髓，证明各种麻痹的机理；通过离体心脏实验，考察心搏肌的生理，确认心搏是独立于神经之外的；还用结扎动脉的简单而直接的实验肯定动脉含血，否定了前人动脉之含气的错误观点。

近代西方实验医学开端的两个先驱学派是医学物理学派和医学化学派，显微镜则被称作是"应用物理学献给医学的第一件伟大的礼物"，是实验医学建立的关键技术。因为没有显微镜的放大术，过去争论不休的假说或命题仍将无以澄清，认识也就无法前进。例如，在显微镜下精子和卵细胞的发现才使从亚里士多德就有的"胚中预成论"（Preformation）寿终正寝。不难想象，如果没有细胞的发现，也就不会有现代生物学、遗传学、胚胎学、细菌学等学科的建立。

西方医学是在实证分析的基础上建立起来的，这种科学实验方法在思维的本质上依靠的是逻辑思维方法，主要表现为通过归纳和演绎做出科学发现和发明。它要求主体在对象面前尽量保持一种冷静、客观的态度，按照精确的既定程式进行严格推导，给人以清楚明白、富有条理性的知识。但与此同时，却又似乎丧失了思维主体所应有的热情、活力或想象力，而这些因素恰恰是人类把握对象世界所不可或缺的。

人体是复杂的，研究复杂性的对象的医学当然需要复杂性的思维，即辩证的思维。当然，要发展辩证思维，不经过逻辑思维这个以确定、分隔的思维形式和方法分析事物的环节是不可能的。对于"医者意也"的中医来说，这种辩证逻辑是一种借助哲学天才直觉所达到的高度，是一种尚未弄清和把握细节的直觉，是一种朴素的辩证逻辑，因此需要在实证分析和逻辑思维基础上进一步提升，达到现代辩证思维和辩证逻辑的高度。

# 第四章　马克思主义科学技术方法论的现代发展

20 世纪科学技术的发展在相对论与量子力学的基础上出现了崭新的学科，其中最令人瞩目的应该是控制论、信息论、系统论等。新理论的提出为科学技术的发展提供了全新的视角，它全面地改变了我们对世界的理解，以一个全新的思维方式看待整个世界，并且正在不断地改变着我们的工作方式与生活态度。其意义之深远已经凸显出来。

## 第一节　系统科学方法

### 一、系统科学与系统科学方法

系统思想源远流长，但作为一门科学的系统论，科学思想首先由加拿大籍奥地利理论生物学家贝塔朗菲在研究生物学时提出。从思想的提出到系统论被确立为一门学科，前后经历了 30 多年。直到 1968 年贝塔朗菲《一般系统理论基础、发展和应用》专著的发表，才真正完成这一历史过程。贝塔朗菲批判了机械论和活力论生物学，建立了有机体系统的概念，最后将其拓展为具有普遍意义和世界观意义的一般系统论。

#### （一）系统科学

系统科学是探索系统的存在方式和运动变化规律的一门学科，其基本思想方法是将所研究和处理的对象当作一个系统，分析系统的结构和功能，研究系统、要素、环境三者的相互关系和变动的规律性，并用优化系统观点看问题。随着系统科学的不断发展，系统科学已形成了一个以系统论、信息论、控制论及耗散结构理论、协同学、突变理论、超循环理论等为基本内容的学科群。作为一个完整学科的产生，其社会历史背景是现代科学技术日益趋向整体化和综合化的发展趋势；其直接理论前提是理论生物学的研究成果；其实践基础是系统工程学的兴起。在这些横断科学所提倡的整体方法指导下，人们观察世界的眼光由"实物中心"转向"系统中心"，这一转变趋势是从相对论、量子力学开始的，现已逐渐发展成为现代科学思维的特征。

贝塔朗菲认为，生命机体是一个有机的整体，活的东西基本特征是它的组织。生命有机体不是组成成分的堆积，而是具有整体性和组织性的确定系统。生物科学的主要目标在于发现不同层次上的组织原理。贝塔朗菲从有机体的整体性、组织性上说明生命的活力，认为不是什么神秘的力量支配有机体任何一部分发展的，支配其发展的是决定有机体的整体性、制约每一部分发展的各种条件和相互作用的总和。有机体不是被动的、机械的、失掉了活性并且只能屈从于外部刺激的机器式的系统，而是一个能动的整体系统。贝塔朗菲制定了一套把生物有机体作

NOTE

为开放系统来研究的方法。他认为，生命体可以通过仅在开放系统中才能实现的自我调节以保持稳定的新陈代谢来实现终态同一性，保持生命体的活性。

"系统"的科学思想与信息论、控制论共同构成了新思维方式。

信息论以通过通信系统模型阐述了信息的传递过程，从信息论的观点看，自然界的一切交换、相互作用过程都可以理解成一个信息的交换与传递过程，就是物质系统的各系统之间、系统内整体与部分、部分与部分之间的信息交换与传递过程，通过信息传递表现出系统的结构、状态和属性，表现出处于各个不同发展阶段的物质系统的组织程度。

控制论很好地运用了信息传递与信息反馈原理，把生命活动、人的感知活动与技术装置的合目的的活动联系起来，从系统与要素、结构与功能、目的与因果、信息与反馈（控制）等方面揭示了自然界物质系统的整体性、层次性、动态性和开放性。

贝塔朗菲认为，系统科学应包括三个层次：第一个层次，系统科学理论（即原理部分）。它研究系统的基本概念、基本性质及其系统运动的一般规律。第二个层次，系统工程（即应用技术）。系统工程是利用系统科学理论和方法研究解决各种工程问题的技术。第三个层次，系统哲学（即讨论系统论的哲学基础和哲学意义）。系统哲学包括三个部分：一是"系统"本体论；二是"系统"认识论；三是"系统"价值论。不同的系统科学理论的研究背景和方法不同。比如系统论多采用系统分析与系统综合的方法，控制论采取控制、反馈、功能模拟、自动化技术等方法，信息论采取信息方法与信息反馈方法，耗散结构采取数学物理方法等。不同的系统科学采取不同的系统方法和手段，但它们均以系统为研究对象、以系统理论为基础，探索认识和解决各种实际系统问题的思考方式和方法理论。

### （二）系统科学方法

系统科学方法（简称系统方法），是指按照系统科学的理论和观点，把研究对象视为系统来解决认识和实践中各种问题的方法的总称。系统方法强调研究对象的系统整体性，强调研究对象的普遍联系和永恒运动的总体过程，以便更加全面地把握和控制对象，综合地探索系统中要素与要素、要素与系统、系统与环境、系统与系统的相互作用和变化规律，把握住对象的内环境与外环境的关系，达到更有效的认识和改造世界的目的。

系统方法有别于传统方法，它更多地运用了信息方法、控制方法、反馈方法、系统分析方法、系统决策方法等，是一种新型科学方法。近代科学通过分析方法而建立。随着现代科学的发展，科学研究的对象综合化、复杂化特征成为科学研究中凸显的问题。为了解决这些复杂大系统、巨系统问题，系统方法的产生成为必然。系统方法要求全面、综合地研究系统和各个子系统的相互关系，同时也包括不同层次的子系统之间的相互关系。借助于系统方法理论基础——系统科学及有关各种理论，数学手段——运筹学及现代数学各有关分支学科和计算工具——功能不断改进的电子计算机的日益完备，使得对复杂系统进行整体性研究成为可能。

## 二、系统科学方法的特点

系统方法从整体和全局出发，尽可能地将研究对象置于系统这一形式中，对种种关系和相互联系交织起来的网络画面做组织化的科学抽象，从而具体地反映和把握世界，形成一定的原则。

### （一）整体性原则

系统方法最基本原则是整体性原则。它要求把研究的客体作为一个系统整体来理解，研究系统整体构成及其规律。系统方法的整体性原则反映了客观自然界的系统整体性，即对系统的非加和性关系。贝塔朗菲提出，必须用整体的观点取代简单分析和简单相加的观点。也就是说，系统的整体性及其特殊的功能、规律和性质存在于组成它的各个要素的相互联系、相互作用和相互制约中，而组成它的各个要素孤立的特征和活动的机械总和不能反映由它们组成的有机整体的特征和活动方式，系统的整体功能优于各要素功能之和，它具有各个要素所没有的特殊功能和运动规律。即"整体大于部分之和"。如人的视觉系统是由双眼和相对应的神经及中枢组成，双眼的系统视功能远比单眼视力强。有实验证明，双眼视敏感度比单眼高 6~10 倍，双眼视觉还有单眼视觉不能实现的立体感。这正是双眼相互联系和相互作用而形成的视觉系统整体的新功能。

传统的分析方法是由局部到整体，着眼于单个的要素，根据要素的性质和功能确立和维护整体的性质和功能。系统方法则相反，它是"由系统整体到局部要素"，不只着眼于各个要素的优劣，而是从整体出发，着眼于要素间的联系和作用，并通过这些联系和作用的有机组合来提高系统整体水平。系统方法突破了传统分析方法的局限，强调在分析中认识系统的层次关系，然后进行综合，在协调各层次与整体关系的基础上确定系统的构成，这是系统方法给我们的重要启示。

（二）　动态性原则

系统方法的历时性原则构成了动态性原则。动态性原则说明的是不能把系统看成是静态的"死系统"，而应看成是动态的"活系统"，指出任何系统都处于不断运动、变化的态势之中。系统及其要素、结构和外部环境的关系随着时间的演进而不断发生变化。一个开放的系统随着与外界的物质、能量和信息的不断交换会产生从一种稳态向另一种稳态的过渡。系统随着时间箭头而演进。宇宙自身就是一个动态巨大系统，宇宙中的一切物质形态，大到太阳系、银河系、河外星系，小到"基本粒子"都有一个产生、发展、灭亡的历史。人体也是一个动态系统，人体内部各个组成要素，无论是系统、器官、组织，还是细胞、分子，都处于永不停息的运动变化之中。系统的演化是一个历史的进程，因此，我们必须在系统运动的历史进程中研究和处理各种系统的问题，并且把系统发展的各个阶段统一起来加以研究，以把握其发展过程与未来趋势。

（三）　最佳化原则

最佳化原则又称整体优化原则。这是运用任何系统方法都要追求的目标。这一原则要求在研究、分析和解决问题时必须做到统筹兼顾，大力协同，全面考察，多中择优，通过对每个方案的分析，本着"多利相衡取其重、多害相衡取其轻"的原则，运用线性规划、动态规划、决策论、博弈论和超循环论等方法，通过一系列中和优化和系统筛选，达到整体优化的目的。科学研究工作往往运用系统方法确定系统的最佳目标，取得最佳设计，实现最佳控制，通过系统的最佳运动实现系统的最佳效果。取得系统的最佳结构和实现系统最佳控制是实现最佳化原则的两项基本条件。最佳化是自然界物质系统发展的一种趋势。例如，深海中的鱼类，身体呈扁平状，以更好地承担海水的压力。许多动物的颜色和花纹都与植物相似，以便更好地适应环境、有利生存。这便是生物经长期的进化所形成的最能适应外部环境的精巧完美系统和最优化的整体功能。自然系统发展的最优化趋势为系统方法的最优化原则提供了客观依据。如临床医学中治疗方案的选择，实验医学中动物的选择，科研活动中科研课题的确立，技术方案可行性设计，经济学、管理学中最佳效益的追求等等都要运用系统方法的整体优化原则。

### （四）模型化原则

模型化原则是系统方法应用的重要手段。运用系统方法就需要把真实系统模型化，即把真实系统抽象为模型。采用系统的模型化原则时，既要遵循模型方法的一般原则，又要使模型和尺度符合人的需要和可能，适应人的选择。作为研究对象的系统往往是规模庞大、结构复杂的系统，难以直接分析和实验，因此需要建立模拟真实系统，通过对模型的研究总结出它的运动规律，达到对真实系统的了解。模型化原则是采用系统方法时求得最优化的保证，也是实现系统定量化的途径和手段。在医学研究中建立动物疾病模型和临床医学中建立典型的诊断与治疗的专家系统模型都是系统方法中模型化原则的具体应用。

整体性原则、动态性原则、最优化原则和模型化原则是运用系统方法的基本原则。系统方法的广泛应用，给人们带来了思维方式的变革，同时也推动了自然科学、社会科学、应用技术、管理科学、医学、环境科学的新发展。

## 三、系统科学方法的作用

系统方法的作用主要体现在三个方面。

### （一）系统方法是人们认识、研究、控制、设计复杂系统的有效手段

事物的存在与发展是非常复杂的。现实系统无论是生物系统、技术系统还是社会系统都是由多要素组成的复杂系统，其随机性、模糊性、复杂性均十分突出。加之系统不是静止的，而是处于动态变化之中，这就要求人们不仅要研究系统现状，还要预测系统未来状况及其影响，并对系统中存在的许多信息做最佳化处理。系统方法适应这种趋势，扬弃了传统科学简单化原则，走出了线性因果关系的思维，从复杂事物的整体出发，研究系统与环境、系统与子系统、子系统之间的关系，对多方面的影响及作用进行有层次的、综合的、定量的考察，解释复杂事物内在的发展变化规律。因此，系统方法为复杂系统的分析、设计、研制、管理和控制的最优化提供了有效手段。运用系统方法研究人体这种纵横交错的复杂系统，也有力地推动了人们对生命和人体奥秘的认识。

### （二）系统方法为人们提供了制定系统最佳方案以实行优化组合和优化管理的手段

在人类的活动中，决策和管理已成为一项极其复杂的社会系统工程，系统方法有助于人们顺应时代的潮流，制定系统最佳方案，实现优化组合和优化管理，用最少的投入取得最佳的效果。

1. 系统方法运用一系列科学理论和方法，借助于电子计算机等现代科学手段，建立一套信息网络系统，经过分析、比较，筛选出最佳方案，为科学决策和管理提供依据。

2. 系统方法在动态中协调、决策管理系统内部各方面的关系，合理调配人、财、物资源，实现优化组合和优化管理，达到最大效益。

3. 系统方法可以通过实施后的信息反馈，不断调整内部各要素的关系，以便系统朝着目标值运转，也可以随时调整、修改甚至更换原方案，直至达到目标值。

### （三）系统方法为人们提供了新的思维模式

系统方法为探索现代科学技术发展打开了新思路。随着系统科学及其方法的产生，人类的思维方式有了重大改变。这种思维方法，从对要素的考察转向对要素之间关系的考察，从对部

分的孤立分析转向对系统的综合分析，从而实现了世界图式由"实物中心"向"系统中心"的转移，为综合学科、交叉学科和边缘学科的建立、自然科学和社会科学的统一、促进科学家和哲学家联盟的建立及系统的自然观、科学观和方法论的建立提供了新的基础。

# 第二节 一般系统方法

系统科学方法是由一系列方法组成的，如系统分析方法、信息论方法、反馈控制方法、动态规划方法、黑箱方法、功能模拟方法等。

## 一、系统分析方法

**1. 系统分析方法概述** 系统分析方法是为了确定系统整体的组成、结构、功能、效用，而对系统要素、过程及其相互关系进行考察的方法。系统分析沿着两条明显不同的路线发展。一条路线是运用数学的工具和经济学的原理，分析和研究新型防御武器，航天技术领域应用系统分析取得了重大成就。另一条路线是在大学和科研机构，把系统分析的思想和方法在一些研究领域中逐步加以系统化、理论化。开始是生物学和自动控制的研究领域，后扩展到社会政治机构、国际关系、管理系统、生态系统、心理分析系统、教育系统等研究领域。系统分析要求准确记录系统的各种要素、过程的各阶段和各种关系的数据，以便对系统进行分析研究。然后，借助系统模型和计算机，利用系统分析的方法，把大系统化为子系统，把整体过程划分为若干子过程，找出其规律性和解决问题的办法，以利于系统整体目标的实现。

系统方法通常包括系统的目标分析、结构分析、功能分析和环境分析等。目标分析的目的，一是论证目标的合理性、可行性和经济性；二是获得目标分析结果，即建立目标的指标体系；三是区分目标的层次和主次，并分别了解实现该目标的约束条件，从中选择实现目标的最优方案。结构分析从系统的整体与部分之间的关系、部分与部分之间的关系进行具体分析，从而找出系统构成上的整体性、环境适应性、相关性和层次性特征，使系统的组成要素及其相互关联在分布上达到最优结合和最优输出。

功能分析是在结构分析的基础上，分析比较多个组成部分在系统整体功能中所处的地位和所起的作用，从中找出关键部分。它包括横向的和纵向的两种分析方法。

环境分析主要是了解系统的输入变化和输出变化，确定系统的边界和约束条件，从分析中找出使系统优化的条件和改善系统环境条件的有效措施，以提高系统对环境条件的适应度。

**2. 系统分析方法的应用** 系统方法的一般步骤是提出问题，确定目标；进行调查，搜集资料；制定方案，评价选择；核实鉴定，反复检验。

要进行系统分析，首先要明确问题，通过发现问题、调查研究、掌握动态，系统了解所要解决的问题的历史、现状和发展趋势，并进一步确定好系统研究所要达到的目标，为下一步的研究提供可靠依据和指标参数；问题和目标确定之后，必须通过各种途径和方法收集与系统相关的一切资料，这是进行系统分析的重要环节和可靠依据；在收集大量资料的基础上制定解决问题和达到目标的各种可能方案，并借助模型确认系统中各构成因素的功能、地位、相互关系及与环境的关系，然后进行实验检验或利用计算机进行仿真试验，以便鉴别各种方案的优点和缺点；用测验或试验的方法鉴定所获得的结论，并提出采用的优化方案，在具体运行中反复检验，直至得到满意方案为止。

## 二、信息论方法

**1. 信息论方法概述**　人类生活与信息的利用密不可分，但以科学的态度对待信息则与通信发展中对噪声的处理有着密切的关系。从本体论而言，信息是标志事物及其关系的范畴，例如自然、人类社会和思维各个领域的信息。就认识论而言，信息是认识主体接收到的、可以消除对事物认识不确定性的新消息、新内容、新知识。信息与消息是有区别的。消息是信息的载体，信息则是消息中所包含的内容和意义。信息不同于物质，也不同于能量，但信息又与一定的物质和能量分不开，它要有一定的物质形式作为载体，而信息的处理又需要一定的能量。

1948年申农等人创立信息论。随着科学技术的不断进步，它逐渐成为人们认识和改造世界的普遍方法。信息论本身的方法主要是概率统计数学方法，并以电子计算机为工具。所谓的信息论方法，是指从信息观出发，综合应用现代通信理论、控制论、自动化技术、电子计算机技术等，把研究的对象抽象为信息及其变换过程，通过信息的获取、传输、加工、处理、利用、反馈等过程揭示对象的本质和规律，进而认识对象和调控改造对象。

信息论方法是把信息作为分析和处理问题的基础，把系统的运动抽象为信息变换的过程，仅从可能出现的概率变化来研究事物的内在规律及其运动、变化和发展过程。信息论方法认为，信息流的正常流动，特别是反馈信息的存在，使系统按照预定目标实现控制。运用信息方法分析复杂的系统，不考虑具体对象的能量和物质的存在形式，只重视信息和控制。例如，人们可以把大脑这一高度复杂的系统对外界事物的认识过程，看作是一个信息输入、存储、处理和输出的过程，并用电子计算机进行模拟，进而制造"人工智能机"。申农不仅揭示了信息的概念，而且把信息量化，把一切信息过程抽象为图4-1所示形式。

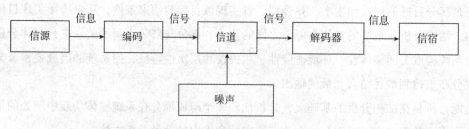

图4-1　信息传输过程

图4-1显示，信源发出信息，经编码器转化成信号在信道中传输，传输中会受到噪声干扰（所以在信息系统中应用抗干扰设备），信号进入解码器以后，重新转化为信息，被信宿接受。

**2. 信息论方法的应用**　应用信息论方法，主要是通过获取、传输、加工、处理和利用信息认识改造对象。信息论方法在认识复杂系统中起着重要作用。信息论方法揭示了不同系统共同存在的信息联系，为功能模拟提供了科学依据，为科学技术、生产及其管理的现代化提供了有效手段，而且它在生命系统和医学研究中起着越来越大的作用。人体生物大分子的复杂结构、遗传机制，免疫反应中的细胞活化，细胞膜上的离子通道，生理学和心理学中对神经系统的传导和控制研究，脑电图、心电图、肾血流图、超声检查、CT、MRI，以及中医的望、闻、问、切，西医的问、触、叩、听等诊疗系统，都是信息论方法在医学中的具体应用。

### 三、反馈控制方法

**1. 反馈控制方法概述** 反馈是控制论中的重要概念。正反馈或负反馈因控制的需要而起着不同的作用。随着系统科学的发展，反馈控制方法成为系统科学和系统工程中常用的一种研究方法，其应用范围也越来越广泛。

控制是系统的调节过程，系统为了不断克服自身的不确定性，使自身保持或达到某种特定运行状态，必然要对其内部和外部发生的各种变化进行调整、调节。如生物有机体为了生存，就需要不断调节和周围环境的关系，并且调节自身的各种变化，以确保生命系统的动态平衡及自身的发展变化。控制论方法就是通过信息处理的能动过程，使系统保持稳定状态或处于最佳状态以实现人们对系统所规定的功能目标。在实际过程中，往往通过反馈手段对系统进行调节。

反馈是实现控制的一种基本方法。正如维纳所说："反馈就是一种把系统的过去演绎再插进它里面去以控制这个系统的方法。"（《人有人的用处——控制论与社会》）这种利用反馈来控制系统性能的方法成为反馈控制方法。应用反馈方法实施控制，一般有两种效果：一是正反馈；一是负反馈。如果从输出端反馈到输入端的反馈信息是增强系统输出效应的，则系统表现为偏离目标的运动，这种反馈称正反馈。如人体的一些正常生理过程，如排泄、分娩、应激、血液凝固等是正反馈作用效果。如果从输出端反馈到输入端的反馈信号是减弱系统输出效应的，则系统表现为趋近目标的运动，这种消除系统不确定性，使系统趋于稳定状态的反馈作用称之为负反馈。负反馈是控制系统的基本机制，也是最常用的反馈控制方法。人体内大量存在这种反馈机制，如人体体温的恒定，血压和心率的稳定，血糖、血中酸碱浓度和电解质的平衡等都是负反馈作用的效果。在反馈控制活动中，还有正、负反馈结合在一起发生作用的情况，这种通过正负反馈相结合的方式实现的控制称为混合型反馈。如人体内甲状腺激素的控制调节系统就是一个正、负反馈混合控制系统。

**2. 反馈控制系统的应用** 反馈控制系统由控制器、执行机构、控制对象和反馈装置四部分构成，并采用信息技术对系统进行不断调整，使系统达到某种特定状态。反馈控制方法的一般原理可用反馈控制图表示（图4-2）。

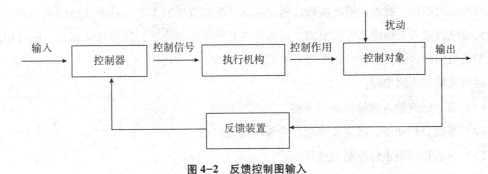

**图4-2 反馈控制图输入**

反馈控制方法在现代科学研究和科学管理中发挥着重要的作用。

（1）反馈控制方法与信息方法一样，都是抛开研究对象的实物形态，所不同的是信息方法关注的是信息，反馈方法则是从不同研究领域中找到其共同的东西，即反馈控制机制，因此具有巨大的普遍性。它可以很好地研究和解决人体、工程技术、人类社会等多个领域的问题。

（2）反馈控制方法无需直接取得关于系统扰动的信息，只依据系统输出量偏离规定值的信息来实现控制，因此，它具有简单、经济、实用的特点。

（3）反馈信息控制方法与系统方法、信息论方法、自动化技术、电子技术等结合起来，将成为人们打开现代技术之门强有力的手段。

反馈控制方法从诞生之时就被应用到生物、医学方面。在生物界，小到分子水平的遗传控制，大到生物个体以至群体生态系统和物种演化，从低等生物的简单反映及控制功能到高等动物乃至人类的高级神经活动，都可以看成是各种各样的信息过程，都有通信和控制问题，都可以用控制论的理论和方法加以研究。研究的直接结果就是弄清这些生物控制系统的机理和规律，并在此基础上，运用生物在亿万年进化过程中形成的极其灵巧、完善的控制机理和方式，为工程设计提供丰富的思想源泉。

## 四、黑箱方法

**1. 黑箱方法概述**　黑箱是科学方法论的概念，是指内部构造和机制尚不清楚，只能通过外部功能和行为的观测以及试验来认识其性质的物质系统。如人脑有思维的功能，这种功能的机制尚不清楚，又不能随意解剖人脑进行研究，只能作为黑箱处理。黑箱概念是相对的。一个物质系统对不同认识能力的人来说，既可能是黑箱，也可能是白箱。黑箱本身也会随着科学技术的进步和人们认识水平的提高逐步转化为白箱。对一些特殊系统，人类认识虽已达到灰箱或白箱水平，但在问题的具体处理上却要作为黑箱处理，如人体神经系统、临床医学中的理化指标检查、中医经络系统等。

**2. 黑箱方法的应用**　对于黑箱，我们只能了解它的输入和输出，而不能或不便直接剖析内部结构。黑箱方法就是通过考察黑箱的输入和输出信息的动态过程，研究系统的功能和行为，以推测、探求系统内部结构和运动规律的一种现代科学方法。其根据是结构和功能的内在联系，结构在系统之内，功能表现于外；结构是功能的根据，功能是结构的表现。通过研究系统的功能，即可寻根摸底，推测判断其内在结构，进而认识其结构和规律。医生诊疗疾病与其他技术不同，医生看病一般不能采取拆开检查、分割实验、损伤破坏等办法，而要通过"望、闻、问、切""问、触、叩、听"及实验室现代理化检查等外部观测，根据病人自身感觉和功能表现来做出判断、推理，得出疾病诊断。所以，黑箱方法的实质就是由功能探索结构。它通过研究系统的输入与输出来考察黑箱，模拟建立几个可能的模型，从中择优而用。既可用以说明原型的结构和规律，也可对原黑箱的模拟模型加以实际应用。

运用黑箱方法的步骤：

（1）通过研究输入和输出研究黑箱。

（2）系统分析功能，确定几个可供选择的黑箱模型。

（3）对黑箱模型进行检验和选择。

（4）阐明黑箱的结构和运动规律并加以应用。

**3. 黑箱方法的重要作用**

（1）它提供了研究复杂系统和不能打开或不便打开的黑系统的研究方法，如人脑、黑洞之类系统的研究。

（2）黑箱方法的初步研究，可以使黑系统逐渐转化成灰系统，再进一步可转化为白系统。科学面对的原初系统，一般都是黑箱。人们的认识就是一个不断地接触黑箱、研究黑箱和转化黑箱的过程，如早期的人体解剖学、细胞学的研究。

黑箱方法只研究系统的外部行为，有一定的局限性，它需要与其他方法相配合才能最终打开黑箱。

## 五、功能模拟方法

**1. 功能模拟方法概述** 功能模拟方法是控制论的基本出发点，充分体现了控制论方法的主要特征。

所谓功能模拟方法，是指在暂不考虑系统内部组成要素及结构的条件下，应用模型来再现原型功能的方法。它不考虑机器与生命体之间的物质、结构、能量及其中的各个因果对应关系，只要二者在功能和行为上是相似的和等效的就可以相互模拟，从而避开了关于复杂机体原型结构和机制方面的探求，直接为寻找某种模型来模拟和再现原型的功能和行为。当然也不是说功能模拟是完全撇开结构来谈功能或仅仅满足于功能的相似，它只是不同于那种先认识结构再认识功能的简单方法，不排除对功能与保证这些功能的结构之间内在联系的研究。这也说明，在某种条件下，从功能出发比从结构出发更能发现关于结构的知识。运用功能模拟方法，既可以通过功能模型揭示原型本身的秘密，作为认识原型的一种手段；又可以通过模型代替或增进原型的功能和行为，使模型本身成为研究的目的。

**2. 功能模拟方法应用** 采用功能模拟法要尽量做到使模型与原型在功能上相似。第一，要系统研究原型的功能，把握其主要内容。第二，确立与原型功能相似的模型。第三，进行模拟，成功以后用以说明原型的功能，并加以应用。

功能模拟法对科学技术和生产管理具有重要意义。

（1）可以模拟不能直接接触的事物的功能，如危险环境、宇宙天体等。

（2）运用功能模拟法可以进行脑科学与思维科学的研究，如制造电子计算机，研制语言翻译机等。

（3）用于仿生学研究，发展新型技术。

功能模拟法由于对结构的忽视，有一定的局限性，这就需要与其他方法综合运用，才能更好地发挥其作用。

# 第三节 自组织理论方法

20世纪70年代前后相继出现的耗散结构理论、协同学、超循环理论、突变论，以及20世纪70年代中期以后产生的混沌理论、分形理论、孤立子理论等自组织理论，它们从不同角度丰富和深化了系统科学理论，同时也提出了许多新的科学思想和科学方法，具有重要的认识论和方法论启示，引起人们的高度关注。

## 一、自组织理论

### （一）耗散结构理论

**1. 耗散结构的概念** 耗散结构是比利时布鲁塞尔学派领导人普利高津教授于1969年在

"理论物理与生物学第一届国际会议"上在向大会提交的交流材料——《结构、耗散和生命》中首次提出的。所谓耗散结构是指一个远离平衡态的开放系统，通过不断地与外界交换物质与能量，在外界条件的变化达到一定的阈值时，系统原有的无序状态就会失去稳定性，能从原来的无序状态转变为在时间上、空间上或功能上的有序状态或形成新的有序结构。形成和维护这种远离平衡状态下的有序结构需要耗散能量，因此被称为"耗散结构"。研究耗散结构的性质、形成、稳定和演变规律的科学，称为耗散结构理论。

**2. 耗散结构理论的特征**　耗散结构理论阐明了系统新结构产生的条件和特征。

（1）耗散结构理论研究对象只能是开放性系统。城市结构和生命结构即是如此，它们的维持都是在于不断地与外界环境进行物质、能量和信息的交换。

（2）耗散结构只能在远离平衡条件下才能出现。远离平衡态达到一定阈值以后，系统稳定平衡的条件不能得到满足，变得不稳定，系统会"自己组织起来"，产生一种新的结构。

（3）耗散结构形成的条件是非线性的反常涨落。在远离平衡条件下当涨落趋向某特征值（即质变关节点）时，不稳定点附近的涨落将出现反常，即在大范围内以至整个系统都变了样，局部质变的扩大引起整体质变的出现，使它由一种状态变为一种新状态。

耗散结构理论讨论的系统既不是一个简单的控制系统，也不是一些有规律的子系统叠加的系统。外界的控制只是为了自组织形成的内因。因此，耗散结构理论对系统的描述不注意每一个子系统的运动规律，而往往注重宏观叠加的结果。所以在耗散结构理论中，既不是从热力学的角度出发，也不是从统计物理学出发，而是从宏观角度建立一个系统的演化方程，直接从宏观层次来讨论系统的演化。

耗散结构形成的机理是扩散和化学反应两种过程。热传导与物质扩散等一类物理现象在远离平衡状态下，可以具有包含大量个体、协作的相干状态，而导致一个从无序到有序的转变。从化学反应的角度出发考察建造复杂系统结构的规律性，则远离平衡地方出现化学钟（即以相干的、有节奏的形式进行的化学反应）是一个典型事例。普利高津在建立非平衡系统的研究中运用了局域平衡假设，连续介质力学的描述，并推广应用了爱因斯坦的涨落理论。

耗散结构理论科学地证明，只要具备一定的条件，远离平衡的开放体系出现耗散结构即发生自组织是必然的，而不是偶然的。耗散结构理论第一次科学地揭示了自然界从简单到复杂、从无序到有序、从非生命到有生命的演化的内在机制和必然性。这为达尔文进化论奠定了科学基础，对自然界的存在、演化及其两种方向的关系做出了初步科学的令人信服的解释。耗散结构理论已广泛应用于介质力学、激光、化学、地质科学、地球物理、天体物理等许多科学领域，特别是生物领域更是最有希望的应用对象。

（二）协同学

协同学的奠基人是德国著名物理学家哈肯。20世纪70年代，哈肯在研究激光器发射机理时发现：当向激光器输入低能量值时，激光器就会像一盏普通电灯一样，发出一些完全不相干的光波；当输入能量不断增加并达到一定阈值时，激光器就会突然发出一些相干协调的有序光波。哈肯在寻找支持这些现象的机制和原理时，创立了协同学。正如他在《信息与自组织》指出的那样："在协同论中，我们研究系统各部分是怎样合作并通过自组织来产生空间、时间和功能结构的。"哈肯认为，系统通过自组织产生新的有序结构不是渐进、平稳的过程，而是发生突变的过程。他敏锐地意识到，激光是一种典型的非平衡态的物质状态转变，非平衡相变是一种自组织过程，而自组织现象产生的机制是系统内部大量的子系统之间的协同作用。在突变点上，系统通过内部各子系统之间的协同、竞争（即自组织）而形成新的有序结构。哈肯发现，在旧结构瓦解、新结构孕育之时，系统处于变化剧烈的最活跃阶段，系统内部子系统的关联引起的耦合运动与子系统各自独立的自由运动处在一种相互竞争的、不稳定的均势较量之中，这种较量是一种自我组织的过程，故形成一种新的有序结构。协同学所研究的是以自组织形式出现的那类结构，从而找到支配整个系统自组织过程的一般原理。

协同学的基本概念是序参量，基本原理是支配原理。由于序参量的引入，对很大量甚至无穷的状态参量或自由度等复杂问题的解决有了突破性进展。正如哈肯指出："在系统发生相变的临界点附近，有序结构最终是由少数几个参量（序参数量）来描述的，所有的子系统都受着几个变量的支配。这样，就可使我们将高维问题化为低维问题来处理，就消去了许多无法解决的困难"。（《协同学讲座》）由于支配原理的发现，找到了系统自组织产生的机制。协同学认为，能量集聚达到某个临界值，系统内的各要素就会产生相互作用并且开始参加协调的整体运动，当这种协调运动加强并取得支配地位时，系统就由无序变为有序，组成部分由从前独立的客体变为某种组织系统的要素。

协同学还力图讨论一个系统如何从有序向无序混沌方向转变。例如，有序运动的平流如何形成湍流，有周期、有节律的运动如何丧失周期和节律等。这样协同学将无序到有序和有序到无序两种相反的运动统一起来，从而发展了自组织理论。

协同学与耗散结构理论相比，其科学背景、侧重点等虽然不同，但就试图寻找系统从无序到有序转化的一般规律而言，具有惊人的一致性。如今协同学已逐渐成为一门应用广泛、前景远大的横断学科，为研究自然现象、生命起源、生物进化、人体功能、社会变革等复杂性事物，提供了新的原则和方法。

### （三）超循环理论

德国物理化学家艾根于 1971 年提出超循环理论，并于 1977 年发表《超循环——自然界的一个自组织原理》一文。该文系统阐述了超循环理论。艾根超循环思想与超循环理论的提出是对核酸与蛋白质的相互作用和对生物学中多样性与统一性关系深入思考的结果。艾根认为，在逻辑上可以把进化分为在时间上并非截然分开的三个时期，即前生物的化学进化阶段、生物大分子的自组织阶段和达尔文生物进化阶段。他认为，在化学阶段和生物阶段之间应存在一个生物大分子的自组织阶段，在这个阶段，生物大分子既能产生、保持和积累信息，又能选择、复制和进化，从而形成统一的细胞结构。因此，超循环理论解决了生命起源的一个关键性问题，即生物信息起源问题。

艾根将循环反应网络分成三个等级。

第一等级是反应循环。在一组相互关联的反应中，如果任一产物与前面某一步骤中的反应相同，就形成一定的反应循环，而反应循环作为整体就成为一个催化剂。例如，酶就是这样的催化剂。

第二等级是催化循环，如果一个反应循环中至少有一个中间物是催化剂，就形成一个催化循环。单链 RNA 的复制，就是一个生物学上重要的催化循环。双链 DNA 的自复制也是一个在生物学上典型的催化循环。

第三等级是催化超循环。自催化循环系统已可称为超循环系统，因为自催化系统是催化

NOTE

循环，而催化剂本身是反应循环。但在艾根的理论中所谓超循环是指关于催化功能是超循环的系统，即催化超循环。例如，在 DNA 噬菌体感染细菌细胞的反应中就包含一个超循环过程。

艾根进一步考虑生物大分子的自组织过程。他认为，从生物大分子的水平上看，选择与进化的基础是代谢、自复制和突变。代谢是生命现象的一个基本特征，选择只有对处于代谢过程中的分子才有意义。超循环理论不仅把达尔文的进化理论从生物的整体水平推广到生物的分子水平，而且把生物间的竞争与协同结合起来，论证了超循环的形成是生命起源的最佳选择。

### （四）突变论

突变论是微分拓扑学的新成果，它是法国著名数学家托姆提出的，他 1972 年发表的专著《结构稳定性和形态发生学》标志着突变理论正式问世。

世界上存在大量的突变现象，如星爆、地震、断桥、基因突变、病人突然休克等，它们与自组织现象有内在联系。托姆在拓扑学、奇点论和稳定性理论基础上，用清晰的数学语言阐述了在系统临界状态突变发生的机制和演变规律，研究自然界连续的量变是怎样引起突变的，并试图用统一的数学模型来把握它们。目前，突变论的最大成果之一是提出了"分类定律"。托姆证明，控制参量不超过 4 个的情况下，突变可归纳为转折型、尖角型、燕尾型、蝴蝶型、双曲脐点型、椭圆脐点型和抛物脐点型等 7 种基本类型。控制参量不超过 5 个的情况下，可能的突变类型有 11 种。

突变论的观点和成果在物理学、化学、心理学、医学、工程力学等领域逐步得到应用，并引起了广泛的关注。

综上，自组织理论、耗散结构理论阐明了自组织外部与内部条件；协同学揭示了自组织的内在动力机制；超循环论描述了自组织进化的形式；突变论为系统科学提供了新的数学工具；混沌理论由多个科学家创立，提出了混沌现象、处置敏感性等问题，揭示了在混乱现象深处的惊人秩序以及自然万物生长演化的普遍规律；分形理论由曼德布罗特创立，提出了整体与局部的自相似性、事物复杂的空间形态、分数维数等；孤立子理论提出了平衡结构中突然涌现结构问题。

## 二、自组织理论的方法论启示

以耗散结构理论、协同学、超循环论为代表的自组织理论，在一定程度上代表着当代自然科学发展的新趋势，同时，也丰富和深化了系统科学理论及系统科学方法。自组织理论所具有的方法论意义较多，有些尚存较大争议，学术界相对普遍认同的观点有以下几个方面。

### （一）自组织理论提出了研究系统自我演化发展的新方法

自组织理论认为，非平衡自组织的形成和丧失都是通过大量偶然因素的随机涨落而造成的，是多种质变的过程。对于涨落导致的质变类型，则多采用突变论的数学方法和数学分支点理论来描述。这样数学的量的描述和系统的质的描述相结合，实现了对系统质变的科学描述，为研究系统的自我演化发展提供了新方法，同时也证明了辩证唯物主义关于物质的自我运动、自我发展原理的正确性。

客观世界的各种系统，无论是自然科学系统、技术科学系统，还是社会科学系统，都可以用自组织理论的方法去研究。例如，非生命物质向生命物质的转化，是通过一系列的化学自催化反应而实现的。在地质学中，岩石规则花纹的形成和矿藏的形成过程也是通过自组织理论而发现的。

### （二）　自组织理论提出了系统存在发展决定论和非决定论相统一的新方法

自组织理论认为，由于大量的随机因素和不同涨落形式，复杂系统在临界点处系统的解是非决定论解，因此它的未来是不确定的。一个系统的未来状态并不是完全确定的线性因果链，而是存在大量偶然的随机因素，人们只能从大量偶然性中寻找必然的趋势，世界的发展主要遵循着统计学规律。可逆性和决定论只适用于有限和简单情况，不可逆性和非决定论则是世界的客观普遍规律。当然，决定论与非决定论、必然性与随机性并不是绝对对立的，而是相互转化的。世界上包括社会系统在内的一切自组织系统，它们的存在和发展都是决定论和非决定论、必然性和随机性相互联系、相互作用的结果。

### （三）　自组织理论提出了探索复杂性系统的新目标和新范式

简单性原则是经典科学的重要方法论原则，但事实上当人类科学活动的目标转向各种复杂的无机系统、有机系统、生命系统和社会系统，简单性思想则显得无能为力了。自组织理论抛弃了传统科学追求简单、必然性、决定论的目标和以分析为主的研究范式，着眼于探索复杂性、偶然性、非决定论的目标，强调以综合和整体为主的研究范式，提出复杂性的新概念和新方法。例如，寻找标志复杂性的宇宙常数，有可能成为解开复杂性秘密的钥匙。采用方程描述与形象描述相统一的方法，有可能帮助人们解开复杂的混沌奥秘。自组织理论揭示了复杂系统从无序到有序转化的自组织过程和机制，从而将物理学和生命科学、自然科学和社会科学统一起来，提出了科学大统一的新目标和新范式。

#### 思考题

1. 系统科学包括哪些内容？系统分析方法在科学技术研究中如何运用？
2. 如何理解信息论方法？它在医学中有哪些具体应用？
3. 如何理解信息反馈方法？它在医学中有哪些具体应用？
4. 自组织理论包括哪些理论，它给我们带来哪些方法论启示？

## 中医问题与思考

### 中医与黑箱方法

传统中医不以解剖学为基础，也不对方药进行化学结构和有效成分的分析，但它却能对人体及疾病进行有效的控制和调节，究竟采用了什么样的方法？这种方法的科学根据何在呢？其实，中医学运用的是一种类似黑箱方法的司外揣内的思路和方法。

尽管早在《内经》时代，中医就有了不少解剖学的记载，但这种解剖研究的方法两千多年来并没有为后世所弘扬，形态解剖的观察方法在中医发展的早期便夭折了，取而代之的是"司外揣内"的功能观察方法。"司外揣内"的认识和研究方法的依据是中国古代元气论为主的哲学思想。我国古代医生在研究人体时，所强调的是"气"，而不是"形"。在他们看来，"人之有生，全赖此气"；人死则气散，剖而视之，唯见支离破碎的无气之形，与生人相去甚远，与医无补。既然生命的本质在于气，在于气的生化运动，而不在形，所以中医观察人体注重气之运动，而观察气之运动必须在机体活体状态下才能做到，这就决定了中医对认识方法的取向必然是一种动态的功能观察法而不是静态的形态解剖法。另外，中医学认为，"有诸内必形诸外"，因此通过"司外揣内"（即观察人体的外在表象）就可以推测人体的内在结构和功能。中医学的脏腑经络、精气神、病因病机、四诊八纲、辨证施治、药性药味、方药理论等基础理论，总体上是按"司外揣内"的思维方法进行的。

中医藏象学说是中医理论核心。"象，形象也。藏居于内，形见于外，故曰藏象。"（《类经·藏象》）藏是隐藏于活的人体内的脏腑器官，象是内脏功能在外部的表现。司外可揣内，即观察人体外在表象，就可以推测内脏的结构与功能。

在中医的辨证论治中，证是一个核心概念。辨证论治中的一个重要环节就是通过证的各种表象寻找致病原因。中医历来重视环境因素对人体的影响。外感六淫，即风、寒、湿、燥、暑、火，这是中医学认为人体致病的主要因素。从今天科学的角度来看，包括了生物、物理、化学等多种因素的致病作用。在古代的社会历史条件下，人们不可能对这些致病因素进行实质性的深入研究，不可能对它们进行细致的辨析。中医另辟蹊径，利用"司外揣内"这样的黑箱方法，通过对证的辨析来推测病因，即"审证求因"。如果把环境因素看作人体的输入、症状变量为输出的话，那么输入和输出之间是有某种确定性关系的。"审证求因"就是寻找这种确定性关系，探求病因。从控制方法来说，将立足点放在整体反映性上，比单纯地考虑实质性致病因素的方法更有利于调动机体对抗疾病的功能。另外，人体所处的环境条件是极其复杂的，致病往往不是单纯一种因素，而是多种因素综合作用的结果。在这种情况下，采用审证求因的方法就显示了它的长处，因为在证中反映的正是各种因素综合作用的结果，由此而创立的控制方法也就包含了针对综合因素的效果。

中医学在长期的实践中总结出了多种辨证理论和方法，如八纲辨证、脏腑辨证、气血辨证、六经辨证、卫气营血辨证等。尽管有许多辨证方法，但阴阳辨证是总纲领。与黑箱方法密切联系的一种控制方法叫反馈控制方法。我们不难发现，中医的阴阳辨证是一种典型的负反馈控制方法。阴阳辨证是中医八纲辨证的核心，也是整个辨证论治体系的核心。这种负反馈调节法有一个很大的优点，尽管我们不清楚患者这一黑箱系统偏离正常状态的真正的、实质性的原因是什么，也不清楚医者对患者的出入（药物等）对病人恢复正常的内在机制是什么，但我们仍然可以采取辨证论治的有效措施，调节人体状态，使之恢复"阴平阳秘"的健康状态。中医运用黑箱理论和反馈控制的方法来认识人体、治疗疾病是其能够长期保存下来，并且具有一定生命力的根本所在。

中医的黑箱方法是在没有手段和条件打开人体和疾病黑箱的历史条件下不得不用的，人体和疾病被视为模糊的整体。这种方法虽能把握总画面的一般性质，却不足以了解构成总画面的各个细节。黑箱方法是中医的长处；只有黑箱方法，没有相应的白箱方法又是它的短处。中医的黑箱方法与西医的白箱方法有着明显差异，中医不是建立在科学实验的基础上，对人体内部要素、结构、机制尚不十分清楚，与此相一致中医的黑箱方法总体上处在经验层面，而不是理论层次，并不能完全等同于现代黑箱方法。现代黑箱方法是在发达的白箱方法基础之上建立起来的，不仅提出了明确的黑箱概念，而且明确认识到使用黑箱方法的条件、范围和局限性。因此，我们既要充分肯定中医黑箱方法的合理性，又必须指出其历史局限性。如何在保持中医黑箱方法合理内核的前提下，合理吸收现代医学白箱方法成果，是中医研究必须面对与解决的关键问题。

　　黑箱方法与白箱方法并不是永远不变的，二者本来就是相互结合、相辅相成的关系。从今天现有的科学技术观来看，中医学即使可以走复杂科学之路，白箱化道路也是必不可少的前提和基础。黑箱方法与白箱方法联合运用是不可避免的，从这个意义上，中西医结合具有历史和逻辑的必然性。

# 第五章　马克思主义科学技术观

马克思主义科学技术观是立足于唯物主义世界观、自然观、方法论和认识论，以对科学技术的性质、规律、特征的认识为研究对象，形成的对科学技术的认识。马克思主义认为，科学主要是认识世界，技术主要是改造世界。现代科学与技术相互交织，形成了现代科学与技术既有联系又有区别的体系结构。

## 第一节　马克思主义科学技术思想

马克思主义的科学技术思想是马克思主义理论体系中的一个构成部分，它是伴随着马克思、恩格斯以及其后的马克思主义者在不断丰富辩证唯物主义和历史唯物主义过程中形成、发展和完善的。从历史发展看，马克思主义科学技术观既包括马克思、恩格斯关于科学技术的经典论述，也包括列宁、斯大林、普列汉诺夫等马克思主义者，以及毛泽东、邓小平等中国马克思主义者对科学技术的认识。马克思主义科学技术思想主要内容从总体上包括对科学技术的认识、科学技术是生产力、科学技术的作用等几个方面。

### 一、马克思主义科学技术思想的历史形成

马克思主义科学技术思想的形成是有其特殊的社会历史条件、科学技术和思想背景发展基础的，也正是在结合当时社会生产、阶级条件、科学技术发展状况、思想理论背景的基础上才形成了其具有自身特点的科学技术思想。

#### （一）马克思主义科学技术思想形成的社会历史条件

**1. 社会生产的迅速发展**　在欧洲，5~11 世纪是封建社会形成时期。11~15 世纪是封建社会鼎盛时期，16~18 世纪是封建社会瓦解、资本主义形成时期。欧洲大陆虽然很早就出现了资本主义萌芽，但当时的欧洲大陆各国基本处于松散的联邦状态，且存在长年的宗教战争，社会动荡。18 世纪，英国的产业革命及与之伴随的近代第一次技术革命——蒸汽动力技术革命，使人类社会开始由农业社会向工业社会过渡。工业革命拉开了资本主义生产从手工业工场阶段向大机器工业阶段过渡的序幕。新兴资产阶级在剩余价值规律的支配下，为追逐更多利润，不断改进生产技术，提高效率，降低成本，因而使采用大机器生产成为必然，其结果推动了社会生产力的巨大进步。到 19 世纪 30 年代，英国率先完成了第一次工业革命，各个工业部门基本实现了机械化，建立了大机器的工厂制。

**2. 社会生产关系的变革**　工业革命既是一场生产力的革命，也是生产关系的一次重大变革，从而把资本主义的发展推到了一个新阶段。马克思、恩格斯指出，资产阶级除非使生产工

具，从而使生产关系以及全部社会关系不断地革命化，否则就不能存在下去。因而"生产的不断变革，一切社会状况不停的动荡，永远的不安定和变动，这就是资产阶级时代不同于过去一切时代的地方。一切固定的僵化的关系以及与之相适应的素被尊崇的观念和见解都被消除了，一切新形成的关系等不到固定下来就陈旧了。一切等级的和固定的东西都烟消云散了。一切神圣的东西都被亵渎了。人们终于不得不用冷静的眼光来看它们的生活地位、它们的相互关系。"（《马克思恩格斯文集》第 2 卷）

　　工业革命不仅造就了一个大工业资产阶级，同时也造就了一个与近代大工业相联系的无产阶级。随着工业革命广泛深入地发展，资本主义经济的空前繁荣，使工人阶级在数量上得到了迅速增加。随着资本主义工厂制度的建立和工业中心城市的形成，工人阶级的组织性、觉悟性和战斗性得到迅速提高。特别是由于阶级关系的日益简单化，社会日益分裂为两大对立阶级，即无产阶级和资产阶级，两大阶级之间的矛盾日益突出，成为社会的主要矛盾。19 世纪三四十年代，法国、德国和英国爆发了 3 次大规模的革命运动，其不仅深刻地表明了阶级矛盾的激化，更表明无产阶级作为独立的政治力量登上了历史的舞台。

　　总之，工业革命所引起的资本主义经济的巨大发展，以及社会关系的急剧变革为马克思主义科学技术思想的产生提供了客观的依据。

### （二）　马克思主义科学技术思想形成的科学技术条件

　　自然科学的发展是马克思主义科学技术思想产生和形成的重要基础。同时，也正是科学技术的发展引发了工业革命，使马克思主义理论建立在辩证唯物主义和历史唯物主义之上。

　　马克思和恩格斯所生活的 19 世纪被誉为科学的世纪，主要有两方面原因：一是第一次科学革命由牛顿的经典力学的建立而逐步完成，在 19 世纪，近代自然科学的各个门类均相继成熟起来，由此建立了近代科学的大厦；二是在这个世纪，科学成为社会生活的一个重要组成部分，科学知识被大大普及，理论科学的伟大创新转变成为技术的无比威力，第二次技术革命就在此背景下发生。

　　**1. 17 世纪的科学革命和第一次技术革命**　在欧洲，随着资本主义的萌芽与成长，新兴资产阶级为维护和发展其经济利益并从政治上逐渐取代封建统治，需要新的思想和精神武器，于是便出现了文艺复兴运动和宗教改革运动。在 16~17 世纪摆脱神学统治的斗争中，近代自然科学走上了独立发展的道路。1543 年哥白尼发表《天体运行论》，宣告科学革命的开始。1687年牛顿发表《自然哲学的数学原理》，完成经典力学理论的综合，将这场革命推向高潮，确立了科学在社会中的地位。建立在实验科学基础上的力学是近代自然科学的带头学科，它的兴起及学科体系的完备标志着以提出"日心说"为起点的近代科学革命达到高峰，经典力学体系对近代科学技术整体的发展及其在生产过程中的应用起了主导作用。

　　科学革命催生了 18 世纪以纺织机和蒸汽机的发明与改良为先导的技术革命，并引发了工业革命，将人类带入工业化社会。以蒸汽机的广泛使用为主要标志的第一次技术革命，使机器大工业代替了工场手工业，将生产力从铁器时代推进到机器时代。

　　**2. 19 世纪的科学革命和第二次技术革命**　在 19 世纪，今天的所谓三大学科——物理、化学、生物实现了系统化。在物理学领域，以牛顿力学为基础统一了声学、光学、电磁学和热学，有效地支配着小到超显微粒子、大到宇宙天体的物理世界。在化学领域，定量分析方法引入了化学原子论，使得无机化学走向系统化。在生命领域，以细胞学说和生物进化论为基础统一了生物学的诸分支，乃至确立了人在自然界的位置。19 世纪的科学与 17~18 世纪的科学相比有两个显著的不同，从方式上看，前者进入系统的整理阶段，后者则处于自然知识的收集和积累阶段；从形态上讲，前者进入理论科学阶段，后者则处于经验科学阶段。这些明显的变化不仅形成了自牛顿时代以来的又一次科学高潮，并且几乎在各个学科、各个领域内部都取得了革命性的进展。

19 世纪 70 年代，以电的发明和应用为标志开启了第二次技术革命。19 世纪最杰出的成就是电气工业的产生和发展。电磁理论的建立和发展促成了发电机、电动机和其他电磁机器的发明，并带来了无线电报和无线电话，其标志着电气时代的到来，引起了人类历史上继蒸汽革命以后的第二次技术革命，其作用和影响一直持续到今天。

### （三） 马克思主义科学技术思想形成的思想理论前提

马克思主义科学技术思想的产生离不开客观的社会历史条件，同样也离不开一定的思想理论条件。马克思主义是对人类在 19 世纪所创造的优秀成果——德国古典哲学、英国古典政治经济学、英国和法国空想社会主义学说的继承和超越。马克思和恩格斯不仅汲取了上述伟大先驱理论的科学成就，并且在新的时代条件下解决了由它们提出而又没能解决的重大理论课题。

"文艺复兴"后的欧洲，古希腊自然哲学得以全面恢复。在哲学界，研究自然的学者们的思想重新被柏拉图主义所支配，向占统治地位已久的亚里士多德——阿奎那思想体系提出挑战。同时，航海罗盘、火药、印刷术从东方传入，以及新大陆的发现都大大开阔了人们的视野。近代科学革命首先发生于欧洲，得益于欧洲为科学革命的发生孕育了合适的氛围与条件。

从科学史上看，每一次科学革命必然有观念上的革命，如 20 世纪初的科学革命带来的对原有时空观的变革，但与 20 世纪的科学革命得益于新发现不同，发生在 16~17 世纪的这场革命首先在观念领域展开。这场革命是对既有的古典数理科学的一场基本概念的观念变革，诚如科学史家库恩所指：像天文学、声学、数学、光学与静力学这五大古典物理学科，从古代几乎连续地传到近代，这些学科的近代发展特征就是观念革命。

这场观念革命的主角是一批具备自然哲学思想的科学家，而不是"纯"科学家。科学家（scientist）一词出现于 19 世纪。例如物理学，从哥白尼开始，近代物理科学的诞生仿佛一幕早已被编排好的巨剧，由这些大家来出演，每一环节都天衣无缝。第谷、开普勒、伽利略、笛卡儿、牛顿，每一位人物都突破旧的观念，在为重铸新时代的思想范式而努力。这种观念的突破是多方面的。在天文学方面，载着星星运转不息的天球被抛弃了，取而代之的是一望无垠的宇宙空间；在物理学方面，亚里士多德的天然运动观念被抛弃，惯性运动概念成为主流观念；在视觉艺术的创作方面，全景透视被定点透视取代，人成为观察世界的主体，世界即是客体；在精神生活方面，无神论取代了对上帝的虔诚、恭敬；在经济活动领域，对自然的索取、主动利用取代了靠天吃饭的小农经济。由哥白尼和维萨留斯在天文学领域和生命领域所发动的观念革命是整个近代科学革命的第一阶段。

马克思、恩格斯非常重视科学在马克思主义发展中的作用，十分注意用自然科学和社会科学的新成果、新发现，检验、充实和发展自己的理论。同时，自然科学的发展也为马克思主义的产生奠定了重要的基础。18、19 世纪，天文学、机械力学、物理学、解剖学、生物学等都有了长足的发展，特别是能量守恒和转化定律、细胞学和达尔文的进化论这三大发现，使自然科学的发展进入了一个新时期，即自然科学由搜集材料进入阶段整理材料阶段和把事物作为一个整体联系起来进行研究的新时期，从而突破了由于小生产的长期统治而给人们造成的狭隘眼界，开阔了人们观察世界的视野，使"我们就能够依靠经验自然科学本身所提供的事实，以近乎系统的形式描绘出一幅自然界联系的清晰图画"。（《马克思恩格斯文集》第4卷）正如恩格斯所说："有了三大发现，自然界的主要过程就得到了说明，就归结到自然的原因了。"（《马克思恩格斯文集》第20卷）达尔文的《物种起源》"这本书我可以用来当作历史上的阶级斗争的自然科学根据"。（《马克思恩格斯文集》第10卷）

马克思主义科学技术思想也正是在不断超越时代赋予的历史问题过程中，在建立辩证唯物主义和历史唯物主义的过程中逐渐建立起来。

## 二、马克思主义科学技术思想的基本内容

马克思主义科学技术思想与马克思主义的哲学、经济学、政治学、科学社会主义等思想的形成、发展和丰富是不可分割的，从而形成了内容丰富的科学技术思想，主要包括对科学与技术、科学技术与生产力、技术的异化、科学的分类和科学技术的社会作用等问题的认识。

### （一）　科学与技术

**1. 在实践基础上认识科学**　对科学的认识是从具有唯心主义特征的理性出发，还是从具体感性的实在出发，在近代哲学史上存在着长期的争论，马克思主义的产生正面临着黑格尔所创立的以"绝对精神"这样的客观唯心主义哲学来统一感性实在与纯粹理性之间的对立，以"绝对精神"来统一两者的分裂。但这样的唯心主义基础，受到了青年黑格尔派的反对，其中费尔巴哈以其旧唯物主义思想反对黑格尔的思想。马克思则以通过实践的唯物主义哲学实现了哲学革命，建立了实践的科学观，形成了崭新的唯物主义科学观。

从马克思对科学理解发展的过程和背景来看，要建立揭示科学的现实的、感性实践的基础性质，就要实现对费尔巴哈唯物主义和黑格尔辩证法的超越。对这两者的超越也导致了历史的（因而也是辩证的）唯物主义的产生。在《德意志意识形态》中，科学的历史唯物主义表述方式已经得到了完全的确立。科学作为人类生产的一种特殊形态，彻底抛开了神秘外衣，回到世俗基础。同时，我们看到，历史唯物主义第一次使科学真正进入了历史。正如马克思在《1844年经济学哲学手稿》中指出："感性（见费尔巴哈）必须是一切科学的基础。科学只有从感性意识和感性需要这两种形式的感性出发，因而，科学只有从自然界出发，才是现实的科学。"（《马克思恩格斯文集》第1卷）

科学通过实践展现人的本质力量，也就是通过现实的生产力来认识自然、改造自然，在展现自身力量的同时，获得自身的解放。科学是人类通过实践对自然的认识和解释，是人类对客观规律的概括，是社会发展的精神产品。科学通过对自然的认识也在不断提高对人类本身的认识，"现代自然科学和现代工业一起对整个自然界进行了革命改造，结束了人们对自然界的幼稚态度以及其他幼稚行为"。（《马克思恩格斯文集》第10卷）

**2. 在社会生产中认识技术**　以实践的方式认识科学，如果说这是马克思从反对思辨哲学，从而实现的哲学革命立场上认识科学。那么，从社会生产上认识科学，则是把实践认识具体化到现实的社会生活中。技术在马克思主义看来是人的本质力量的对象化，"工业的历史和工业的已经生成的对象性的存在，是一本打开了的关于人的本质力量的书，是感性地摆在我们面前的人的心理学"。（《马克思恩格斯文集》第5卷）然而，在资本主义生产关系下，大机器这样

的生产技术与资本主义制度相结合，变成了资本主义的工具，成为资本家对无产阶级控制和压榨的工具。当然，反过来资本家在这样的制度和生产条件下也变得不自由，最终展现的是人的异化。导致这种现象的原因，马克思主义认为是技术异化的表现。

科学与技术在资本主义条件下都变得异化了。科学与技术是人的本质力量的对象化，技术是物化了的科学，并是融入了资本的科学，是科学的一种特定的形态；科学由知识形态演化为其他形态，也只是其外在形态的一种发展。科学通过进入机器而被资本所利用和占有，进入资本的直接生产过程，成为资本生产过程中一个相对独立而不可或缺的因素。科学因而也成为生产力的重要因素。马克思还指出："一般科学水平和技术……对人本身的一般生产力的占有，是人对自然界的了解和通过人作为社会体的存在来对自然界的通知，总之，是社会个人的发展。"（《马克思恩格斯文集》第 8 卷）

### （二）科学技术与生产力

如果说，马克思主义科学技术观的诞生是以实践实现哲学上的革命为起点，那么，随着其哲学思想的不断深入，尤其是在政治经济学对生产力、生产关系等问题上不断揭示资本主义制度本质，从而推动了马克思主义的科学技术思想。马克思及恩格斯通过对科学技术是生产力问题的认识，从社会生产方面揭示了科学技术的另一面。

马克思指出，科学是作为知识这样的特殊形态存在的生产力。社会的生产力是以劳动者、劳动资料和劳动对象等形式表现出来的，这三者都是以客观的物质形态存在，而科学技术也是生产力。马克思指出："资本是以生产力的一定的现有的历史发展为前提的——在这些生产力中也包括科学"。（《马克思恩格斯文集》第 8 卷）不过这种生产力，是通过技术发明或工艺应用转化为现实的生产力。在资本主义条件下，"生产过程成了科学的应用，而科学反过来成了生产过程的因素即所谓职能，每一项发现都成为新的发明或生产方法的新的改进基础，只有资本主义生产方式才第一次使自然科学为直接的生产过程服务，同时，生产的发展反过来又为从理论上征服自然提供了手段"。（《马克思恩格斯文集》第 47 卷）

自然科学可以而且能够在一定条件下转化为物质形态的直接生产力，表现为自然科学作为知识和智力因素对生产力诸要素的渗透。依靠自然科学对劳动力的渗透，可以极大地提高生产力。"应该把科学称为生产的另一个可变要素，而且不仅指科学不断变化、完善、发展等方面而言，科学的这种过程或科学的这种运动本身，可以看作积累过程的因素之一"。（《马克思恩格斯文集》第 8 卷）随着大工业的发展，人的直接劳动在生产过程中所占的比重日益降低，因为少量劳动就可以生产大量产品，与科学技术在生产中的地位相比，人类劳动在生产中的作用虽然是起到质的作用，但其作用已处于从属地位。劳动资料的改进更大程度地依赖于科学技术。在马克思看来，不同时代有不同的生产工具和技术条件，各种经济时代的区别不在于生产了什么，而是在于怎样生产，用什么劳动资料去生产。正是在这种意义上，人类社会被划分为石器时代、铁器时代、蒸汽机时代、电气时代和自动化时代。科学技术的发展拓展了原有生产资料的新用途，提高了生产资料的利用率和多样性转化，还使许多原本不可能的资源进入了劳动对象，从而使劳动对象不断扩大。

### （三）技术异化

异化是一个哲学和社会学概念，相对于德国古典哲学而言，异化并不是一个新概念，它贯穿于整个德国古典哲学，并不断地被赋予新的含义。在马克思主义理论中，异化是指人在进行物质生产与精神生产及其形成的产品变成异己力量，反过来统治人的一种社会现象。技术异化是指人在运用科学技术活动过程中，技术作为一种独立的力量转化为一种异己的力量，反过来控制人本身的目的与意愿，最终使人无法获得真正的自由。

马克思主义的技术异化思想主要体现在马克思早期对劳动异化的批判上。由于异化劳动的出现，人与自然逐渐开始分离，自然变成一种与人相对立的、异己的力量，人与自然的关系异化了。异化劳动使人的劳动变成了一种不属于他的本质的外在的异己的活动。

马克思的异化劳动理论也是对国民经济学的深刻批判。它们都是对现代资本主义社会的批判。马克思发现，资本主义社会普遍存在着异化现象，"劳动为富人生产了奇迹般的东西，但是为工人生产了赤贫。劳动生产了宫殿，但是给工人生产了棚舍。劳动生产了美，但是使工人变成了畸形。劳动用机器代替了手工劳动，但是使一部分工人回到野蛮的劳动，并使另一部分工人变成机器。劳动生产了智慧，但是给工人生产了愚钝和痴呆。"（《马克思恩格斯文集》）之所以劳动者与其创造出的产品会出现这种异化现象，根源于劳动本身的自我异化，表现为本属于劳动者的自由自觉的感性活动，即劳动不仅外化为产品而且外化为异己的存在，并且它还成为一种异己的力量与人对立，不是人支配这种力量，而是人被它所统治和奴役。劳动本来是人的自由自觉的活动，其结果在资本主义制度下，则成为使人变得不自由的一种活动。在共产主义社会，人的这种自由自觉活动能得以实现，人之外的自然与人自身的自然通过劳动这一对象性活动都真正成为人化的自然，从而自然界得以全面发展，人的感性、个性、自由的本性得到全面发展并外化为自然界。

劳动是人的本质力量的对象化活动，是人的本质力量的"外化"，而人的本质根据其属性来说是由实践决定的，无论人的本质的实践属性还是人的本质在"外化"过程中都需要工业技术实践。正是在这个意义上，在人类社会和历史活动中，实践以物质性的技术生产活动、科学、工业等形式体现出来，工业与技术是人类的本质，是人的本质力量的公开展示；在一定历史条件下，作为类本质的技术——工业可能产生异化。

### （四）科学技术的社会作用

随着近代以来科学技术的迅猛发展，科学技术对社会发展起到了越来越重要的作用。科学技术以什么方式参与到社会发展中，它在社会发展中的作用如何看待，马克思主义的科学技术思想以唯物史观、从社会发展动力系统等方面对这些问题做出了回答。

近代以来发展起来的自然科学从根本上说乃是属于资本的力量。也就是说，通过进入大工业的直接生产过程而发挥着越来越巨大作用的自然科学一方面改变着人与自然的关系，以及人与人之间的关系；另一方面这种改变是按照资本的运行规律和意图实现的。它具体表现为科学与资本联盟，成为资本家牟利的有力手段；对劳动者而言，成为直接与之对立的因素。这样的科学其对自然的态度必定是控制的、榨取的，而不是和谐共生的。

**1. 科学技术是推动社会发展的革命力量**　马克思主义以唯物史观的视野认识社会发展。在社会发展动力系统中，生产方式是推动社会发展的动力，科学技术是通过生产方式对社会的发展起到了革命性的作用。正如恩格斯所说："在马克思看来，科学是一种在历史上起推动作用的、革命的力量。"（《马克思恩格斯文集》第8卷）

科学技术作为生产方式中生产力的一个方面参与到社会发展中，它所起的作用在生产力落后的情况下并不十分明显。但文艺复兴之后，现代科学技术在生产发展中的作用越发突出，先是第一次工业革命，技术革命在社会生产中起到了决定性作用。此后，18 世纪 70 年代后的第二次工业革命，不仅仅技术参与到社会生产中，科学在生产中发挥的作用日益增强。"随着大工业的发展，现实财富的创造较少地取决于劳动时间和已耗费的劳动数量……相反地却取决于一般的科学水平和技术进步，或者取决于科学在生产上的应用。"（《马克思恩格斯文集》第 1 卷）

科学技术革命的推动，首先促进了劳动对象的变革和发展。由于科学技术的发展和劳动对象的范围扩大，新的材料和原料不断被发现，新的材料被及时利用，而且利用率大大提高。其次促进了劳动手段的变革和发展。随着纺织机、蒸汽机、电力机等机器的不断涌现，劳动手段发生了根本性变化，劳动生产率大大提高。18 世纪和 19 世纪西方资本主义社会的发展，尤其是纺织机的出现，使整个棉纺工业实现了技术上的重大跨越，过渡到机器大工业，并且引发了工业革命。正如马克思所说："现代工业的技术基础是革命的，而所有以往的生产方式的技术基础本质上是保守的。现代工业通过机器、化学过程和其他方法，使工人的职能和劳动过程的社会结合不断地随着生产的技术基础发生变革。"（《马克思恩格斯文集》第 5 卷）在资本主义社会，促使生产方式和生产关系革命化的因素之一是机器的发展。因此，马克思指出，科学技术催生着资本主义这种比封建主义更加具有革命性的社会制度的诞生。恩格斯还指出，真正推动近代哲学家前进的不只是思想的力量，而主要是自然科学的迅速发展和工业的日益强大。

科学技术对社会发展的革命作用不仅体现在对社会生产的推动作用，还体现在对社会思想文化的推动作用。马克思主义无论是从哲学上，还是从生产实践上对宗教神学所进行的批判，使人们从对神的关注转向对人自身的关注。恩格斯在《自然辩证法》一书中指出，科学具有彻头彻尾的革命性。科学的发展不仅改变了科学本身，使其成为技术的先导，而且改变了人们的思想观念。哥白尼的《天体运行论》与教会权威相抗衡，开启了近代自然科学，并且"在科学的猛攻之下，一个又一个部队放下了武器，一个又一个城堡投降了，直到最后，自然界无限的领域都被科学所征服，而且没有给造物主留下一点立足之地"。（《马克思恩格斯全集》第 20 卷）自然科学在物理学、化学、生物学等方面的实证性研究，为人类摆脱宗教的束缚提供了条件，同时也为人类认识自然、改造自然，调节人与自然的关系开启了道路。

**2. 科学技术的双向作用** 文艺复兴之后，西方社会打开了人性之门，科学和技术以前所未有的速度向前推进。科学技术极大地推动了社会的发展，展现了其强大的社会功能。与此同时，人们在以"人性"发起对"神性"为中心的运动中，不断地把人推到了自然"中心"的位置。这个位置的获取，一个重要的途径和方式就是通过科学技术来掌控自然。科学技术不但使得人与自然的关系发生转变，同时由于科学技术与资本相结合，使社会两极分化加剧，工人日益贫困。科学技术是一把双刃剑。

恩格斯在 19 世纪 70 年代提出，在处理人与自然的关系中，人类不能仅仅把自然当成征服的对象，人要与自然和谐相处。恩格斯在《自然辩证法》等著作中，一方面考察了自然科学的成就，另一方面进一步思考了人与自然的关系。恩格斯指出，科学技术的运用使人类逐渐摆脱了自然界的束缚而成为自然界的改造者，与此同时也走向了另一方向，即变成了自然界的控制者。恩格斯认为，人通过有目的、有计划的活动认识并改造自然。人会根据自身的需要和按照自然界的客观规律来改造自然。自然界有其自身与其他动物不同之处，人对自然界的认识和改造都是有计划的、有目的的活动，而且人类之所以能够成为自然界的改造者和控制者，是因为人类能够认识和正确运用自然规律。自然界不会天然地满足人类的需要，为了使自然界适合自己的需要，人类必须改造自然界的物质形态，人类的活动对自然界会产生深远影响。人们应当从长远角度考虑科学技术的影响。

# 第二节　科学技术的本质与结构

随着现代科学技术的发展，科学技术在社会发展中的作用不断增强，马克思主义对科学技术本质的认识，以及当代科学划界问题的提出对认识科学技术本身具有重要意义。

## 一、科学技术的本质特征

### （一）科学的本质

**1. 科学一词的由来**　科学一词的英文 Science 源自拉丁语 Scio，本义为"我知道"，引申为"知识"和"学问"。Science 的另一个拉丁语 Scindere，原意为"分裂"，引申为"分类"。科学的德文 Wissenschaft、法文 Scientia 也由拉丁文衍生。它们的本义都是知识，但所表达的含义略有不同。英文的 Science 是指 Natural Science，往往指自然科学的简称。德文 Wissenschaft 不仅包含自然科学，还包括历史学、语言学和哲学等更广泛层面上的意义。西方古代科学研究体现在自然哲学与道德哲学之中。19 世纪，自然科学从哲学中独立出来；1825 年，科学家休厄尔创造了 Physicist（物理学家）一词；1833 年，创造了 Scientist（科学家）一词，用来称呼像法拉第那些在实验室中探索自然奥秘、增进人类自然知识的人，从语源学的意义上标志着科学的独立，成为一种专门的职业，也就是今天所称的 Science（科学）。自然哲学与道德哲学研究也就演变为今天的自然科学与社会科学研究。近代以前的 Science 并没有独立地位，而是宗教的附庸和神学的婢女，或是寄居在哲学门户之下的自然哲学。直至 19 世纪上半叶，法国实证主义哲学家孔德（A. Comte，1798—1857 年）在对学科进行分类时，选用 Science 这个词来代表将研究对象分为众多学科（如物理学、化学）去研究的学问，与众学科统辖的学问 Philosophy 相对应，Science 才开始逐渐获得独立的身份，并表现出实证性和分门别类的特征。

将 Science 翻译为"科学"的是日本的福泽谕吉（1835—1901 年），首先出现在其 1872 年的著作《劝学篇》中。福泽谕吉将科学理解分科之学。1893 年，康有为将日本学者翻译的"科学"一词首次引入中国，严复在翻译赫胥黎的《天演论》中第一次公开使用该词，梁启超在《变法通议》中也使用了这一词语。中国古代，一直将科学称为"格致之学"。《礼记·大学》指出，"致知在格物，物格而后知至"。意思是为了辨别是非，首先要考察事物，获得知识，即穷究事物的原理而获得的知识。科学与"格致"在当时的中国两词长期并用，甚至"格致"的使用更为常见。20 世纪初，西方科技知识和日本科学书刊大量涌入国门，国内一些宣传科学救国的团体和进步学者的科学普及工作使"科学"逐渐取代"格致"，"科学"开始被人们广泛接受和使用。随着科学本身的不断发展，人们对科学本质的理解不断深化。

**2. 马克思对科学本质的界定**　19 世纪，马克思立足于资本主义生产方式和交往方式这一近代科学诞生的社会历史背景，对科学的本质进行了动态考察和系统深入的概括。

（1）科学和工业是人对自然界的理论关系和实践关系　它揭示了科学和工业在人与自然

NOTE

界之间实现的一种认识与被认识、改造与被改造的关系。人的社会特性及其与自然界的特殊关系，赋予人类对自然界的能动的认识和改造能力，而这又直接促成了早期科学的诞生和发展。例如，天文学这门古老的科学一开始就与人类的劳动和生存密切相关。远古时代，古埃及人的农业生产依赖于尼罗河的泛滥，这与星体运动有关。对尼罗河水涨落期的计算，以及由此而来的对星体运动的研究和知识积累催生了历法和天文学的诞生，而天文学的发展需要借助一定的数学知识，这又促进了数学的繁荣。当农业发展到一定阶段，随着手工业和城市的兴起，物理学、化学等学科的雏形相继出现并发展起来。人类在生存繁衍中认识自然界，并在改造自然界的实践过程中形成了作为认知活动最终成果的科学的理论形态，科学又成为指导人类进一步认识和改造自然的锐利武器，并在这一过程中赋予人类史无前例的巨大能量。

（2）科学是一种社会劳动和精神生产领域的活动　在马克思看来，科学活动和社会生产有着密切的联系，它是一种社会劳动，是社会总劳动中的一项基本内容。科学作为一种理论的存在，在从人类生产活动中分离出来的同时又成为实践的科学，指导社会生产。科学的这一特性赋予科学劳动以社会实践的基本特征，即部分地以当下的协作为条件，部分地又以对前人劳动的利用为条件，而共同劳动则以个体之间的直接协作为前提，因而科学属于一般劳动，属于劳动的精神生产领域。马克思的这一观念阐述了科学具有一般社会实践活动的本质特征。在现代社会中，由科学劳动者、科学劳动对象、科学劳动资料、科学管理等要素组成的科学实践活动，已经成为一种独立的精神生产活动，它的主要产品不是物质产品，而是概念、范畴、理论。随着社会的发展，科学的规模、影响、范围也越来越大，并逐渐成为一个全社会事业。

（3）科学是生产力　科学是生产力是马克思由来已久的观点。早在19世纪50年代，马克思就明确指出，"在这些生产力中也包括科学"（《马克思恩格斯全集》第46卷下），因为"社会的生产力是用固定资本来衡量的"。这"既包括科学的力量，又包括生产过程中社会力量的结合，最后还包括从直接劳动转移到机器即死的生产力上的技巧"。在马克思看来，理论的科学知识在社会生产中广泛地渗透于生产力的各个要素中，并转化为改变现实的力量，即物化为劳动生产力，从而极大地提高了社会生产率。马克思进一步指出，科学的功用并不仅仅限于转化为生产力，因为"随着大工业的发展，现实财富的创造较少地取决于劳动时间和已耗费的劳动量，较多地取决于在劳动时间内所运用的动因的力量，而这种动因自身——它们的巨大效率——又和生产它们所花费的直接劳动时间不成比例，相反地却取决于一般的科学水平和技术进步，或者说取决于科学在生产上的应用"。这四个"取决于"明确地表达了马克思这样的观点：科学不仅仅是经过物化形式转化的生产力，而且直接融入生产力内部，成为生产力发展的重要助推器。

（4）科学是财富的形式，它既是观念的财富又是实际的财富　马克思指出："科学——财富的最可靠的形式，既是财富的产物，又是财富的生产者……既是观念的财富同时又是实际的财富。"（《马克思恩格斯全集》第46卷下）财富是人类社会实践或生产活动的产物，任何财富都是科学知识的结晶，或是其中包含有科学知识的因素。科学因此表现为财富的形式。科学既是财富的产物，又是财富的生产者。科学是人类在长期社会生产和实践活动中不断提高自身能力而逐渐认识、掌握的自然界的内在属性和客观规律，是财富的产物；作为生产力的科学，同时还是财富迅速增长的推动力量，是财富的生产者。人类在对自然认识和改造的长期实践中创造和积累起来的科学知识，一方面是整个人类知识体系最为重要的一个组成部分，另一方面作为生产力的要素又被资本用作致富的手段。当科学呈现为理论形态时，它表现为观念形式的财富，这时它有待于在生产活动中被应用；当科学转化为技术形态时，它就成为实际的财富，这时的科学已处于产品或（物质）财富的生产过程中。

### （二）　科学概念的内涵

随着科学的进一步发展及其在社会各个领域的广泛应用和深刻影响，历史上不同时期对科学的权威定义被不断修正，迄今为止，还未能形成一个公认的定义。人们对科学这一概念的理解和认识的逐渐深化，开始从多个维度去理解和认识科学，从而形成了对科学的不同看法。

**1. 科学是关于客观世界的知识体系**　把科学理解为人类精神成果的知识体系，代表了人们长期以来的一种普遍看法。1936 年出版的《辞海》对科学的解释就是："广义，凡有组织有系统之知识均可称之为科学；狭义，则专指自然科学。"（《中国传统科技伦理思想研究》）1982年出版的《简明社会科学辞典》写道："科学是关于自然、社会和思维的知识体系，是社会实践经验的总结。"（《简明社会科学词典》）科学是以范畴、定理、定律和原理等形式反映事物本质及其运动规律的系统化知识，是关于自然、社会和思维的知识体系。

科学最基本的特征是知识性，但并不是所有的知识都是科学。因而"一堆知识的集聚，并不能构成科学"（《哲学史讲演录》），科学不是经验知识的简单堆砌，而是以客观世界为依据，经过逻辑分析、严格论证的系统化了的知识体系。

**2. 科学是人类创造并获得知识的一种活动**　科学是知识的观念长期深入人心，但这种观念只是体现了"科学，作为社会发展的一般精神成果"（《马克思恩格斯文集》第 1 卷），随着科学研究活动的不断深入，人们越来越发现系统化的知识并不是科学的全部。马克思早年就曾指出人类从事的科学活动是一种社会劳动，是社会总劳动的一部分。1906 年，中国学者孟广慧（字定生，号远公）在《原学》中写道："分科而研究之，谓之科学。'学'字作名词讲是精密而有系统之智识，作动词讲是所以求得精密而有系统之智识。"（《"科学"一词的来历》）英国科学史家梅森也指出："科学就是人类在历史上积累起来的，有关自然界的相互联系着的技术、经验和理论知识的不断发展活动。"（《自然科学史》）甚至还有科学家强调，"科学本身不是知识，而是生产知识的社会活动，即一种科学生产"。"科学的本质不在于已经认识的真理，而在于探索真理"。（《科学学——问题·结构·基本原理》）在科学迅猛发展的今天，人们已经认识到科学不仅是知识本身，而且是生产知识的源泉，即科学不仅包括静态的知识体系层面，而且是一种创造知识的动态活动过程，它是以探索新的知识为目的，是对现实世界的逐步深入的持续不断的认识活动。

**3. 科学是一种社会建制**　这是从科学与社会的关系层面理解科学含义所形成的新观念。从近代科学诞生到 19 世纪，尽管已经组织成立了一批科学协会和研究院，但科学活动的规模还很小，只有少数人或兼职人员从事科学研究。进入 20 世纪以来，科学和社会的迅猛发展，使科学已不再像以前那样只是少数人孤立地从事的某些研究活动，而是从少数学者业余的自由探讨转变为众多人组织起来共同从事的国家规模甚至是国际范围内的社会化事业。科学活动的规模逐渐扩大，使得科学研究成为一种重要的社会职业，成为社会组织结构中一个相对独立的组成部分，成为社会大系统中的一个重要的子系统。科学活动离不开社会各种力量的支持。

**4. 科学是一种文化**　对文化的理解一般包含两个层面："广义上指人类在社会实践过程中所获得的物质的、精神的生产能力和创造的物质财富、精神财富的总和；狭义是指精神生产能力和精神产品。"(《哲学大辞典》)但不论是从广义，抑或狭义层面看，科学都可以被理解为一种文化。近代最早提出科学是一种文化的学者是德国哲学家斯本格勒。他主张将科学放到特定的文化背景中加以考察。英国科学学家贝尔纳把科学放到人类文明史的线索中加以认识，认为只有把科学当作整个文化的一个组成部分来对待，才能正确认识科学，促进科学的健康发展。(《科学的社会功能》)英国科学家斯诺在《两种文化与科学革命》的演讲中指出："科学确实是一种文化，不仅是智力意义上的一种文化，而且是人类学意义上的一种文化。"(《对科学的傲慢与偏见》)在他看来，科学探索活动是对自然界实现智力建构的过程，科学探索的结果形成的科学知识体系，以及科学共同体中科学家的思维方式、行为价值规范所表现出的相近的价值倾向和行为模式都是科学作为一种文化的重要体现。科学是一种特殊的文化，它以自然界为指向，虽然源自不同的民族文化背景，但却超越于民族文化之上，体现出普遍性、公正性、公有性。它是人类文化系统的一部分，但又具有极大的自主性和自组织性。

### （三）科学的基本特征

**1. 客观性**　科学的客观性是科学最根本的属性，这在于它具有不以人的意志为转移的客观内容。科学的客观性是由科学的研究对象、研究方法、研究过程、检验评价共同决定的。科学研究以客观事实为基础，以"一种不以人意为转移的和不能为人所知的物质存在"(《科学与近代世界》)为研究对象；科学活动自始至终遵循着用客观世界自身来解释世界的原则，不承认任何超自然的、神秘的东西；科学活动过程中无论是科学事实的发现、科学定律的提出，或是科学假说的构建和科学理论的确立都是在客观真实反映客观事物、自然过程和自然规律的基础上，经由科学实践的严格检验才得以实现的。

**2. 理性**　自然科学归根到底来自对自然界的感性认识，自然科学的知识单元包括观察和实验报告所提供的关于经验事实的陈述性知识。感性经验反映自然事物的现象是局部的、零散的、肤浅的知识，但自然科学中陈述的经验事实，已经不是或不完全是世界的感性表象，而是在理性指导下，经过一定的理性概括，并表现为理性形式（概念、判断的形式）的经验知识。

感性认识要上升到逻辑的和理性的认识。自然科学的知识单元还包括以定律、定理表述的反映客观过程中必然的程序性知识，以及解释对象本质和原因、表现于假说和学说的解释性知识。只有达到对客观事物规律性和本质有系统的认识，不仅能确认对象和过程是什么，而且能解释其为什么，才能全面达到科学的要求。

**3. 系统性**　科学是一个系统化的知识体系，德国哲学家康德早在 18 世纪就得出了这样的观点："任何一种学说，如果它可以成为一个系统，即成为一个按照原则而整理好的知识整体，就叫作科学。"(《自然科学的形而上学基础》)科学具有系统性特征，因为科学知识是有结构的体系。

（1）科学是经过严密组织而构成的系统化的知识，它通过概念、判断、推理等思维形式把客观知识准确无误地表达出来，并借助定律、定理、学说等构成有机的逻辑系统。特别是人类历史上一些重大科学理论的诞生，往往体现着历史和逻辑相统一的原则。

（2）科学知识作为人类社会实践中的认识成果，既有经验知识，又包括理论知识。二者既相互区别又密切相关，它们相互依存、相互制约并构成有机统一的整体。知识体系中的每一个知识个体相对独立而非孤立，它们表现出整体功能远远大于个体功用之和的显著特征。

**4. 可检验性**　科学活动的理论成果不是笼统的、有争议的一般性论述，而是以具体的、确定的命题形式出现，这就要求它们具有复现性，即能够在可控条件下重复接受实验的检验。科学的可检验性特征要求对科学知识产生过程中所涉及的内容给予明确的解释，进而推导出特定的论断，归纳、演绎得出可能的结论，预测可能的实验事实。所谓的实验检验就是在解释和预测过程中，把理论推导出的数据和实验所得的结果相比对，如果产生偏差，则要对理论进行修正，直至通过实验的检验。任何能被称为科学的知识或思想都必定有检验它的方法，如果一种知识不能通过实验的验证，原则上也不可能被检验，那它就没有资格跻身于科学之列。科学的可检验性，正是科学客观真理性的根本保证。

**5. 主体际性**　科学知识的基本概念反映客观事物的本质属性，基本规律反映客观事物的内在联系，因而客观的、普遍的科学知识，作为一种特殊的社会意识形态，能被不同认识主体所重复所理解，能接受不同认识主体的重复的实验检验，并在它们之间进行讨论、交流，这就是主体际性。它是科学发现获得社会承认的基本条件。当多个科学假说进行竞争，决定其中某一个假说成为科学理论时，主体际性的作用就更明显。在这种情况下，往往科学权威提出的科学假说被广泛接受的可能性更大。历史上，牛顿的光的粒子说在与惠更斯的光的波动说之争中取得优势地位，就很好地证明了这一点。科学具有主体际性，但具有主体际性特征的不一定都是科学的知识。

**6. 生产力属性**　作为一种人类社会实践的产物，科学属于"一般社会生产力"的范畴，作为知识体系的科学又是以知识形态存在的特殊生产力。在与实践活动结合之前，科学还只是表现为物质生产的精神潜质，它一旦通过技术这个中介环节，被应用于社会的物质生产过程中，融入渗透到生产力各要素之中，就会改变生产力的要素和结构，最终从知识形态的生产力转化为物质形态的现实的生产力，并不断提高整个社会的物质生产力水平。人类在改造客观世界的生产活动中，仅仅依靠个人的体力是不行的，还必须通过提高劳动技能、改进生产工具，才能达到预期目的。科学一旦转化为现实的生产力，就会一劳永逸地向社会馈赠，成为不需要资本家花钱的生产力。（《马克思恩格斯文集》第46卷下）

### （四）　技术的本质

技术一词源于希腊语 techne，原意为人造物品、器具和工艺、技能、本领或实用技艺。它虽与科学 Scientia 同属人类的智慧，但两者有所区别，techne 更倾向于主观因素，Scientia 则反映的是理性知识（epsteme）。在我国古代，技术泛指"百工"。战国时期的《考工记》指出："天有时，地有气，材有美，工有巧，合此四者然后可以为良。"天、地、材可以看作是自然界和物质的特性，"工有巧"则是工匠的技术。在司马迁的《史记·货殖列传》中有"医方诸食技术之人"。在相当长的时间里，人们把技术看作是世代相传的制作方法、手艺和配方，是劳动者通过自己双手表现出来的对物体进行加工、制作的能力。17 世纪初，人们把 techne 与 logos 结合起来，形成了 technology（技术）一词。18 世纪末，法国哲学家狄德罗在他主编的《百科全书》中把技术（art）定义为"为了完成特定目标而协调动作的方法、手段和规则相结合的体系"。到了 20 世纪，技术的含义进一步扩大，包括根据生产实践经验和自然科学原理而发展成的各种工艺操作方法与技能，还包括相应的生产工具和其他物质设备，以及生产的工艺过程或作业程序、方法。随着机器和工业在生产过程中占据统治地位，技能逐渐变为制造和利用机器的过程，以至于认为技术就是工具、机器和设备，这样在技术本质问题上就形成了"方法技能说""劳动手段说""知识应用说"等多种观点，欧美各国的技术哲学、日本的技术论

NOTE

等都对此展开过讨论。

马克思主义首先从人类的实践活动即物质生产劳动出发把握技术的本质，认为技术是在劳动过程中产生和发展起来的，劳动进化史就是技术的进化史。这样可以把技术定义为人类满足自身的需要，在实践活动中根据实践经验或科学原理所创造或发明的各种手段和方式方法的总和。它体现在两个方面：一是技术活动；二是技术成果，包括技术理论、技术工艺与技术产品（物质设备）。技术本质上"揭示出人对自然的能动关系，人的生活的直接生产过程，从而人的社会生活关系和由此产生的精神观念的直接生产过程"，（《马克思恩格斯文集》第5卷）体现了对自然的实践关系，是人的本质力量的展现，属于直接生产力。

马克思主义把技术的本质界定为人对自然的能动作用、改造作用，这个观点是十分深刻，主要包括以下几个方面。

1. 人对自然的能动作用，即人利用和改造自然是通过自己的实践活动实现的，其中技术是人的实践活动所不能缺少的工具、手段和方法。

2. 人能动地作用于自然的实践活动是在理性的指导下有目的的活动，是在改造客观世界中实现主观的目的。

3. 技术作为人对自然的能动关系，推动着人与自然之间关系的演化，并改变着人自身的自然。技术的演化推动了人与自然之间的关系从原始时期混沌的"天人合一"到近代的天人对立再到将来的自觉的"天人合一"的演化。

4. 技术作为人对自然的一种能动关系，不仅存在于物质生产过程中，还表现在社会生活条件方面，以及由此产生的精神生活的各个方面与过程之中所起的作用。

## 二、科学划界标准

科学划界是指区分科学与非科学（包括伪科学）的界限问题。它是20世纪西方科学哲学讨论的首要而又贯彻始终的一个基本问题，对它进行研究不仅具有重要的理论意义，而且对科学的认识也具有重要的实际意义。就科学划界而言，从维也纳时期的逻辑实证主义到波普尔的批判理性主义，这一阶段不仅肯定科学与非科学之间存在分界，而且相信有客观明确的分界标准；再到库恩与费耶阿本德等历史主义，通过逐渐消解达到模糊和最终取消科学与非科学之间的界限，由此在科学哲学领域并行地出现了语言分析学派和后现代主义。

### （一）科学哲学中关于划界问题的争论

**1. 逻辑实证主义划界的标准**　20世纪初西方出现了逻辑实证主义。逻辑实证主义认为，首先要把科学与非科学区分开，即逻辑经验主义划界的一个原则就是它的经验意义标准。这个标准规定什么是科学的，什么是非科学的。逻辑实证主义反对关于"终极实在"这样形而上学的关于世界本质问题的研究，认为这样的命题没有任何意义，是伪命题。逻辑实证主义认为，只有两类命题有意义：一类称为分析命题，即仅仅依据命题中各符号的定义就可判定其真伪的命题（如纯逻辑和数学命题）；第二类称为综合（经验）命题，即其真伪要取决于经验检验的命题。逻辑实证主义者明确提出命题有无意义的标准是看命题能否被经验证实，凡原则上可证实的就是有意义的，因而是科学的。

**2. 批判理性主义的"证伪"标准**　波普尔的科学哲学由于他反对逻辑实证主义的"证实原则"，针锋相对地提出了"证伪原则"，因此又称自己的科学哲学为"证伪主义"。波普尔认为，科学划界的标准是证伪。认为归纳法只能告诉我们过去，不能告诉我们未来。首先，过去重复不能保证今后重复，也许今后就不再重复了。其次，从数学的观点看，无论过去重复的次数有多少都只是有限数，而未来是无限的，一个有限数和无限数之比，所得概率均为零。据此，他认为科学的命题不可能被证实，而只是能被证伪的。因为科学命题是一个全称命题，在具体科研中不可能对命题进行全部归纳，一个一个地去证明，实际科学研究中不可能也做不到完全归纳。所以他认为，虽然人们不能用经验证实或确证理论，但可以用经验来否证它。因为只需要有一个经验事实与被检验的理论发生矛盾就行了。按照波普尔的这个标准，凡逻辑上有可能被经验证伪的就是科学的，如各门经验科学；反之凡逻辑上不可能被经验证伪的就都是非科学的，如宗教、神话、占星术，包括形而上学和数学、逻辑学等。

**3. 历史主义学派划界的标准**　以库恩、拉卡托斯为代表的历史主义，从科学史的角度对科学划界提出了不同于逻辑实证主义的标准。库恩认为，"范式"是区分科学与非科学之间的标准。这个所谓"范式"就是指某一科学共同体在长期的探索、教育和训练中形成的共同信念。这种信念规定了其共同的理论观点和研究思路，提供了考察问题和解决问题的共同方法，从而成为该学科的一种共同传统。

库恩的"范式"理论指出，科学发展经历了以下几个阶段：前科学→常规科学→（危机引发的）科学革命→新的常规科学→新的危机，即科学革命（包括前科学）与常规科学交替进行的过程。处于革命时期的科学，其基本特征是没有形成一个为广大科学家共同接受的"范式"，人们议论纷纷，各自求助于哲学的思辨和对根本原理的讨论，产生出许多相互竞争的学派，彼此不间断地批评，专门寻找理论的潜在弱点从而繁殖出更多的理论；处于常规时期的科学，其基本特征则是形成了一个为广大科学家共同接受的"范式"，不断的批判和相互指责的纷繁局面逐渐停止了。拉卡托斯在库恩"范式"的基础上提出了更为精致的科学研究纲领。他认为，科学发展经历以下几个阶段：科学研究纲领的进化阶段→科学研究纲领的退化阶段→新的科学研究取代旧的科学研究纲领→新的科学研究纲领进化阶段。他的科学研究纲领理论认为，一个理论只有比原有理论具有更大的逼真性时，才是科学的。

**4. 新历史主义划界的标准**　夏皮尔、费耶阿本德、劳丹、罗蒂是新历史主义的主要代表，他们延续着历史主义的特征，从科学史即科学发展的外在逻辑去区分科学与非科学的标准，被许多学者认为是后现代主义学派的主要代表。夏皮尔主张科学与非科学的划界是存在的，但其标准不是先天的、绝对的，而是具体的、相对的，即以科学活动中有无具体的科学理由为标准。这种科学与非科学的相对区分既是科学发展的结果，又反映了科学发展的需要。科学本身是发展的，"昨天被科学认为是不可证实的（关于星体构成的假说，或关于生命起源的假说），今天可能成为科学的合法部分……所有这些在科学发展过程中最终越来越取决于所接受的（有充分根据的）科学信念的实在内容，并随着这一内容的变化而变化。"（《理由与求知》）费耶阿本德更趋极端，认为科学与非科学的划界是人为的、无谓的，不利于科学的发展。费耶阿本德通过对科学发生发展线索的考察得出两点结论：第一，不存在划分科学与非科学、科学与宗教、科学与神话的绝对普遍的标准。在科学家看来是知识，在神秘主义者看来却是"可笑的无知"，反过来也是如此。第二，科学与非科学的区分并不是固定不变的，它们相互渗透，相互转化。因此，费耶阿本德认为，现在是到了拆除科学与非科学界限的时候了。劳丹承继了费耶阿本德极端的多元主义划界观，最终走上了彻底否定划界标准的道路，从而宣布了分界问题的

NOTE

消逝。他论证划界问题预设了一种所有科学都具有并只有科学具有的不变的知识本质，但这个预设是假的，因此，科学与伪科学的划界是一个假冒的问题。他认为，如果我们站在理性一边，那么我们就要从我们的词汇中删去"伪科学""非科学"等词语。罗蒂站在后现代哲学的立场重申了划界问题的消逝。在罗蒂所向往的后哲学文化中，科学崇拜将失去市场，科学与非科学的其他学科之间的本质区别将不再存在。在罗蒂看来，科学并不具有特别的认识论地位，它只是话语的一种形式而已。科学与其他文化部门之间的分界不足以构成一个独特的哲学问题。因此，科学与其他学科之间的对立是可能取消的。

## （二） 对"划界"问题的认识

从确定到模糊，从逻辑实证主义最早看似没有问题的地方发现了科学划界问题，而且宣布他们找到了一举解决的办法，让伪科学、非科学与科学之间有明晰的界限。然而波普尔等人很快就找出了逻辑实证主义的致命弱点：科学的全称命题永远不可能被有限的经验所证实。波普尔猛烈地批判了实证主义的证实标准，并认为他的可证伪性可将讨厌的形而上学彻底赶出科学的大门，但库恩、拉卡托斯提出了他们各自的划界方案，问题也是批判容易建设难。因此，历史主义的费耶阿本德等干脆宣布科学划界问题本身就是一个伪问题，根本不屑一顾。科学与非科学本来无界，只是无聊的科学哲学家们自找麻烦，并自命为只有科学才配登堂入室，其他一切谢绝入内。然而问题并非一踢了之如此简单，越来越猖獗的伪科学、假科学不断提醒科学哲学家们还得重建划界问题。

正如拉卡托斯指出的那样，科学划界不是一个书斋哲学家的纯粹理论问题，它有着重大的伦理意义和政治意义（《科学研究纲领方法论》）。天主教会对哥白尼日心说的禁锢，苏联对摩尔根遗传理论的拒斥，以及臭名昭著的李森科事件都为某种不公正的"划界标准"付出了沉重的代价。

在日常生活中，我们区分科学与非科学，以及伪科学是一项非常具体的工作。与科学相对应的是非科学（Non-science），非科学是一个中性词，不能说非科学是真或是假。但是当非科学装扮成科学时，就会成为伪科学（pseudoscience）。所谓伪，不仅在于它是假的，更是因为它想装扮成真的。尽管人们在科学划界标准观点殊异，各有侧重，但却没有否认科学的结论必须得到经验事实的可靠验证这一原则。科学的结论不是笼统的、有歧义的一般陈述，而是个别确定的、具体的命题，它们在可控条件下可以重复接受实验的检验。

可检验性至少包含三层意思：第一，它意味着科学实验是最基本的科学实践活动。实验方法是科学的标志，是最重要的科学方法。第二，它为科学假说提供了一个基本的方法论原理，无论提出假说还是鉴别假说都应当遵循这个原理。第三，它是科学发现获得社会承认的基本条件，表现为实验结果须可以再现的可重复性特征。

## 三、科学技术的体系结构

科学技术的体系结构不是从来就有的，而是经历了一个形成与发展的过程。科学技术体系结构的形成，是人类不断拓宽认识和改造自然的广度、不断加深认识和改造自然的深度的标志。科学技术体系结构的发展和完善，是在人类认识和改造自然的能力不断提高的过程中进行的。从总体上研究科学与技术的特征、科学与技术的结构与分类，对于搞好科学技术研究，制定科学技术发展的战略和政策，搞好科学事业的管理都是十分必要的。

### （一）科学的分类

科学门类众多，根据不同原则或标准，分类亦不同。

恩格斯在全面总结 19 世纪自然科学的基础上，批判地继承了历史上合理的科学分类思想，创立了以自然界物质运动形式进行科学分类的理论。恩格斯根据当时科学发展水平，首先将各种运动形式概括为机械运动、物理运动、化学运动、生命运动和社会运动 5 种运动形态，并据此由低级向高级发展的顺序，把力学、物理学、化学、生物学和社会科学排列起来，形成了一个科学体系结构。恩格斯把客观性原则与发展原则有机结合起来进行科学分类的方法，对现代自然科学的分类，尤其是基础科学的分类仍具有指导意义。

现代自然科学已形成了内容丰富多样、门类齐全、结构完整的庞大体系，科学分类任务艰巨而复杂，并且有争论。其中一种意见是从各门学科的研究对象、目的和功能出发，将自然科学分为基础科学（或基础理论科学）、技术科学（或技术基础科学）和工程科学（或工程应用科学）三类。

**1. 基础科学**　基础科学以自然界的物质形态及其运动形式为研究对象，目的是探索和揭示自然界物质运动形式的基本规律。它为技术科学、应用科学和社会生产提供理论指导。基础科学是整个自然科学的基石，是现代科学发展的前沿，也是技术发明的"思想发动机"，其研究成果是整个科学技术的理论基础。它包括数学、物理学、化学、天文学、地学、生物学六门基础学科及其分支学科、边缘学科。

**2. 技术科学**　技术科学是研究各个专业技术的基础原理的科学，研究技术过程中带有普遍性的问题。技术科学包括各类技术学科，如农业科学、计算机科学、工程力学、空间科学等。它以基础科学的理论为指导，着重应用技术的基础理论，研究同类技术中共同性的理论问题，目的在于提示同类技术的一般规律。技术科学的研究都有明确的应用目的，直接指导工程技术研究，从而把基础科学同工程技术联系起来，是基础科学转化为直接生产力的桥梁，也是基础科学和应用科学的主要生长点。因此，技术科学在经济发展中占有重要的地位，是现代科学中最活跃、最富有生命力的研究领域。

**3. 工程科学**　工程科学更切合于特定对象的利用、加工和控制，属于具体应用性知识。大体上相当于理工农医院校开设的专业课程，如桥梁建筑学、内燃机学、电机制造学、炼钢工艺学、小麦栽培学、脑外科学等。工程科学是综合运用技术科学的理论成果，创造性地解决工程、生产中的技术问题，创造新技术、新工艺和新生产模型的科学，如农业工程学、水工程学、生物医药工程学等。应用科学是科学技术体系中的应用理论和应用方法。它直接作用于生产，针对性强，讲究经济效益，工程科学仍然是科学，但它与技术应用、与生产和工程实践有较直接的联系。

### （二）技术的分类

技术的分类较之科学的分类更为复杂。有人主张根据人工自然过程分，分为基本技术，即机械性技术（改变自然物的形状）、物理性技术（改变物性）、化学性技术（改变组成和微观结构）和生物性技术（改变生命运动的状态和物种性质）。有人主张根据一般劳动过程分，分为采取技术、原材料生产技术、机械生产技术、建设技术、输送技术、信息处理技术、能源生产技术。也有人主张根据产业部门的不同分，分为冶金技术、化工技术、轻工技术。

现在广泛接受的分类方法是对应于基础科学、技术科学和工程科学，将现代技术分为三大类：实验技术、基本技术和生产技术（产业技术）。

**1. 实验技术**　实验技术是为了科学认识而探索自然客体的技术手段。根据实验者作用于自然的过程的 4 种形式（即对机械运动、物理运动、化学运动、生命运动的作用），实验技术可分为力学实验技术、物理实验技术、化学实验技术和生物实验技术。

**2. 基本技术**　针对整个技术，根据人工自然过程的 4 种基本形式，分为 4 种基本技术，即机械技术、物理技术、化工技术和生物技术。

**3. 产业技术**　产业技术是由不同劳动过程中的不同技术组成的更为复杂的系统，大致可分为基础产业技术（如材料、能源、信息等产业技术）、制造产业技术（如装备制造业和产品加工等产业技术）和服务产业技术（如生产服务业、生活服务业等产业技术）。

# 第三节　科学技术的发展模式与动力

马克思主义关于科学技术发展模式的观点是马克思、恩格斯科学技术思想的重要体现。在科学的发展模式问题上，马克思主义认为，科学的发展表现为渐进与飞跃的统一、分化和综合的统一、继承与创新的统一。在技术发展动力的问题上，马克思主义认为，社会需求与技术发展水平之间的矛盾是技术发展的基本动力，技术目的和技术手段之间的矛盾是技术发展的直接动力，科学进步是技术发展的重要推动力。

## 一、科学的发展模式与动力

科学发展模式是关于科学发展的规律性、主要特征和内在机制的概括和描述。一个合理的科学发展模式不仅能够合理地解释科学发展的历史过程，而且能从本质上深入揭示科学发展的规律性，具有一定的预见功能。科学发展的动力主要来自科学自身的矛盾运动，同时，社会的政治、经济、文化等对科学的发展也起着非常重要的作用。

（一）马克思、恩格斯关于科学发展模式与动力的分析

**1. 科学发展呈现从分化到综合的整体化趋势**　恩格斯从自然界的物质统一性的哲学高度，在 19 世纪自然科学的三大发现即能量守恒和转化定律、细胞学说、生物进化论的基础上指出，自然科学发展从分化到综合的趋势表现为两种形式：一种是自然科学由搜集材料与分析材料转向整理材料与综合材料的科学，即把自然界中的各种自然过程，"结合为一个伟大整体的联系的科学"；另一种是自然科学从研究较简单的运动形式转向研究较复杂的运动形式的科学，这就是一系列边缘学科、交叉学科与横断学科的发展，如生物化学既是生命的物体的化学，"但同时它又不再专门是化学，因为一方面它的活动范围被限制了，另一方面它在这里又升到了更高的阶段"。（《自然辩证法概论》）

**2. 科学的发展是渐进性和飞跃性的统一**　马克思在分析技术体系的演进时指出，"正像各种不同的地质层系相继更迭一样，在各种不同的经济社会形态的形成上，不应该相信各个时期是突然出现的，相互截然分开的。在手工业内部，孕育着工厂手工业的萌芽。"同时他指出，"在这里，起作用的普遍规律在于：后一个［生产］形式的物质可能性——不论是工艺技术条件，还是与其相适应的企业经济结构——都是在前一个形式的范围内创造出来的"。（《马克思

恩格斯文集》第 8 卷）

"机器劳动这一革命因素是直接由于需要超过了用以前的生产手段来满足这种需要的可能性而引起的。而需求超过［供给］这件事本身，是由于还在手工业基础上就已做出的那些发明而产生的，并且是作为在工场手工业占统治地位的时期所建立的殖民体系和在一定程度上由这个体系所创造的世界市场的结果而产生的。"（《马克思恩格斯文集》第 8 卷）

**3. 科学发展是内外动力共同作用的结果**　科学发展的外部动力一方面表现在社会生产的需要推动了科学研究成果的应用，另一方面表现在"资本主义生产第一次在相当大的程度上为自然科学创造了进行研究、观察、实验的物质手段。"（《马克思恩格斯文集》第 8 卷）如恩格斯在谈到近代实验科学的产生条件时指出："工业有了巨大的发展，并随之出现许多新的事实，有力学上的（纺织、钟表制造、磨坊），有化学上的（染色、冶金、酿酒），也有物理学上的（眼镜），这些事实不仅提供了大量可供观察的材料，而且自身也提供了和以往完全不同的实验手段，并使新的工具的设计成为可能。可以说，真正系统的实验科学这时才成为可能。"（《马克思恩格斯文集》第 9 卷）

科学发展的内部动力表现在科学实验水平的提高引发了科学内部科学理论和科学试验发展的不平衡，从而迫切需要进一步完善科学理论。由此，"只有现在，实验和观察——以及生产过程本身的迫切需要——才达到使科学的应用成为可能和必要的那样一种规模。"（《马克思恩格斯文集》第 8 卷）可见，科学在近代的巨大发展，是内外力共同作用的结果，如果没有近代以来科学实验水平的提高，新的科学理论是难以提出的。

**（二）　国外关于科学发展模式及动力的研究**

20 世纪科学哲学研究的一个基本轨迹是从科学结构的逻辑模型到科学发展的历史模型的转变。相应地在回答科学怎样发展这一问题上，形成了逻辑经验主义的积累观、波普尔的证伪主义发展观，以及以库恩、拉卡托斯、费耶阿本德等人为代表的历史主义发展观。

**1. 逻辑经验主义的科学发展模式**　逻辑经验主义者对科学理论的发展持积累的观点，认为科学的发展没有渐进的中断，而只有通过逐渐积累的增长。在他们看来，对自然现象观察的次数越多、越广泛、越深入，在此基础上归纳出来的科学定律和理论也就越普遍，解释和预言的功能就越强，相应地包括的错误成分也就越少。

这一模式能够较好地说明新旧理论之间的继承性。然而，把科学发展仅仅归之于量的积累，不顾科学发展中的间断性，显然并不符合科学史的实际。在自然科学领域曾经发生过多次革命，如哥白尼革命、现代物理学革命等。对于这些革命，单纯用科学理论之间的继承性无法说明。

**2. 波普尔批判理性主义的发展模式**　波普尔是英国著名科学哲学家之一。波普尔从证伪主义出发，首先否定了逻辑经验主义的积累模式，认为科学是在猜测—反驳—再猜测—再反驳这一周而复始的循环中求得发展，因而科学知识发展的本质是猜测与反驳。

波普尔认为，科学哲学的中心问题之一是关于科学知识的增长。科学知识的增长并不是观察结果的积累，而是指不断推翻一种科学理论，由另一种更好的或者更合乎经验要求的理论所取代。科学的精神就是批判，就是证伪，即不断推翻旧理论，不断做出新发现。波普尔发展模式的贡献：

（1）冲破了逻辑经验主义的静态逻辑分析框框，开辟了动态研究科学发展模式的新领域。

（2）把"问题"看作科学发展的动力，认为"科学和知识的增长永远始于问题，终于问题——愈来愈深化的问题，愈来愈能启发新问题的问题"。（《猜想与反驳——科学知识的增长》）

（3）强调发挥思维的能动作用，要敢于想象、大胆猜测，不要受旧的理论框框的约束，要有创新精神。

（4）强调革命的批判精神，认为科学只有在不断的批判、不断否定中才能前进。任何理论都要勇于接受检验，任何科学家都要敢于否定自己，这样才能消除错误，并从这个过程中学习提高。

波普尔发展模式的缺陷在于：否认科学知识的继承和积累，否认科学发展包含着量变渐进的过程；片面地把证伪、批判和革命等方面强调到不恰当的程度，过分注重了经验的否证作用，忽视了实践检验的复杂性，使科学的发展始终处于不稳定状态。

**3. 历史主义的科学发展模式**

（1）**库恩的科学革命论模式**  库恩首先提出"范式"理论，并论述了科学发展是以"范式"转换为枢纽、知识积累与创新相互更迭具有动态结构的历史过程，即科学发展的渐进和革命相交替的模式。

库恩用来说明他的模式的关键概念是"范式"，又称范例、规范。"范式"的更换是科学革命的重要标志。他使用"范式"这一概念的含义起初很不统一，后来即归于规范。所谓"范式"，就是某个科学家集团的共同信念，以及在此信念支配下规定的基本理论、基本观点和基本方法。例如，托勒密的"地心说"是早期天文学家的范式，哥白尼的"日心说"是哥白尼以后天文学家的范式，牛顿力学则是经典物理学的范式。

库恩的科学发展模式是前科学→常规科学→（危机引发的）科学革命→新的常规科学。在他看来，当一个领域有了范式后就进入常规科学阶段，这时科学共同体的成员用范式去解决理论和实践中的问题。在这之前，因还未形成共同的范式和系统的理论故处于众说纷纭阶段，称之为"前科学"。从前科学进入科学的标志就是范式的出现。当处于常规科学时期的范式遇到困难，出现愈来愈多的难题不能解决时就进入了"危机"阶段，结果导致旧的范式被抛弃，新的范式得以产生，这就是科学革命时期。随后革命的完成，新的常规科学又沿着新范式所指引的方向向前发展。总之，库恩认为，科学是从前科学演化而来的，其区别在于前科学尚未形成范式，科学则具有范式，而当发生新范式取代旧范式的科学革命之后，又进入新的常规科学时期。可见，新旧范式之间并不具有逻辑联系和相容性。

库恩的发展模式的合理因素：把科学发展的渐进与革命这两种因素结合起来考虑；强调科学不是停留在已有的知识体系上，而是不断探求新知识，抛弃旧范式、接受新范式的过程；他从科学史的研究中看到，科学发展受到内外因素的共同制约，从而开启了科学哲学研究的历史主义先河。

库恩模式的缺陷：首先，他的科学革命是突变性的，胜利者（新范式）推翻旧范式或理论，犹如政治革命中两种敌对力量的较量。这种观点把新旧范式之间的间断性过分夸大了，忽略了科学发展继承性的一面。其次，库恩的范式理论只承认知识的相对性，否认科学的客观真理，容易导致相对主义和主观主义。

（2）**拉卡托斯的"科学研究纲领"发展模式**  "科学研究纲领"是拉卡托斯提出解释科学知识增长的单位，是一个有内在结构的科学理论系列，由硬核、保护带和启发法三部分组成。硬核是科学研究纲领的核心，包括基本假设和基本原理，是坚韧和不容反驳的；保护带由一系列辅助性假设和初始条件组成，作用在于保卫硬核免遭经验事实的反驳；启发法是形成研究纲领的方法论，包括反面启发法和正面启发法，都是为了保护硬核。拉卡托斯认为，每个时代、每门学科并非仅有一种纲领存在，而是有不同的研究纲领相互竞争。一个研究纲领经过调整辅助假说后，能够对经验事实做出新的成功的预言，就是进化的，否则就是退化的。科学的发展就是进化的研究纲领通过竞争取代退化的研究纲领的过程，它本质上是一种优胜劣汰的选择过程。不过，他认为新旧研究纲领之间不是相互割裂的，而是存在某种连续性。因此，拉卡托斯的科学发展模式大体上可以表示如下：

科学研究纲领进化阶段→科学研究纲领退化阶段→新的进化的研究纲领证伪并取代退化的研究纲领→新的研究纲领的进化阶段。

拉卡托斯的科学发展模式，既注意到理论的变革也考虑到理论的连续性，较能说明科学进步的历史，而且他认为研究纲领有一个发生、发展的过程，即科学研究纲领进化阶段转化为退化阶段，最后被取代，较好地体现了科学发展中渐进与飞跃、量变与质变的统一，是一个较为合理和值得重视的学说。

拉卡托斯观点的缺陷：他虽认为科学家应有批判精神，却主张批判的不是硬核而是保护带，这反映了他认识上的局限性。

（3）费耶阿本德的多元主义论　基于无政府主义方法论，费耶阿本德认为科学方法论规则崇尚理论的倾向束缚了科学的发展，医治的良药是运用"怎么都行"的原则。他认为，这是在一切条件下和人类发展的一切阶段所能坚持的唯一不阻碍科学进步的原则。他明确提出，科学不能排除非理性，认为科学家之所以取得成功，往往是由于破坏了理性规则、合理性标准或永恒不变的自然规律的结果。对此他举例说，古代原子论、哥白尼革命、现代原子论、光的波动说等等，都是科学家不受方法论规则的约束，或在不知不觉中打破了这些规则而产生出来的。

从"怎么都行"的原则出发，费耶阿本德主张多元的科学发展模式。他认为，理论一元论容易导致把一个理论转变为教条的形而上学，而理论多元论才是客观知识的本质特征。

尽管费耶阿本德的多元主义发展模式对于理性主义者来说似乎是十足的异端，但仔细审视一下会发现，其在一定条件下反映了科学发展的真实过程。

费耶阿本德理论的缺陷：混淆了宏观和微观层次的区别，一味从个体的人道主义立场出发，否定了群体所呈现的"有政府"（有序）状态，即否定常规科学的存在。另外，反对把规范性的科学方法绝对化是正确的，但也不应当从一个极端引向另一个极端，主张"什么都行"，反对人们对方法论进行研究。

（三）科学的发展模式与动力

马克思主义认为，科学的发展表现为渐进与飞跃的统一，分化与综合的统一，继承与创新的统一。

**1. 从纵向上，科学发展表现为渐进与飞跃的统一**　科学发展的渐进形式就是科学的进化形式，主要指在原有科学规范、框架之内科学理论的推广、局部新规律的发现，原有理论的局部修正和深化等。科学发展的飞跃形式就是科学革命形式，主要指科学基础规律的新发现、科学新的大综合、原有理论框架的突破、核心理论体系的建立等。

NOTE

科学发展的历史表明，科学发展一方面有连续性和继承性，这表明科学之间一直处于生长过程中，且一种思想往往可以在若干世纪以后的新理论中找到它的影子。另一方面，科学的发展又是间断的，科学之树上不断有新芽萌发和旧枝凋零。也就是说，旧传统总要被新理论所代替，使科学的面貌发生根本的变化，以至科学只能在新的形势下进行积累。这就是科学的渐进与飞跃的统一。

渐进与飞跃这两种科学发展的不同形态的相互交替，体现了科学认识系统发展过程的连续性和间断性的统一、创新与继承的统一。那种视科学发展为直线式的，只注重知识在量上的扩张而否认知识质的飞跃的观点是不全面的。还有一种观点非常强调不同理论体系质的飞跃，认为理论的发展没有连续性，并且只有通过革命来实现。这种观点由于否认新旧理论之间的继承性，对以往的认识成果采取虚无主义的态度，因而也是不全面的。

**2. 在横向上，科学发展表现为分化与综合的统一**　分化是指事物向不同的方向发展、变化，或统一的事物变成分裂的事物，自然科学的分化是对自然界物质运动形式的多样性和物质结构层次差异性的一种反映。它是通过学科越分越细、越分越专的途径实现的。这种现象表明科学研究范围越来越广阔，越来越深入。

综合是指不同种类、不同性质的事物组合在一起。自然科学的综合是自然界物质形态和运动形式多样性的统一性的客观反映。自然界是一个多层次、多结构、多序列的统一体，因此，随着人类认识能力的不断提高，科学发展的综合性愈来愈突出。科学的综合主要表现在科学内部知识的综合、不同学科之间的综合、自然科学与社会科学的综合。

分化与综合的矛盾运动推动了科学的前进。在古代，处于萌芽时期的科学具有原始综合的性质。当时人们主要依靠直观，从总体上认识和揣摩自然界，科学知识基本上被包容在包罗万象的自然科学中，原始综合居主导地位。15世纪下半叶开始，科学发生了急剧的分化，分门别类的研究使各门学科相继确立，如物理学、化学、生物学、天文学、地质学等。不仅如此，各门学科还在自己的领域中进一步分化出众多的分支学科。科学的分化达到一定阶段，必然提出综合的要求。于是从18世纪下半叶开始，自然科学出现了一次广泛而深刻的综合。众多领域出现了综合性的理论，如康德-拉普拉斯的星云假说、赖尔的地质学理论、能量守恒和转化定律、细胞学说及生物进化论等。20世纪以来，自然科学发展的突出特点就是在高速分化的基础上高度综合，当代产生的新兴学科大部分是边缘学科、交叉学科，它们都兼有分化和综合的双重功能。

现代科学高度分化和综合的特征正是分化与综合矛盾运动的结果。总之，不断分化又不断综合的矛盾运动，是自然科学不断向广度和深度发展的内在动力。

**3. 在总体趋势上，科学发展表现为继承与创新的统一**

（1）继承是创新的前提　继承是科学发展中的量变，它可使科学知识延续、扩大和加深。科学不仅仅是某一时代的产物，而且是人类社会整个历史时期内不断积累起来的知识结晶。牛顿之所以能比前人看得远些，就是因为他站在了巨人的肩膀上。这个巨人指的是科学前辈，也就是前人所积累起来的知识成果。

继承的内容主要有对科学思想的继承、对科学方法的继承、对科学问题的继承、对科学理论的继承、对经验事实的继承、对经验教训的继承等等。

（2）创新是继承的发展　单纯的继承，只是使已有的知识储存和延续，不能为科学宝藏增加一点新的内容，只有把继承发展为创新，才能使人类对自然的认识出现新的飞跃，引起科学发展中的质变，才能使科学前进。科学的创新即是在继承的基础上，运用新方法，开拓新领域，发现新规律，提出新理论。

（3）继承与创新的矛盾运动推动着科学的发展　在科学发展中，继承与创新的矛盾始终存在着。继承是为了创新，创新后又在新的基础上开始新的继承。①继承与创新的矛盾运动使科学知识在不断积累中发展。②继承与创新的矛盾运动使科学不断向广度和深度发展，如相对论、量子力学绝不是全部推翻牛顿力学，而是对它的扩大和加深。③继承与创新的矛盾运动使科学加速发展。继承前人科学知识和成果越多，从事科学研究的基础就越雄厚，科学发展的速度就越快。

## 二、技术的发展模式与动力

### （一）马克思、恩格斯关于技术发展模式与动力的分析

**1. 社会需要是技术发展的重要推动力**　恩格斯指出："科学的产生和发展一开始就是由生产决定的。"（《马克思恩格斯文集》第9卷）"社会一旦有技术上的需要，这种需要就会比十所大学更能把科学推向前进。"（《马克思恩格斯文集》第10卷）马克思指出，资产阶级的需要是近代科学发展的主体原因之一，正如德国以异乎寻常的精力致力于自然科学，这是与1848年以来资产阶级的强大发展相适应的。在资本主义条件下，"应用机器的大规模协作——第一次使自然力，即风、水、蒸汽、电大规模地从属于直接的生产过程，使自然力变成社会劳动的因素"。（《马克思恩格斯文集》第8卷）资产阶级非常重视科学技术的作用。"资产阶级为了发展工业生产，需要科学来查明自然物体的物理特性，弄清自然力的作用方式"。（《马克思恩格斯文集》第3卷）资本主义商品生产的扩大和市场竞争的需要对科学技术的发展和应用有着强大的刺激作用。

**2. 技术体系内部发展的不平衡**　马克思曾以驱动力为依据，概述磨技术的演进历程："我们首先可以找到按一定顺序相继采用的而在很长时间内又是同时并用的所有种类的动力：人力、畜力、水力、船磨、风磨、马车磨（磨装在马车上，靠马车的运动来带动，在战争等时候使用），最后是正期磨"。（《马克思恩格斯文集》第8卷）即使在某一产业技术系统内部，不同效率层次的技术也往往交错连为一体，影响着技术使用的效率。马克思在分析工场手工业技术形态时指出："在有些生产过程中，部分地使用了类似机器的工具，部分地使用了机器（初期的工场手工业，当达到一定的水平时就已使用机器了），局部地使用了蒸汽推动的机械，但是这种机械的工作有时中断，这时就用手工劳动"。（《马克思恩格斯文集》第47卷）宏观上从各生产部门的分工看，近代技术体系包括纺织部门、蒸汽机械的制造部门等。但从棉纺业来看，就有纺纱机、织布机、印花机、漂白机、染色机等。相应地，棉纺业的革命又引起分离棉花纤维和棉籽的轧面机的发明，进而社会生产过程的一般条件即交通运输工具的革命成为必要。

**3. 科学对技术的先导作用**　马克思曾以钟表的发展史来证明，在手工业基础上的理论和实践之间的关系，与在机器大工业时期的二者的关系有着重大的差别。他指出："钟表是第一个应用于实际目的的自动机；匀速运动生产的全部理论就是在它的基础上发展起来的。按其性质来说，它本身是以半艺术性的手工业和直接的理论相结合为基础的。"（《马克思恩格斯文集》第10卷）"机器生产的原则是把生产过程分解为各个组成阶段，并且应用力学、化学等

NOTE

等，总之，应用自然科学来解决由此产生的问题。"(《马克思恩格斯文集》第 5 卷)这样整个生产过程不再是"从属于工人的直接技巧，而是表现为科学在工艺上的应用的时候，只有到这个时候，资本才获得了充分的发展。"(《马克思恩格斯文集》第 8 卷)就是说，科学成为"生产的另一个可变要素，而且不仅指科学不断变化、完善、发展等方面而言，科学的这种过程或科学的这种运动本身，可以看作积累过程的因素之一"。(《马克思恩格斯文集》第 8 卷)

### （二） 国外关于技术发展模式的研究

有关技术发展的模式，国外学者进行了许多概括，主要有石谷清干的新旧技术时代更替的模式、星野芳郎的技术阶段性发展模式和技术发展的梯度递进和跃升模式三类。

**1. 石谷清干的新旧技术时代更替的模式**　日本学者石谷清干主要是从社会对技术需要的无限性与技术结构和技术功能的有限性之间的矛盾运动出发来阐述他的技术时代更替模式。既然技术结构决定技术功能，技术功能满足社会需求，那么当社会需求增加时，技术总是通过不断提高原有结构框架内的单位功能来解决。但技术固定结构下的功能总是有限度的，当社会的技术需求随着生产力的发展而永无止境地产生时，原有技术结构会因为其功能发挥到极致而无法满足社会需求，这时新技术就应运而生。新技术诞生后，一方面由于其不成熟而表现出种种不足，另一方面又在应用中不断完善结构，改进功能，最终以优势地位压倒、取代原有技术，迫使原有技术或者被淘汰而消亡，或者进行二次创新后继续存在。这样旧的技术时代终结，新的技术时代来临，这种新旧技术时代更替模式可以表述为：社会需要→技术的开发与发展→新的社会需要→新技术的开发与发展⋯⋯

在这一模式中，社会需求是技术发展的根本动力，技术发展过程体现了量变、质变的交替规律，技术具有加速发展的特点。但他在强调社会需求推动技术发展的同时，没有指出其相反的过程，即技术发展也可以刺激社会新的需求；他在指出新技术对旧技术的否定时，也没有阐明在新条件下可以采用已被否定的旧技术。

**2. 星野芳郎的技术阶段性发展模式**　星野芳郎主要是从技术发展的局部性改良与原理性发展的矛盾运动中阐述他的阶段性技术发展模式。技术的发展首先表现为局部性改良。所谓局部性改良是指在同一技术原理范围内的技术发展，其基本原理没有改变。如从蒸汽机到高压蒸汽机、过热蒸汽机、多吸膨胀蒸汽机等都是在把蒸汽的热膨胀力转变为活塞的往复运动这一技术原理下的技术发展。当社会需求的提高使得无论怎样进行局部性改良也无法满足时，就会要求新技术原理的出现，也即进入了原理性发展阶段。所谓原理性发展是指为达到技术目的，技术从一个原理变为另一个原理。如为把自然界的热能转变为机械能，从外燃蒸汽机到内燃柴油机就属于原理性发展。星野芳郎指出，当技术以原理的形式发展时，是飞跃式的发展。

星野芳郎认为，技术的原理性发展和局部性改良的交替前进，构成技术阶段性发展模式。

**3. 技术发展的梯度递进和跃升模式**

（1）技术发展的梯度递进模式　该模式认为，技术是以它的产生地为中心，按一定的梯度向四周转移扩散。由于不同国家和地区的自然资源不同、文化价值观各异、社会经济发展水平不平衡等，造成各地存在着事实上的技术差异，技术先进区域、技术中间区域、技术落后区域。技术总是沿着高技术区域向低技术区域梯度流动。具体来说，技术从先进区域转移到中间区域，并经过中间区域的消化、吸收再扩散到落后区域，这就使得统一技术在不同国家或地区的推广应用总是有一个时间差。技术传递的内容包括学术信息和设计图纸等无形技术和仪器设备等有形技术。技术的梯度递进是技术发展的渐进性和连续性的表现，其递进速度取决于技术源的技术拥有者的技术保密程度和技术输入地区技术环境的适应程度。

（2）技术发展的跃升模式 该模式认为，某些技术落后的国家或地区采取跨越式发展，越过许多技术梯度，直接从技术源引进先进技术，从而以较短的时间走完其他国家或地区在较长时间内走过的技术发展道路，使本国或本地区的技术水平跃升到一个新的高度。有学者称之为跨越式发展。如通过技术跃升发展的途径，"二战"后的日本只花了20多年的时间就走完了欧美半个多世纪才能走完的技术发展路程，跃居世界大国之列。技术跃迁是有条件的，最重要的是有来自外部的先进技术和自身具备消化吸收新技术的内部经济、技术、社会条件。技术的跃迁不可能一蹴而就，它也是由许多渐变、部分质变的积累而达到的飞跃，所以要实现技术跃迁，也要在技术改造、技术革新、技术综合上下大功夫，要以大量技术递进的发展形式作为基础和补充。一步登天、拔苗助长式的跃进是不可能实现的。所以技术跃升模式是技术发展的突变性和阶段性的表现。

技术发展的梯度递进和跃升模式反映了技术的渐进性与突变性、连续性与阶段性的统一，两者交替出现，相互作用，共同推动技术的发展。在这两种模式中，技术是以两种形式向四周转移：①以技术发明的形态和学术信息的形式，按照技术梯度向四周传递。②以技术原理、工艺、设计图纸等无形技术和仪器设备等有形技术的形式，按技术梯度进行有偿的传播扩散。

## （三）技术的发展模式及动力

马克思主义认为，技术的发展由社会需要、技术目的和科学进步等多种因素共同推动。

**1. 社会需求与技术发展水平之间的矛盾是技术发展的基本动力** 任何技术，最早都源于人类需要。正是为了生存发展的需要，人类起初模仿自然，进而进行创造，发明了各种技术。在这个意义上，"需要"本身就是各种发明的先导。技术发展的历史表明，人们为了满足生存需要，就要认识自然和改造自然，因此需要创造出能够改变自然的工具和手段，这是技术活动发生的直接原因。

需要包括多个方面，有物质需要、精神需要、自己的需要、他人的需要或社会需要，体现在经济、政治、军事、文化、环境等诸多方面，因而对技术的要求也就有着不同的方面和层次。同时，需要的产生也是由矛盾引起的，其中最为基本的是人和自然的矛盾。自从人类产生以来，人们就是在不停地认识自然和改造自然的过程中进步的。人们认识自然和改造自然的根本目的就是为了满足自己物质和精神生活的需要，技术仅仅是人们实现生活目的的手段。无论人们以何种形式认识自然和改造自然，技术的最后目的就是实现人生存、生活的愿望。技术发展是根据社会生产活动的需要而产生的必然要求，社会生产活动促使人们创造新的技术手段和技术活动方式。当技术活动方式达到一定程度的时候，人们又会提出新的社会需要，新的社会需要又会促使人们创造能够满足人们愿望的新的技术手段和技术活动方式。社会需要和技术活动相互促进、相互影响构成了人类社会的发展历史，也构成了科学技术的发展历史。技术只是为社会需要而存在的，这就是技术对社会需要的依存性，社会需要是技术产生、存在和发展的条件和前提。

正如恩格斯所言："社会一旦有技术上的需要，这种需要就会比十所大学更能把科学推向前进。"（《马克思恩格斯文集》第10卷）

**2. 技术目的和技术手段之间的矛盾是技术发展的直接动力**

（1）技术的发展必须以一定的技术目的为依据 技术与科学相比，更依赖于社会需要。

然而，有了某种社会需要，不一定会产生某种技术发明，不一定就会产生出某种所需要的产品。只有在把社会需要转化为技术发展时，才会产生出满足社会需要的产品。要把社会需要转化为技术发展，必须通过技术目的的设定而实现。目的性是技术活动的起点，技术的后果则是目的的实现。技术目的的提出和确定不仅与社会需要紧密联系在一起，而且只有当技术发展的内在需要与社会进步的外在需要达到某种合理的耦合时，才能产生出最恰当的技术目的。技术目的一旦设定，就规定了人们技术活动的指向。

（2）技术目的必须通过一定的技术手段来实现　人类需要技术，从根本上说，一是为了克服人的体力和智力的局限性，即借助技术的力量以减少人在劳动过程中直接参与的程度；二是提高劳动效率，即通过技术的应用，以较少的劳动投入获得尽可能多的劳动产出。基于以上原因，人们在活动领域中设定出一定的技术目的，为了实现这种技术目的，人们必须创造和运用能实现一定技术目的的技术手段。技术手段即实现技术目的的中介因素，包括实现技术目的的工具和使用工具的形式。技术手段是决定技术目的得以实现的现实力量，人类借助技术手段这一中介环节，与自然相互作用，实现人对自然的能动作用。

（3）技术目的与技术手段的矛盾是技术发展的直接动力　一定技术目的的提出，推动并促进人们去创造和发明相应的技术手段，或者是新技术、新设备、新工艺、新的组织管理方式；或者是对原有技术的重组和改造，以完成预先设定的技术目的。在创造了新的技术手段的基础上又会引起新的需要，产生新的技术目的，包括其他技术系统因与之不适应、不协调而产生的新技术目的。为实现新的技术目的又必须更新现有的技术手段。在整个技术发展过程中，技术目的促进技术手段的更新，新的技术手段又刺激新的技术目的的产生。技术目的与技术手段之间相互制约、相互促进、共同推动技术向前发展，构成技术发展的历史。如在第二次世界大战中，为了解决及时、准确计算防空弹道的问题，产生了电子计算机技术，对电子计算机性能要求的提高又产生了压缩计算机体积和改善电子器件性能的技术要求，推动了晶体管的发明和半导体材料技术的产生；后来对存储和计算能力要求的逐步提高又促进了集成电路技术、单晶生长技术、照相蚀刻技术、磁性材料技术等等的发展。

**3. 科学进步是技术发展的重要推动力**　科学革命导致技术革命，技术发展对科学进步的依赖程度越来越高，技术已成为科学的应用。尤其是当今社会的发展日益形成了科学技术一体化的双向互动过程。

古代的科学对技术的影响很小，科学与技术基本处于分离状态，即使到了第一次工业革命之时，大部分的技术发明也仍源于经验与直接的生产活动，而与科学有着较少关联。这既是科学不成熟的标志，也是技术水平不高的表现。15世纪下半叶，近代自然科学产生后，直到19世纪上半叶，尽管科学在实际应用中已日益显示出它的技术效能，然而科学与技术的关系主要体现为技术对科学的促进。从19世纪中期第二次技术革命至今，经过麦克斯韦电磁理论的建立、赫兹电磁波试验的成功和集科研与生产于一身的爱迪生门罗公园实验室的创建，科学走到了技术的前面，成为技术发展的理论向导，尤其从19世纪下半叶开始，科学对技术的推动作用越来越成为主流。

科学进步对技术发展的推动作用表现为：一方面，科学为技术提供发明原理。另一方面，科学促进技术水平的提高。为了提高技术水平，实现技术改革，要使现有技术进一步发展，必须自觉以科学理论为指导。如蒸汽机技术的发展就是依靠科学的推动。尽管蒸汽机技术主要是由实际操作的技术人员开发起来的，但热容量、比热、潜热等科学概念，无疑对蒸汽机技术的提高起了关键性的作用。瓦特的技术研究与纽可门等人的不同之处，就在于他不仅仅凭借自己熟练的经验技巧，而是采用了刚刚萌芽的热力学理论。当时，化学教授布莱克已提出了比热概念，并发现了溶化、潜热，形成了量热学的基础。不仅如此，现代科学还使传统生产技术的发展日益建立在科学发展的基础上，进而使技术系统、技术手段和方法都发生了根本性的变化。即使是那些历史悠久的传统技术也在逐渐科学化，如农业生产中的生物固氮、绝育杀虫、基因育种无土栽培等。

由此看来，科学已明显走在了技术的前面，现代技术的进步已离不开科学，离不开科学知识的扩展和深化。因此，现代技术水平往往在更大程度上取决于科学的发展和应用水平。可以说，技术已成为科学的应用。

技术的发展是一个由多种因素组成的动力系统。在技术的发展过程中，文化对技术发展也表现出巨大的张力作用，先进的思想文化会推动技术的发展，而落后的思想文化则会制约和阻碍技术的发展，包括影响技术决策、技术研发，以及技术成果的产业化各个方面。如文艺复兴为西方近代科学技术的发展提供了强大的推动力，而在我国清朝时期，蒸汽机从西方传入国内时，在当时闭关锁国、因循守旧的文化氛围下，人们基本上持抵制态度，阻碍了技术革命在我国的发生和发展。

**思考题**

1. 如何认识科学与实践的关系。

2. 科学有哪些基本特征。

3. 如何界定科学、非科学与伪科学。

4. 科学和技术的发展模式有哪些不同？

5. 如何理解"技术的发展动力是一个系统"的观点。

# 中医问题与思考

## 中医科学性问题之争

中医科学吗？这个问题困扰了不止一代中国人，也不仅仅是从事中医相关职业的人关心的问题。对这个问题的理解，如果从问题产生的背景及对此问题的基本概念出发去认识此问题，可能会有不同的阐释方式。

### 一、 中医科学问题之争， 问题源于近代中国救亡图存过程中

近代中华民族面临两个主要任务，一是民族独立，二是国家富强。为了实现民族独立，走上工业化富强之道路，近代中国有识之士开始借鉴国外成功之经验，以他山之石来解决中国问题。也就在此时，科学作为西方文化之一种，被大量引入中国，西医也随着西方传教士的传播进入到中国。相对于中医，西医作为新的事物对于普通的社会大众还是不能被迅速广泛接受。但慢慢地西医以外科手术等见效快的治疗方法获得了百姓的认可。但从整个近代中国历史发展背景来看，科学技术同时作为现代工业化的基本支撑条件，与西方文化一样是作为解决中国问题的良药被引入，其在中国形成了强势文化。西医与中医之间的关系问题，往往上升到西方文化与中国传统文化之间的关系问题。

在近代关于中医科学性之争，或者说取消中医之声不绝于耳。对于这个问题的讨论，由于包含于对东西方文化比较之中，所以也卷入了当时的社会各方学者，如陈独秀、胡适、鲁迅、钱玄同等，他们对中医也提出了批判性意见。如果从当时人们对社会变革的渴望，进而对传统文化的猛烈批判，弘扬西方科学倡导民主，无可厚非。但作为传统文化中的精髓——中国传统医学也没能幸免。甚至在这个批判过程中，存在夸大西方科学之倾向，矫枉过正。把科学当成了唯一合法性的评价标准。如在 1929 年，南京国民政府第一次卫生委员会议通过了余云岫等提出的"废止旧医以扫除医事卫生之障碍案"；新中国成立后，王斌、贺诚等人认为中医是封建医学，应当随着封建社会制度一起而打倒。科学或者说理性的霸权，在当时我国相对工业生产落后的国家里肆意横行。然则，当前我国已然成为世界第二大经济体，但就在 21 世纪之初，仍然有大规模的网络签名和以学术方式掀起取消中医，让中医退出医疗系统的活动，如果从文化自信方面看，我们的经济在发展，但由于长期对西方文化的引介，西方文化的强势仍然长期存在。但经济的发展必然要与之匹配的文化。从中医科学性之争的历史渊源来看，是我们对自身文化认同不强的一种表现。

## 二、 中医科学吗——理解的错位

如果从科学哲学界对科学划界、科学发展模式等问题来看，中医的科学性被当代科学哲学界广泛认可。近现代中国知识分子对中医科学性的不断质疑，有其复杂的原因。其中一个重要原因就是如果按照经典力学时期所规范的科学，其具有的实证与理性等规范性特征，中国传统医学表现并不明显。如果按照传统科学的界定，像逻辑实证主义和证伪主义所倡导的科学要求通过实证以获取确定性的因果关系，中医却有着与其不同的特点。近现代中国一些支持中医发展的有识之士，以传统科学的基本界定，论证了中医的科学性，实际上这样的论证，存在论证和论争基本概念的错位。从历史主义学派对科学划界来看，西方科学哲学界对科学能否以逻辑实证等方式准确描述客观世界，提出不同的理解方式，从历史主义学派到新历史主义的发展，再到所谓的后现代主义思潮等等都反映了以现代物理学为标志的现代科学对科学的重新理解，追求确定性或者说完整、准确地对客观世界的描述仅仅是科学追求的目标，数学描述与客观世界不具有一一对应性，由于描述非确定性，或者不能获得广泛认同，使得对科学的认同仅仅局限在科学家共同体中，历史主义学派反映的就是这一问题，对科学中的概念的认识不再是一成不变或一劳永逸之事。

从这个变化中还可以看到，在经典力学时期科学具有的中心权威地位得以动摇。文艺复兴以来，当人们把神从中心位置清除给"人"留出位置，到以理性为特征的"人"走进了中心位置这个过程中，科学以其理性为主要特征成了"人"的代言，科学具有了中心位置，从而也获得了社会的"中心"权威霸权位置。这一点在中医与科学的关系中表现更为突出，符合传统科学认定标准的就是合法，否则就是违法的，时至今日我国关于取消中医相关言论基本是这样的论证思路。然而，当今科学理性不再占有"中心"的位置，它的权威性或者说被新历史主义称作的"科学主义""科学霸权主义"已经逐渐被瓦解，科学不能作为合法性的唯一的标准。科学是一种系统的知识，科学是文化的一种，从这个角度来看中医的科学性是毋庸置疑的。

NOTE

# 第六章　马克思主义科学技术社会论

马克思主义科学技术社会论是基于马克思、恩格斯的科学技术思想，对科学技术与社会关系的总的概括和进一步发展。科学技术对社会发展起着巨大的推动作用，社会对科学技术的发展和应用也有着重要影响。科学技术的社会功能观、社会建制观和社会运行观等，构成了马克思主义科学技术社会论的核心内容。

## 第一节　科学技术的社会功能

科学技术是历史发展的火车头，这是马克思主义的基本观点。科学技术推动了生产力内部各要素的变革，引发了产业结构的调整、经济形式的变化和经济增长方式的转变，实现了经济转型；变革了生产关系，促进了人类自由而全面的发展，推进了人类社会进入发展的新阶段的进程；产生了异化现象，造成了一系列的环境问题，影响到人类的健康发展。这就需要从正反两个方面分析科学技术的社会功能。

### 一、科学技术与经济转型

"科学是一种在历史上起推动作用的、革命的力量"（《马克思恩格斯文集》第 3 卷），其首先是作为社会生产力，推动人类社会经济不断发展。随着科学技术的发展，新生产力的获得，生产力水平的提高，改变了生产方式，改变了经济发展模式。

（一）引发技术创新模式的改变

**1. 技术创新的含义**　技术创新概念和理论源于美籍奥地利经济学家熊彼特的创新经济学，他在《经济发展理论》（1912 年）中提出创新概念，认为经济学的中心问题不是均衡而是结构性变化即创新。创新是"创造性的破坏"，使资源从旧的、过时的产业转向新的、更富有生产性的产业。创新的一般含义是把一种从来没有过的关于生产要素的"新组合"引入生产体系，即将引进新产品、引用新技术、开辟新市场、控制原材料新的供应来源、实现工业的新组织等"新组合"不同程度地引入生产过程。因此，技术创新是新工具或新方法的商业化实施，是一种经济活动。其实质是将新技术所具有的新观念、新设想、新方案和新模式产品化、商品化，并在市场上获得成功，从而最终使科学技术转化为现实生产力。

**2. 技术创新的特征**　技术创新表现出以下一般性特征。

（1）市场性　技术创新是一个始于市场，又返回市场的双向作用过程。

（2）创造性　技术创新的整合过程是将技术发明引入经济系统，使生产要素获得一种新的组合，这个过程包含 3 种形式，原始型创新、集合型创新、引进吸收再创新。

（3）综合性　技术创新是科学技术和经济相结合的综合性活动，它既有技术和产品的研发创新，也有把新技术、新产品转化为商业化生产经营的经济活动和市场活动，因此，技术创新能力不仅是一种科学技术能力，而且是技术与经济、文化、组织和管理相结合的综合能力。

（4）高风险性　技术创新过程中的每个环节都具有探索的性质，包含着许多不确定性的因素，特别是技术开发和产品商业化的难度较大，从而使技术创新呈现出高风险性。

**3. 技术创新模式的改变**　技术创新模式可概括为两种：一种来自经验探索或已有技术的延伸；一种来自科学理论的引导，即科学理论成为技术创新的基础，引导技术创新模式的改变。在前一种模式中，科学技术的作用不大；在后一种模式中，科学作为技术创新的知识基础，成为生产力的"知识形态"。

一般而言，科学属于认识范畴，技术创新属于改造范畴。人类对自然界的改造是基于对自然界的认识而形成的有意识、有目的的实践活动，即科学是技术创新的知识性基础。对此可从几方面来认识。

第一，技术创新虽然属于改造自然的范畴，但包含着认识因素，是基于认识的基础开展的，且对自然事物的认识越深刻，也就越有可能进行技术创新。技术创新是认识自然和改造自然相互作用的辩证发展过程。人们要想通过技术创新"实现自己的目的"，要在技术创新开始时就在自己的头脑里形成关于技术创新结果的"观念"，还要知道为把这一观念变为现实的"形式变化所必须采取的"活动的方式和方法。即要使技术创新成为一种自觉的、有目的的、能动的活动，就必须以认识自然的一定科学知识作为技术创新的依据。即表明科学是技术创新发生与成为现实的前提和基础。

第二，技术创新的水平越高，其所包含的认识因素也就越多，所需要的科学知识也就越多。比较而言，如果技术创新是较为低水平性的，仅依赖经验性知识就可以满足其需要，如果是复杂的、水平较高的技术创新，要提高技术创新的成功率，维护技术创新的效益和正常运行，所需要的知识就不仅仅是经验性知识，更需要那些反映被改造对象的本质及规律的理论知识。也就是以探索和正确反映事物的本质及规律为目的的科学知识对技术创新产生了深刻影响和重要作用，是技术创新的根据。

第三，技术创新作为现实生产力，其发展变化是随科学不断并入生产过程得以实现的。科学作为"知识形态"的生产力只有并入生产过程中，才能体现它对生产的现实性影响和作用，才能使技术创新转化为现实生产力。科学如果不能并入生产中，科学的生产力性就不能实现，对技术创新的现实性作用也不会存在。技术创新是科学并入生产过程，转化为现实生产力的最直接、最有效的表征。从第一次科技革命以来，每一次科技革命引发的产业革命，都是科学并入生产中而导致的技术创新模式变革的实证。当然，科学并入生产中，成为技术创新，是科学和生产发展到一定阶段形成的。当科学成熟到能为生产服务，而生产也发展到可以应用科学甚至非利用科学不可的时候，科学就并入了生产中，科学与生产就实现了一体化。如伴随第一次科技革命的兴起，机器生产逐渐代替了手工生产并有新的发展以后，科学就并入了生产过程，成为现实的生产力。

因此，马克思的"科学是生产力"思想不仅揭示了科学作为"知识形态"的生产力，应用于生产中，能极大提高社会生产力水平，推动人类物质生产迅猛发展，同时"科学是生产力"思想打破了以往"科学与经济、生产无关"的传统观念，揭示了科学与经济、生产的紧密关联，为更好地发挥科学的生产力功能提供了思想基础，也被"科学—技术—生产"一体化发展所印证。

#### （二）推动生产力要素的变革

在生产力系统中，生产者、生产工具、生产对象、管理是构成生产力的四个主要要素。生产者是生产力系统中起主导作用的最积极、最活跃的能动性要素。要充分发挥生产者的职能，实现应有的价值，就必须具备一定的生产能力，而生产能力是体力和智力的综合体。在生产中，生产能力不仅取决于体力的大小，更取决于智力的高低。所以科学技术一经生产者掌握，便成为生产中的生产力。以科学知识和理论武装了的生产者就不是普通劳动者，是技术创新主体。生产工具是生产者作用于生产对象的手段和方式。人对生产对象的作用程度和改造水平，在很大程度上取决于生产工具的好坏。生产工具虽然是由物质材料构成的，但它并不是纯粹的物，其实质是人类以往知识、经验和技能的凝结体，是由"物化的智力"转化而成的物化态技术。因此，无论是生产工具的创造还是使用，都包含着科学知识的因素，生产工具的发展从来都同自然科学的发展水平紧密联系。生产工具一经科学技术化，它的功能和作用就极大地提高和放大，从而大大提高了人类认识自然、改造自然的能力和从事物质生产的能力。生产对象是生产者作用于其而创造物质文明成果的原料或材料。生产对象在生产过程中相对于前两者往往被看作是生产力中保守的因素。但随着科学技术的发展，生产对象无论种类、存在形态等，还是人们对生产对象属性的利用程度等都发生着急剧变化，成为制约现实生产力发展的非常活跃的因素。科学通过揭示自然物质的新属性，扩大自然物质的新用途，开拓新的生产对象，扩大新的资源领域，并通过技术改变生产对象的存在形态，从而提高人类从事物质生产的能力，创造更丰富更大的物质文明。生产者、生产工具和生产对象三者是相对独立的要素，在生产过程中三者是相互作用的动态结合。因此，现实生产力的水平不仅取决于三者的质量，同时取决于各要素相互作用而形成的系统结构的优化程度，即还取决于对它们的管理。生产管理通过科学为其提供了崭新的科学理论、方法和手段，使生产力诸要素更有效地组成一个整体，优化了生产力的结构，促进生产力各要素最大限度地发挥作用。

科学技术的发展直接、间接地变革了生产力各要素，使它们的性质、功能、作用、范围都发生了巨大变化。因此，科学技术作为第一生产力，是通过生产者素质的提高、生产手段的强化和生产对象范围的扩大实现的。科学技术促进整个生产力系统的优化和发展，导致社会生产体系的结构性调整和演化，成为经济增长的内生力量。

#### （三）促进经济结构的调整

始于20世纪中叶的现代科学技术革命，是人类文明史上最为重大的一次飞跃，使人类社会生活和人的现代化向更高境界发展。现代科学技术革命推动了一批新的科学技术的兴起，在新科学技术的驱使和各种社会因素的拉动下，一大批高技术相继崛起，并最终形成了以电子信息技术为先导，以新材料技术、先进制造技术为基础，以新能源技术为支柱，在微观领域向生物技术、纳米技术开拓，在宏观领域向环境技术、海洋技术、空间技术扩展的一批相互关联的高技术和高技术产业群。高技术产业以其高效益、高智力、高渗透以及创新性、战略性和环境污染少等优势，对社会和经济的发展产生了革命性作用，推动着人类社会进入一个新的发展历史时期。

高技术和高技术产业的迅猛发展变革了社会经济发展模式，促进经济结构调整。

NOTE

**1. 产业结构呈现升级**  新的科技对旧的传统产业（工业）进行技术改造，新兴产业（工业）也不断涌现，变革了产业结构，产业发展不断升级。从整个国民经济结构来看，传统的物质生产部门，不仅农业，而且工业在整个国民经济中的比重将逐步下降，而服务业，特别是与新技术有关的应用服务部门，如科研、教育、培训、信息处理、技术咨询等将大大发展。第三产业的比重迅速上升，而第一产业和第二产业的比重减小，即表现为三、二、一型产业结构。

**2. 经济形式发生变化**  现代科学技术革命引发了产业革命，从而使人类社会的物质生产方式发生了质的变化，决定社会生产力的主导力量既不是自然资源和劳动力也不是物质资源和资本，而是人力资源和知识。知识成为推动经济发展和社会进步的核心因素，知识成为各种生产要素中最重要的、支配性的要素。知识作为关键性资源成为经济发展的动力，变革了社会经济形态，促进了新的经济形式的出现，如信息经济、知识经济、网络经济、生物经济等，这些新经济形式成为新的经济增长点。

**3. 经济增长方式出现转变**  科技革命促使科技与生产相结合，改变了生产力要素，使社会生产力实现了新的质的飞跃，极大地提高了生产效率，改变了经济增长方式，使增加投入型经济转向技术进步型经济，即高消耗、低产出、高污染的粗放型经济逐渐被低消耗、高产出、低污染的集约型经济替代。生态经济、循环经济、低碳经济逐步得到实施和发展，进而取代粗放型经济，实现经济的可持续发展。

## 二、科学技术与社会变迁

### （一）变革和调整生产关系

马克思十分关注科学技术对社会发展的作用，认为科学是一种在历史上起推动作用的、革命的力量。从近代科学诞生以来，科学技术上的新发现、新发明对人类社会产生了深远的影响。作为强大精神力量的科学技术，能够促进人类思想的解放，在产业革命的基础上，推动社会变革，对生产关系的变革和调整产生巨大作用。马克思指出："蒸汽、电力和自动走锭纺纱机是甚至比巴尔贝斯、拉斯拜尔和布朗基诸位公民更危险万分的革命家"（《马克思恩格斯文集》第2卷），即作为强大精神力量的科学技术，能够促进人类思想的解放，是人类精神文明建设的强有力杠杆。历史上，科学曾经在反对宗教神学的统治中起着解放人们思想的重要作用。今天，仍需要在全体公民中大力普及科技知识、科学思想和科学方法，提高全民族的科学、文化素质，用科学技术战胜迷信、愚昧和贫穷，促进整个社会精神文明建设向前发展。以现代科学革命和新技术革命为标志的20世纪的现代科学技术革命，对人类社会生产力产生了重大影响。按照马克思关于生产力与生产关系的辩证关系原理，科学技术革命促进生产力革命，生产力变革必然引起生产关系变革。现代科学技术革命促使高技术产业崛起，生产的社会化和国际化程度大幅度提高，大量跨国公司出现，同时大量拥有高技术的中小企业涌现，风险投资业蓬勃发展，资本主义生产关系呈现出国家垄断资本主义与中小高技术密集型产业并存的局面，促进了资本主义生产关系的再调整，亦呈现出多种所有制形式并存，既有国有经济，又有国、私共有经济和跨国经济；既有私营经济，又有国有企业、跨国合营企业和合资企业；劳动者队伍整体素质提高，白领阶层等各种社会阶层出现；社会收入分配差距呈缩小趋势；资本主义社会经过自由竞争→私人垄断→国家垄断后，已发展到国际垄断阶段；电脑尤其是网络的广泛应用，使科学技术的政治功能得到加强，专家治国、网络民主凸显出来。

### （二）　为实现人类自由而全面的发展提供保证

人类在认识自然、改造自然的过程中，调节着人与自然的关系并创造着历史。在这个过程中科学技术起着决定性作用，人类依靠科学技术的发展不断地协调人与自然界的关系，使自身得到提升和发展，不断增进人类精神生活的丰富性和自我发展能力，不断得到解放。科学使人类摆脱了神学的束缚，从神学世界中解放出来。科学技术使人类从繁重的劳动中解放出来。随着科学技术的应用，生产力水平不断提高，使人类的劳动生产方式从手工化走向机械化、电气化、自动化、信息化和智能化。所有这些不仅大大延伸了人的感觉器官，而且还大大延伸了人的思维器官，使人类摆脱了繁重的体力劳动和脑力劳动。

马克思认为，在机器化时代，"并不是为了得到剩余劳动而缩短必要劳动时间，而是直接把社会必要劳动缩减到最低限度，那时，与此相适应，由于给所有的人腾出了时间和创造了手段，个人会在艺术、科学等方面得到发展"。（《马克思恩格斯全集》第 46 卷下）恩格斯进一步指出，人类将实现从必然王国向自由王国的过渡，这一过渡过程划分为两个阶段，第一次提升是指在人与自然关系方面把人类从动物界中提升出来。第二次提升是指人与社会关系方面把人类从动物界中提升出来。因此，作为使人最终走向自由的科学技术，能够增进人类精神生活的丰富性和自我发展能力，有助于人的全面发展。正如马克思所说："自然科学却通过工业日益在实践上进入人的生活，改造人的生活，并为人的解放做准备。尽管它不得不直接地使非人化充分发展。"随着现代科学技术革命的进行，人类正在走向具有崭新特征的高科技生活方式，科学技术在满足人类生存需要的前提下，为实现人的自由而全面发展提供保障。

### （三）　推动人类社会走向新的发展阶段

科学技术革命特别是现代科学技术革命对人类社会产生了重大影响，引发了生产力革命和生产关系变革，进而又带来社会生活的变革，即现代科学技术革命把人类社会推向了新的发展阶段。具体而言，在生产力方面，现代科学技术革命的发展，一方面使现代科学技术渗透到生产力系统的各要素中，并引起了这些要素的变化。现代科学技术革命不但使劳动者从繁重艰辛和危险的体力劳动中解放出来，而且大大扩展了人类体力劳动和脑力劳动的职能范围。智力、知识尤其是科学技术知识成为劳动者素质的主要决定性因素。同时，现代科技革命的发展推动了劳动资料的进步，扩大了劳动对象的内容。在生产管理方面，现代科学技术为电子信息管理提供了先进的技术手段，也为有组织地管理各种经济活动和社会活动提供了理论基础，使生产管理科学化。电子信息管理是科学管理的一次巨大飞跃。另一方面，现代科学技术革命影响着生产力的内在结构及结合方式，影响着整个生产力系统的模式或形态。现代科学技术的发展及其在生产中的应用，使得劳动资料结构内部机械化装备和自动化装备占的比重越来越大，并向着智能化方向发展，使得劳动对象结构内部金属材料的比重下降了，而非金属无机材料、有机合成材料和等离子体的比重则越来越大，使得劳动力结构内部直接生产人员逐渐减少，而科技与管理人员比重逐渐增大。现代科学技术还促进生产力结构的形态发生变化，使其由劳动密集型、资源密集型及资金密集型向知识密集型和技术密集型转变，由高物耗型、高能耗型向节物型、节能型转变，由初级技术型向高技术型转变，由硬型结构一、二类产业占的比重大向软型结构三类产业占的比重大转变。因此，以蒸汽和电力为核心的科学技术革命本质上是动力革命，其基本任务是超越人的体力的局限性；而以计算机为中心的现代科学技术革命本质上是智力革命，从以物质资源为主转向以信息资源为主，其基本任务是优化人的智力，超越人的大脑的局限性，使人类劳动日趋智能化和信息化，即社会生产力从手工化、机械化、电气化、自动化走向信息化和智能化。

在生产关系方面，现代科学技术革命促使生产社会化程度提高，大量跨国公司和拥有高技术的中小企业出现，资本主义生产关系呈现出国家垄断资本主义与中小高技术密集型产业并存的局面，促进了资本主义生产关系的再调整。即呈现出多种所有制形式并存的局面，出现了各种不同的社会阶层；科学技术的政治功能得到加强，专家治国、网络民主凸显出来，推动了民主化建设。

在生活方式方面，生产方式决定生活方式，生活方式与生产方式的发展是一致的。在传统的农业社会中，社会生产力水平极低，对自然界的依赖程度很高，基于这样的生产方式，人们的生活方式是封闭、落后的，是自给自足的自然经济生活方式。从第一次科技革命引发的产业革命或工业革命起，社会生产力得到了迅速提高，社会分工加剧，人们的思想价值观念也有了很大的改变，使人们的生活方式发生了变革，开始了商品经济生活方式。到了工业社会后期，现代科学技术革命的发展（信息技术革命的发展）又将人们带入了信息社会，社会生产力进一步提高，现代化的生产方式渗入人们的日常生活中，改变着人们的生活方式，并促使人们的价值观念由传统向现代转变。人们的生活方式逐步由工业时代商品经济生活方式向更高层次发展。

现代科学技术革命从生产力革命、生产关系变革、社会生活变革等方面引发了社会形态的变革，使人类未来的社会进到一种新的社会形态。对此西方一些未来学家如托夫勒、贝尔、奈斯比特等提出了"第三次浪潮""后工业社会""知识社会"等新的社会发展阶段说。对西方学者关于科学技术对人类社会发展的推动作用的看法，我们应用马克思主义的观点来批评地认识，取其合理的成分。

从马克思主义的观点看，社会形态是指同一定的生产力相适应的经济基础和上层建筑构成的统一体，不仅包括生产力，而且包括生产关系和上层建筑，我们不能把人类社会变迁单纯地看作是科学技术和生产力自然而然发展的结果。社会变迁归根结底是生产力和生产关系、经济基础和上层建筑之间矛盾运动的结果。只有当这种矛盾运动发展到一定阶段，旧的、落后的生产关系严重阻碍生产力发展，旧的、落后的上层建筑严重阻碍经济基础时，社会变迁才会发生。科学技术在极大地推动生产力发展的同时，也要求生产关系发生变革，以便与变革了的生产力相适应。就此而言，科学技术革命是与社会形态的变革与文明的转型紧密联系在一起的，那种片面夸大科学技术的社会作用，认为社会发展是由科学技术决定的观点，是错误的。

## 三、科学技术社会论的主要理论

### （一）马克思劳动和技术异化理论

马克思、恩格斯生活在 19 世纪，生产力和资本主义大工业迅速发展，英、法、德等西方主要资本主义国家先后完成产业革命。科学技术的普遍应用在改造世界的过程中显示出强大的威力，所产生的社会影响重大。与此同时，科学技术带来的各种影响已经显现，不仅有推动社会进步、创造物质财富的一面，更出现了破坏环境的情况，对人的精神和思维等产生了影响，特别是对人的异化非常突出。因此，马克思在肯定了技术在社会中发挥巨大作用的同时，也揭示了在资本主义条件下技术的运用所产生的异化现象。

　　马克思扬弃了古典异化观，建立了科学的劳动和技术异化观。按照马克思的说法，所谓"人类的异化"就是在资本主义条件下，劳动对工人来说成为外在的东西。也就是说，不属于他的本质的东西。工人在自己的劳动中不是肯定自己，而是使自己的肉体受折磨，精神受到摧残。劳动不是满足生活本身的需要，而是满足生活以外的需要（比如获取金钱）的一种手段。劳动的异化性质明显表现在，只要肉体的强制或其他强制一旦停止，人们就会像逃避鼠疫那样逃避劳动。异化劳动导致的结果是：无论是自然界，还是人的精神的类能力——变成对人来说是异己的本质，变成维持他的个人生存的手段。异化劳动使人自己的身体，同样使在他之外的自然界，使他的精神本质、他的人的本质同人相异化。马克思在《1844 年经济学哲学手稿》中论述了劳动异化的 4 种形式或规定性，即劳动产品的异化、劳动活动本身的异化、人的类本质的异化和人与人的异化。

　　马克思对劳动和技术异化观的主要贡献在于：一是将劳动和技术异化观建立在辩证唯物主义和历史唯物主义的哲学理论基础之上；二是明确指出资本主义社会制度是劳动和技术异化产生的根源，变革社会制度是消解劳动和技术异化的根本有效途径。马克思对劳动和技术异化观的这两项贡献具有很强的现实意义：一是用辩证唯物主义和历史唯物主义的观点推进技术异化理论问题的创新；二是将马克思技术异化观与现代西方技术异化观和技术异化新情况相结合，可以全面正确地认识技术异化问题。

　　马克思对技术异化现象的批评把对技术的批评与对资本主义制度的批评有机结合起来。这既不是技术决定论的，也不是社会决定论的，对于我国现阶段的科学技术应用具有重要的启发作用。

### （二）法兰克福学派科学技术社会批判理论

　　西方马克思主义发扬马克思的反资本主义精神，对现代科学技术革命和现代社会进行了反思，提出了许多有价值的见解。法兰克福学派是其中的典型代表。法兰克福学派是在 20 世纪 30 年代到 40 年代初，由法兰克福社会研究所的领导成员发展起来的，是以德国法兰克福大学的"社会研究中心"为中心的一群社会科学学者、哲学家、文化批评家所组成的学术社群。在西方社会科学界，法兰克福学派被视为"新马克思主义"的典型，并以从理论上和方法论上建构了对资产阶级的意识形态进行"彻底批判"理论而著称。20 世纪 30 年代，由于西方世界的工人运动处于低潮和法西斯主义在欧洲大陆崛起，批判理论家们抛弃了无产阶级具有强大革命潜能的信念，转而强调工人阶级意识的否定作用。在《启蒙的辩证法》（1947 年）一书中，霍克海默和阿多诺认为，自启蒙运动以来，整个理性进步过程已堕入实证主义思维模式的深渊，在现代工业社会中理性已经变为奴役而不是为自由服务。据此，他们判定无论"高级"文化还是通俗文化都在执行着同样的意识形态功能。这样在批判资产阶级意识形态时，法兰克福学派进一步走上了对整个"意识形态的批判"的道路。其从 1930 年开始转向马克思主义理论的思考方式，包括以马克思、黑格尔、卢卡奇、葛兰西等人的理论为基础，对 20 世纪的资本主义、种族主义及文化等作进一步的探讨，并借助马克斯·韦伯的现代化理论和弗洛伊德的精神分析。他们最大的特色在于建立了所谓的批判理论（Critical theory），相对于传统社会科学以科学的、量化的方式建立社会经济等的法则规律，更进一步探讨历史的发展及人的因素在其中的作用。

　　对于科学技术的社会功能，法兰克福学派的分析是独到而深刻的。他们认为，科学技术在

NOTE

当代西方社会不仅不具有解放功能，相反它是一种新的意识形态统治工具。马尔库塞在《爱欲与文明》《单向度的人》两部著作中分别提出了"必要的压抑与额外的压抑""真实需求与虚假需求"的概念，借以说明科学技术的意识形态职能。所谓"必要的压抑"是指在物质生活资料相对匮乏的情况下，对人的本能欲望进行的压抑，这种压抑之所以必要，是因为它是社会进步的前提。所谓"额外的压抑"则是指在社会物质财富相当丰裕，在已经具备建立一种非压抑性文明的情况下，资产阶级从自身的利益出发强加给人们的压抑。这种不必要存在的额外压抑之所以能够实现，就在于资产阶级借助于科学技术进步所带来的巨大物质财富，通过在全社会制造"虚假需求"实现。所谓"虚假需求"是指资产阶级通过广告等大众媒体在全社会制造出来的服从和服务于资本追求利润的需求，这种"虚假需求"将人们的价值追求引向消费方面，使人们沉醉于商品消费中，放弃对自由、解放及与人的生存直接相关的"真实需求"的追求。它并非是人内心的真实需求，它是那些在个人的压抑中由特殊的社会利益强加给个人的需求。这些需求包括使艰辛、不幸和不公平长期存在下去。也就是说，这种需求并非人们的自主需求，而是被社会所制造出来并强加给人们的虚假需求，问题在于当前人们的内心世界被这种虚假需求所控制和支配，这不仅意味着人们已经处于被总体控制的异化生存状态，同时也意味着人的发展向度必然要服从资本的发展向度，从而走向片面、畸形的发展道路。可以说，当代西方社会正是通过盛行的技术合理性的政治方面、生产设备和它生产的商品和服务，出卖或欺骗着整个社会体系。

技术理性不仅造成了人的片面、畸形发展和异化生存状态，而且还造成了人的个性失落和伦理价值观的混乱。由于技术理性造就了资本主义机器生产体系和管理体系，人不得不屈从于资本主义生产体系和管理体系及由这一体系所规定的交换原则和利己主义原则，进而把适应市场经济的交换原则作为美德来看待，并由此造就了权威主义的伦理价值观盛行。权威主义伦理价值观把服从权威的利益看作"善"，把不服从看作"恶"，把个体追求自身的利益看作"自私"，要求人们为了权威的利益而放弃自己的利益，显然这与西方社会固有的利己主义的价值原则是冲突的。这种伦理价值观上的矛盾冲突又使得相对主义的伦理价值观得以产生和流行，它反映了在技术理性盛行的条件下，人的个性失落和在价值观上的困惑和矛盾。社会与人的关系的异化实际上反映的是人与人之间的利益矛盾，这种利益矛盾又必然会反映到人与自然的关系上，体现为日益严重的生态危机。

### （三）生态学马克思主义的技术、环境与社会批判理论

在当代人类面对环境、资源危机等新的生存问题时，在人们纷纷探求生态危机的根源与解决途径时，"生态学马克思主义"者把生态学与马克思主义结合起来，提出了新的观点和主张，展开了有益的探索。

随着生态危机日益严峻地威胁人类生存，当代生态学马克思主义理论越来越受到人们的重视。"生态学马克思主义"是战后"西方马克思主义者"根据变化的社会现实对马克思主义的一种新的理论表达。他们反对资本主义制度，也不满现存的社会主义制度，希冀寻找新的社会发展理论，并把马克思主义与"生态革命"相结合。他们认为，当前资本主义危机的形式已经从经济危机转变为生态危机，已经从生产领域转向消费领域。同时，他们结合生态学与马克思主义分析资本主义生态危机，最终提出实现社会主义稳态经济的策略主张。"生态学马克思主义"的理论主张在当代社会具有一定的价值与实践意义。

在确立人与自然关系的新认识方面，以前由于人们对自然规律的认识不够深刻，在生态建设上犯了不少错误，致使生态环境恶化。随着资源短缺、环境恶化、生态失衡等问题的出现，人类不得不重新审视人与自然的关系，可持续发展成为时代的呼唤。所谓"可持续发展"，就是树立新的发展观，改变传统的发展思维和模式，经济发展不能以浪费资源和破坏环境为代价，而是要努力实现经济持续发展、社会全面进步、资源永续利用、环境不断改善和生态良性循环的协调统一。生态文明作为人类理性化的选择，必然全面推进社会文明。生态文明不仅改造人与自然的关系，而且改变现存的不合理的社会关系，使人与人的关系协调发展，从而促进政治文明的发展。同时，生态文明不断把许多新观念、新内容引进思想道德领域和科学文化领域，从而促进精神文明建设。以对人与自然的关系的新认识为理论基础，以可持续发展为核心内容，以促进社会文明协调发展为目标导向的生态文明观，完成了"生态学马克思主义"严密的、科学的理论体系的建构。

# 第二节 科学技术的社会建制化

科学技术的社会建制化是科学技术发展到一定阶段的必然产物。科学技术社会建制化作为不断演进的历史过程，与科学家和技术专家的社会角色形成密切相关。在科学技术的社会建制化中，经济支持制度、法律保障体系等科学技术体制是根本，各种组织机构及其科研组织运行是保证，科学技术的伦理规范是导引。

## 一、科学技术活动及其社会建制化

### （一）科学活动

科学技术活动有悠久的历史，在史前和古代，科学技术活动更多地表现为个人性的、零散的认知和实践活动，而且科学活动和技术活动相互分离，科学技术活动在整个社会体系中多依附于其他的社会劳动，在社会中处于从属的地位。直到近代以来，科学技术活动越来越普遍，科学技术活动的方式越来越多样和复杂，科学技术活动也越来越成为具有重要的主导性的社会劳动。

根据联合国教科文组织编写的《科学技术统计指南》，科学技术活动指所有与各科学技术领域，即自然科学、工程和技术、医学、农业科学、社会科学及人文科学中科技知识的产生、发展、传播和应用密切相关的系统性的活动。科学技术活动包括研究与发展、科技教育与培训、科技服务三方面。研究与发展是科技活动的核心内容，指的是为增进知识总量，以及运用这些知识去创造新的应用而进行的系统的、创造性的工作。研究与发展可分为 3 种类型：基础研究、应用研究和试验发展。

研究与发展活动的基本特点是创造与创新，研究与发展活动的目的是发现新的知识和实现知识的新应用。

### （二）科学技术社会建制化的内涵与形成

**1. 科学技术社会建制化的内涵** 科学技术的社会建制化是指科学技术事业成为社会构成中的一个相对独立的社会部门和职业部类，是一种社会现象。它包括价值观念、行为规范、组织系统和物质支撑四大要素，是科学技术活动的建构环境、存在形式和发展条件。

科学的社会建制化是从科学家创建科学学会而组成特殊的小社会逐渐形成壮大的。技术的社会建制化与工程教育、工程师社会角色的确立有关。这是科学技术活动的制度化过程。

在科学技术社会建制化过程中形成与发展起来的机构有科学技术的决策、管理与咨询机构，科学技术的活动组织机构，科学技术的传播机构，科学技术的人才培养机构等。

**2. 科学技术社会建制化的形成**  科学技术社会建制化的形成是一个历史过程，人类探索自然规律并应用知识的活动可以追溯到史前时期，但科学技术活动的社会建制化是从近代开始的。科学技术建制化的核心是科学技术活动的职业化和知识生产的体制化。

（1）科学技术社会建制前史  在古代，人类的科学技术活动表现为个人性的、零散的认知和实践活动。科学技术活动是以个人行为进行的，知识的生产主要依赖于两条途径。一是自然哲学家对自然现象的哲学式的研究，这种研究以思辨实证为基础，这种知识与哲学的思辨糅合在一起，其中正确的见解与虚妄的臆断相互交织；二是工匠与技师在各类实践活动中积累起来的知识和技能。

古代科学活动的主体是自然哲学家，他们不是具有独立社会地位的科学家。技术活动的主体是工匠和技师，他们没有文化，不是独立的技术专家。在科学技术的社会建制化进程中，科学家和技术专家是基本的成员，其进程与科学家和技术专家的职业化程度有着直接的关系。因此，在古代虽然没有形成独立的科学家和技术专家的社会角色，但自然哲学家和工匠是科学技术专家的雏形，为科学技术社会建制化的形成奠定了基础。

（2）科学技术社会建制化的开端  欧洲进入中世纪后，大学由起初的培养神职人员、法官和医生，课程由以围绕神学、法学和医学设置，转变为在大学里也教授自然科学课程，即出现了专门教授自然科学的哲学家，并且教授自然科学成为一种社会职业，孕育了未来的科学家角色。同时，尊重经验、擅长观察和实验的具有探索精神的艺术家和工匠也成为近代科学家角色的重要来源。当大学教师的学术传统与工匠的实验探索精神结合起来时，便产生了近代意义上的科学研究，出现了近代科学家的社会角色。

对近代科学家角色的形成有着决定性意义的是 1660 年英国皇家学会宣布成立。皇家学会的成立表明科学活动和科学家角色在英国社会得到认可。皇家学会早期的会员有著名的大科学家牛顿、波义耳、胡克、哈维等人。他们位居当时的社会上层，无需依靠科学研究活动维持生计，从现代的职业观念看，属于业余科学家。

1666 年，法国成立了法兰西科学院，政府提供经费支持。科学院仅有少数专职从事科学活动的精英从国家获得丰厚的年薪，还配有助手。法兰西科学院的成立和领取国家薪俸的院士制度的出现，是科学家社会角色形成过程中的重要一步。

到了 19 世纪，德国将科学研究发展成为一种专门的职业，具体标志是出现了教学与科研相结合的研究型大学，成立了从事科研的科学学会，企业建立了工业研究实验室。大学教育和工业研究为科学家的研究活动提供了职业岗位，使科学家成为社会中一种新型的角色。

1834 年，英国哲学家惠威尔在英国科学促进协会成立大会上首先提出科学家（scientist）一词，以与哲学家（philosopher）这个"太广泛、太崇高"的传统概念相区别。当时该词并没有被接受，人们普遍使用的是"科学人"（men of science）一词。直到 19 世纪末，随着英国科学职业化的基本完成，"科学家"一词才逐渐被接受。其后，近代科学家群体的社会角色真正诞生。

技术的社会建制与工程教育、工程师社会角色的确立有关。从 16 世纪开始，欧洲开始出现工程师，当时主要指以从事测量和路桥建设为职业的人员。之后，一方面随着生产的发展又相继出现了采矿、冶金、机械、电气、化工和管理等一系列工程师；另一方面随着工程技术教育的发展，法国和德国创办了世界上最早的具有相当规模的技术学院。高等工程技术教育的发展不仅培养了一大批工程师，也促使了技术科学的诞生。技术科学和工程师互为因果的推动，使近代工程师队伍不断壮大，工程师逐渐取代了传统工匠，成为近代技术专家的社会角色。

科学家和技术专家真正成为一种社会角色，且科学研究成为一种职业，为科学技术社会建制化做了充分准备。

**3. 科学技术社会建制化的发展**　进入 20 世纪，随着科学对技术和生产的指导作用日益显著，科学在现代社会中的重要性被普遍认识，科学事业成为社会和国家事业，科学成为对人类历史发展前途和现代国家兴亡起决定作用的力量，各国政府越来越认识到科学技术事业已成为国家的重要资源，各国纷纷制定鼓励和支持科学技术活动的政策，这时科学家、技术专家在社会中的地位也得到普遍的承认，科学家、技术专家的社会角色稳固地确立了下来。对此，美国的情况最具有代表性。

1938 年，美国国家资源委员会发表了《科学研究是一种国家资源》的重要政策报告。1945 年，美国著名工程师、科学家管理者万尼瓦尔，布什向政府提交了《科学——无止境的前沿：提交总统的战后科学研究计划》的科技政策报告。这充分体现了美国对科技事业及科学家和工程师的高度重视。最具有代表性和重要意义的举措如下。第一，大学教育和科研体制的改革：系的建立和研究生院制度的形成，研究生的培养和发展壮大了科学家队伍。第二，工业实验室的大量涌现，这些实验室既吸收了科学家和研究生，也培养出了工业科学家。第三，国家直属科研机构的兴起，聚集了大批从事基础研究和应用研究的科学家，还有进行科学政策咨询和研究的软科学家。这 3 种职业岗位，不仅使科学家们有了稳固的工作和收入，更为重要的是形成了现代科学家的角色，并在 3 种不同的岗位上实现自己的历史使命。在科学和技术的发展中，科学与技术的关系日益密切，在一定程度和范围内很难对二者做出严格意义上的区分，形成了科学技术化、技术科学化的发展。因此，上述关于造就现代科学家角色的 3 种职业岗位，实际上也有大量的技术专家存在，再加上生产一线的技术专家，就形成了宏大的现代技术专家队伍。技术专家在社会生产中有着比科学家更加直接和显见的经济功能，从而确立了他们在社会中的地位。

总之，由于科学家及与科学家日益融为一体的技术专家、生产一线的技术专家大量涌现，不仅形成了现代科学家和技术专家的社会角色，也建立了与现代科学技术相适应的社会组织机构集体化的科学技术社会建制。

到 20 世纪 40 年代后，科学技术研究在物力、知识、规模、目标等方面都超出了个体和集体的能力范围，产生了国家化的大科学研究。正如美国科学家普赖斯在其著名的《小科学、大科学》中指出的，"二战"前的科学都属于小科学，从"二战"时期起，进入大科学时代，主要表现为投资强度大、多学科交叉、需要昂贵且复杂的实验设备、研究目标宏大等。进入 20 世纪 90 年代以来，随着基础研究在科学前沿全方位拓展以及在微观和宏观层面深入发展，许多科学问题的范围、规模、成本和复杂性远远超出一个国家的能力，必须开展双边和多边的科技合作，组织或参与国际大科学研究计划以及耗资巨大的大科学工程成为进入国际科学前沿和

NOTE

提高本国基础研究实力和水平的重要途径，形成了国际化的大科学研究。大科学研究国际合作在运行模式上主要分为三个层次：科学家个人之间的合作、科研机构或大学之间的对等合作（一般有协议书）、政府间的合作（有国家级协议）。

大科学研究的出现使得科学技术社会建制的内部结构及其与其他社会系统的关系发生了重大变化。一方面是各国政府纷纷建立和扩大由政府支持的科研机构；建立了支持大学和其他研究机构中的科研人员进行研究的资助机制，如美国科学基金会；政府和企业成为科技投入主体，改变了以前科技活动主要依赖社会捐助和科学家个人资产的状况。另一方面是各国家纷纷制定鼓励和支持科技活动的政策。此时的"科技政策"是一个国家或地区为强化其科技潜力，为达成其综合开发之目标和提高其地位而建立的组织、制度及执行方向的总和。科技政策成为国家科技体制的重要支撑。

大科学阶段科学技术社会建制的变化使得科研组织表现出以下一些新特征：①大科学作为一种新的科学活动方式日益得到政府的重视。②科学活动出现制度性分化，科学进到后学院科学时代。在学院科学存在的同时，产业科学和政府科学出现了。三者分别在大学、产业组织和政府实验室中进行，具有不同的作用和特点。③科学技术产业化进程加快，形成"政府——产业界——学术界"之螺旋发展，政府、企业与大学之间呈现出新关系。④进入 21 世纪，由于计算的数量和信息的范围迅速扩张，计算机和通信技术迅速发展与深度、广度应用，科研环境发生了很大变化，出现了虚拟科研组织或 e-科学概念。

总之，大科学的形成使科学技术社会建制化进到了国家科技体制化，其中"国家创新体系"是国家科技体制化的一种集中体现。国家创新体系是国家层次上对科学技术的社会运行过程，即科学技术知识的产生、交流、传播与应用过程的体制化是在国家的总体规划下，科学技术的社会运行中各有关部门相互作用而形成的推动创新的网络。

科学技术社会建制化形成和发展的过程实质上就是科学技术研究或科学技术知识生产由业余走向专业化，由专业化走向职业化，再走向国家化（国家科技体制形成）的过程，并且不同国家形成了具有各自特点的科学技术社会建制（科技体制）类型。

以美国、英国为代表的"多元分散型"：政府用间接手段（法律、政策）对国家的科技发展实行宏观调控，没有统一、确定的科技政策和宏观指导方针；政府只对基础性的、国防的和社会环境等方面的研究进行投资，其他研究活动主要靠市场机制来调节；管理方式呈现多元化特点，组织结构也较为分散。

以原苏联、法国为代表的"高度集中型"：管理体制和政策方针一元化，集中领导并有金字塔式的层次分明的管理机构；政府直接介入从研究到生产的全部过程，并且是国家科技活动的主要投资者。

以德国、日本为代表的"集中协调型"：在市场引导、集中为主的社会经济条件下，对科技开发实行集中管理；产业界是国家科技活动的投资主体，政府通过统一而配套的方针政策将政府与民间的各种要素纳入统一的科技发展轨道。我国在改革开放以前，是与计划经济体制相适应的科学技术管理体制，这种体制在当时的历史条件下发挥了一定的作用。改革开放后，随着市场经济体制的建立，科技体制进行了改革，国家宏观科技管理部门的职能从具体项目管理向间接服务管理转变，工作重点主要放在科技发展战略规划和政策法规的研究制定方面；微观层次的科研院所进入市场，成为享有自主、实行科学管理的独立法人。

国家科技体制的形成，使科学技术与国际、国内政治、经济和军事活动更加紧密地结合在一起。一个或数个国家联合为军事、经济竞争而投入巨大的人力、物力进行关键科技领域的研究与开发，是当代科学技术发展的重要特点，也是以科学家个人兴趣驱动和个人研究为主的"小科学"向"大科学"发展的重要表现。

## 二、科学技术的社会体制和组织机制

### （一）科学技术的社会体制

科学技术的社会体制是其社会建制的一部分，是在一定社会价值观念支配下，依据相应的物质设备条件形成的一种社会组织制度，旨在支持、推动人类对自然的认识和利用。科学技术的社会体制包括经济支持制度、法律保障体制、交流传播体制、教育培养体制和行政领导体制等。科学技术的社会体制主要是指社会组织制度，其含义概言之主要包括四个方面的内容：①在"价值层面"确立了科学技术的特殊价值和体制目标。科学的价值和体制目标是"扩展确证无误的知识"，"创造性地运用科学知识进行技术发明，并产生直接的社会经济效益"。②在"制度层面"形成了与科学技术知识的产生、传播、应用相适应的社会秩序，形成了一系列科学家和工程师的行为规范、科学技术活动中的奖励机制和其他与科技活动相关的制度，如国家科技政策等。③在"组织层面"建立了以科学技术人员为活动主体的社会组织，如学会、研究院、工业实验室、国家实验室、大学等。④在"物质层面"为科技活动提供了必要的物质支撑，如科研所需的资金投入、仪器设备等。

积极推进科学技术体制改革，完善科学技术体制，使其与当代科学技术的发展规律相适应，对提高国家的科学技术水平和能力，增强综合国力和国际竞争力，具有决定性作用。了解科学技术体制的主要内涵，对理解我国科技体制改革的方向和目标有重要意义。科学技术研究资源的合理配置和科学技术活动的法律保障，是科学技术体制改革的主要内容。

### （二）科学技术的组织机制

科学技术共同体通过一定的组织机制从事科学技术活动。随着科学技术的发展及其应用的推进，科学技术活动的主题和形式都发生了变化，从而使得科研活动的组织机制相应地呈现出新的特点。

1. 从基础理论研究到基础应用研究，从非战略性基础研究到战略性基础研究。

2. 从学院科学到后学院科学，从高校科研到"官产学"三螺旋。

科学研究发展到大科学化阶段，形成了国家科技体制科学研究，科学活动出现制度性分化，科学进入后学院科学时代。在学院科学存在的同时，产业科学和政府科学出现了。三者分别在大学、产业组织和政府实验室中进行，具有不同的作用和特点。科学技术产业化进程加快，形成"政府—产业界—学术界"三螺旋发展，政府、企业与大学之间呈现出新关系。

3. 从"机械连带"到"有机连带"（《科学技术导论》），从正式学术交流到非正式学术交流，如创新者网络、虚拟科技组织等。

## 三、科学技术的伦理规范

### （一）科学共同体的行为规范和研究伦理

**1. 科学共同体的行为规范**　科学共同体是从事智力劳动的职业群体，是在一定的价值观念和行为规范下开展工作的，具有特殊的社会责任。英国皇家学会成立时，学会秘书长胡克在起草的章程中明确指出，科学的目标有两层含义：其一，科学应致力于扩展确证无误的知识；其二，科学应为社会服务。因此，科学共同体的首要使命是扩展确证无误的知识，这决定了科学共同体应该要有相应的内部理想化的行为规范。1942 年，科学社会学家默顿将科学共同体的内部行为规范概括为普遍主义、公有主义、无私利性和有条理的怀疑主义，以此凸显科学所独有的文化和精神气质。

（1）"普遍主义"（universalism）    强调科学标准的一致性。科学应当是没有国界的，评价的客观是非个人标准。只要是科学真理，不管它来源如何，都服从于不以个人为转移的普遍标准，而与个人或社会属性，如国家、种族、宗教、年龄、阶级和个人品质等无关。普遍主义表明，科学事业向所有有才能的人开放，这与民主精神是一致的。

（2）"公有主义"（communism）    要求研究者不占有和垄断科学成果。科学研究是建立在前人的知识积累之上的，所有科学发现都属于"公共知识"，所有权归属于全体社会成员，应当是为人类所共有的。因此，科学家对自己的科研成果不具有独占权，科学发现是社会协作的产物，它归属于科学共同体。用人名命名的定律或理论只是一种纪念性的形式。"专利"是指国家授予发明创造人在一定期限内独占其发明创造的一种特权（知识产权）。表面看来，专利的独占性与公有主义相矛盾，实际上并非如此。这是因为专利制度在授予发明人一定期限的专利权的同时，也要求他公开新技术，使任何人都可以了解新技术的进展，为新技术的广泛使用与改进提供条件。因此，专利制度本质上是要打破技术保密的，只是为了回收发明的投资，才给予发明者一定期限的独占权，这样做是利于发明创造本身的。

（3）无私利性（disinterestedness）    要求从事科学活动、创造科学知识的人不应以科学牟取私利。无私利性并不否认科学家的个人利益的正当性。它要求从事科学活动的科学家不应该因为对个人私利的追求而影响科学事业，也不应该以任何方式从自己的研究中牟取私利。无私利性不是对科学家行为的一种道德上的要求，而是一种基本的制度性要求。所以默顿认为，科学家从事科学活动的动机是多种多样的，科学上的社会规范就是要在一个宽广的范围内对科学家的行为进行制度上的控制。当种种科学不端行为（伪造和篡改科研成果、抄袭和剽窃、因利益冲突而有意做出有失客观的评价等）出现时，无私利性这一制度要求便成为一种禁令。这种"无私利性"，既不是指科学家只应"为科学而科学"，也不是指科学家只能"利他"不应"利己"，甚至不是指"科学知识实际上与利益无涉"，而在于从制度层面上控制和避免科学活动因各种利益而导致偏见和错误。

（4）有条理的怀疑主义（organized skepticism）    强调科学永恒的批评精神。它要求科学研究应崇尚合理而有依据的怀疑与批判，对所有的科学知识，不论是新的还是老的，都要经过仔细的检验；不论是哪个科学家做出的贡献都不能未经检验而被接受，科学家对于自己和别人的工作都应该采取怀疑的态度。因此，研究者有责任对他人的研究成果提出批评，也要允许别人对自己的研究成果提出怀疑，只要这种怀疑或批评是有根据的、有条理的，而不是毫无道理的妄加揣测。大胆怀疑、批评的精神是科学的创新精神，也是实现科学体制目标"拓展确证无误的知识"的必然要求。

独创性（originaiity）要求科学家依靠自己，独立思考，发现前人未曾发现的东西，做出别人未曾做出的贡献，科学家的工作才被认为对科学的发展具有实质意义。科学是对未知的探索，科学成果应该是新颖的、创新的。其实独创性内在地包含于公有主义规范中，即把独创性作为制度性要求来规范科研。独创性是默顿 1957 年补充的一条行为规范。

进入 20 世纪下半叶以后，科学自身的发展特点及社会运行机制发生了巨大的变化，科学从"纯科学""小科学"和"学院科学"嬗变为"应用科学""大科学"和"后学院科学"。这些都对科学共同体的行为规范产生了影响，导致他们可能为了追求个人利益最大化而违反默顿"四原则"，产生一系列学术不端行为。鉴于此，需要制定相应的科研诚信指南或行为规范，来指导和规范科学共同体的科学研究活动。

**2. 科学共同体的研究伦理**　从研究伦理的视角看，科学共同体在科学研究中，要对研究中的个人、动物及研究可能影响到的公众负责，遵循"公众利益优先原则"。这就要求科学共同体的科研活动符合社会伦理和动物伦理的基本要求。科学工作者进行科学研究和医学研究实践，尤其是进行人体实验和动物实验，应该遵循社会伦理、生命伦理、动物伦理等，人体实验应该尊重人类的尊严和伦理，动物实验应该遵循动物实验伦理、科学研究应该增进人类福祉。1999 年 7 月 1 日布达佩斯世界科学大会通过并颁发的《科学和利用科学知识宣言》声明，科学促知识，知识促进步；科学促和平；科学促发展；科学扎根于社会和科学服务于社会。

### （二）技术共同体的伦理规范和责任

面对科学技术的迅猛发展和大规模运用所带来的消极后果，人们围绕着科学技术的合理性问题、科学与伦理的关系问题、科学与自然的关系问题进行了反思和探讨，与此同时对技术共同体的伦理规范和责任也提出了要求。马克思认为，技术活动有其道德合理性，科学技术发展的同时也推动了社会道德的进步。自由应该建立在非异化的技术基础上，未来技术的社会发展目标应该是"它是人向自身、也就是向社会的合乎人性的人的复归"（《马克思恩格斯文集》第 1 卷），目的是实现自然主义和人道主义的统一。这就从人类、社会、自然三者和谐发展的角度，为技术共同体的伦理规范指明了最高目标。

技术共同体的主体是工程师。工程师既是工程活动的设计者，也是工程方案的提供者、阐释者和工程活动的执行者、监督者，还是工程决策的参谋，在工程活动中起着至关重要的作用，对社会的影响巨大。正因如此，工程师在工程技术活动中，应该遵循一定的职业伦理和社会伦理准则，应该承担对社会、专业、雇主和同事的责任，应该对工程的环境影响负有特别的责任，规范自己的行为，为人类福祉和环境保护服务。国外一些发达国家公布的工程师伦理准则明确指出，工程技术活动要遵守四个基本的伦理原则：一切为了公众安全、健康和福祉；尊重环境，友善地对待环境和其他生命；诚实公平；维护和增强职业的荣誉、正直和尊严等。

### （三）新兴科学技术的伦理冲击及其应对

随着生命科学技术、材料科学技术、信息科学技术、能源科学技术等一些新兴科学技术的发展和应用，引发了一系列的伦理难题。如生命科学技术的一系列重大突破，在为人类经济、社会生活带来巨大利益的同时，也极大地改变了人在自然界之中地位的传统观念。人不再是严格区别于其他动植物的天之骄子，物种之间的生物屏障被打破，各物种之间的杂交成为可能，人类的一些传统形象和原有的价值观念也随之改变，如克隆人、基因治疗、基因增强等事实，极大地冲击了人类社会固有的道德观念，引发出克隆人的伦理问题、基因治疗和基因增强的伦理问题，还有网络伦理问题、核伦理问题等。这需要我们运用伦理学的基本原则，结合科学技术发展应用的现状以及社会发展的需要，制定并实施切实可行的伦理规范，以更好地实现科学

NOTE

技术的社会价值。任何一个科学家、工程师和技术人员都理应树立高度的社会责任感，在科学研究和成果转化过程中，在工程技术活动中，考虑人类、社会、自然的全面、协调、和谐发展，尽可能趋利避害。

# 第三节    科学技术的社会运行

科学技术是社会进步的革命性力量，同时也是社会大系统的一个子系统。它不仅有自身形成、发展的过程和规律，也与诸多社会因素相互影响、相互渗透，甚至可以把科学技术活动理解为一种打上人类社会烙印的社会运行过程。远古时代，由于科学技术尚处于萌芽阶段，人类仅仅利用科学技术认识和解释生活、生产中的一些自然现象，科学技术的社会运行程度较低；近代，随着资本主义生产关系的确立及机器大生产的普及，社会生产实践的需要推动着科技发展，技术应用也在各个生产领域迅速扩散，科学技术运行的社会化程度日渐提高；20世纪以来，科学技术呈现高速发展的势头，迅猛而深刻地渗透到社会各个领域，使得科学技术社会化与社会科学技术化成为一种时代趋势，科学技术的社会运行对构建和谐社会有着重要作用。2004年9月，党的十六届四中全会第一次提出"构建社会主义和谐社会"的概念。我们应该明确社会主义和谐社会应是进步和发展中的和谐社会，离不开科学技术的进步与创新。在此背景下，深入了解科学技术的社会运行对于推动社会进步、构建和谐社会具有重要意义。

## 一、科学技术运行与社会支撑

近代以来科学技术在促进人类社会迅猛发展的同时，也给人类社会带来难以预料的灾难，甚至在一定程度上给人类的可持续发展带来危机与挑战。从这些危机和挑战的本质来看，不难发现科学技术本身是价值中立的。正如德国哲学家雅斯贝尔斯（Karl·Jaspers）所言："无论如何更明确得多得是，科学技术仅是一种手段，它本身并无善恶。一切取决于人从中造出些什么，它为什么目的而服务于人，人将其置于什么条件之下。"（《历史的起源与目标》）科学技术社会化与社会科学技术化的时代特点更加容易导致不合理的社会因素造成科学技术的异化，比如核威慑、高科技犯罪等。为了合理、正确地运用科学技术，我们需要为科学技术的健康、可持续的运行构建一个良好的社会支撑系统。所谓社会支撑系统就是科学技术赖以存在和发展的社会因素及其相互影响、相互作用形成的社会系统，这些社会支撑不能是单一的、历时的作用系统，而应是协同的、共时的作用系统，包括社会需要、社会生产及社会的其他因素，如政治、经济、教育、军事、哲学等，它们共同影响和制约着科学技术的发展。科学技术同社会支撑系统的关系，既反映着科学技术历史发展的历史必然过程，也体现了科学技术发展的规律。

### （一）社会需要是科学技术运行的根本动力

人类社会的任何活动都受到一定需求动机的推动，科学技术也不例外。来自社会各方面的需要，如生产的需要、政治的需要、经济的需要、军事的需要、生活的需要、教育的需要以及科学技术自身发展的需要等，从不同角度对科学技术的发展提出了要求。恩格斯曾说："社会一旦有技术上的需要，这种需要就会比十所大学更能把科学推向前进。"（《马克思恩格斯选集》第4卷）"经济上的需求曾经是，而且愈来愈是对自然界认识进展的主要动力。"（《马克思恩格斯选集》

第4卷)可见，就整个社会来说，社会需要是科学技术发展的根本动力。人类的科技史告诉我们，正是由于社会需要，才使得科学技术得以萌芽和发展，20世纪以来，由于社会的需要，科技成果才会如此深刻而广泛地深入到生活、生产的各个方面，引发新的科技革命。

**1. 社会需要对科学技术的运行具有导向作用** 随着社会的变迁，社会需要也在不断更新、不断深化、不断增长，这些动态性的社会需求不断引导着科学技术运行的方向。甚至对于科学技术工作者而言，其个人才能及成就大小在很大程度上与是否对社会需求反应灵敏有密切的关系。马克思曾多次指出，"瓦特的天才就表现在他预见到了蒸汽机的一切可能途径，把蒸汽机作为在大工业中可以普遍应用的发动机加以改进，从而适应了当时正在蓬勃兴起的工业革命的需要。"(《马克思恩格斯选集》第3卷)

**2. 社会需求对科学技术的运行具有选择作用** 科学技术运行的方向，不仅受到社会需求的引导，还受到其自身发展内在逻辑的引导，虽然从整体上看，科学技术的运行表现为对社会需求的响应，但不能认定和设想科学技术运行中所实施的每一步、取得的每一个成果都直接对应于某种社会需求，就算是科学技术的运行直接回应了某种社会需求，其具体方式也可能采取不同形式。因此，科学技术的运行实际上是必须以社会需求为准则进行再选择，选择作用有利于促进科学技术运行中的竞争，把有限的资源投入到社会最需要的科研领域中去，有利于为科学技术的运行提供足够的自由发挥空间等。

**3. 社会需求对科学技术的运行具有调控作用** 社会对科学技术的需求是多方面的、多层次的，其对科学技术运行的调控作用，就在于保证科技的发展与社会需求相适应。就整个社会而言，这种调控通常由国家和政府来进行，通过对科学技术运行的宏观状况和战略方向加以干预和影响，争取社会最重要的、最高的需求首先得到满足，社会得到全面的和谐的科学发展。

我们一方面承认社会需求不断推动、调控着科学技术的运行，另一方面也要看到科学技术的运行并不是对社会需求的被动反应，它在适应、满足社会需求的同时还会创造出新的社会需求。更要看到并不是所有的社会需要都能够成为推动科技运行的支撑力量，因为社会需要转变为推动科技发展的有效需求，还需要与科学技术本身发展的必然性、社会为科学发展提供的可能性等多种因素有效整合在一起。

（二） 社会生产是科学技术运行的决定力量

生产活动是人类社会经济发展的基础，是人及整个人类社会赖以存在和发展的物质基础活动，是决定其他一切社会活动的最基本的人类社会实践。从最根本的意义上来讲，社会生产是影响科学技术运行的最直接的基础，社会生产的发展状况决定着科学技术的运行状况。回顾人类科技史，我们会发现科学技术在最初的萌芽阶段就与生产紧密结合在一起，"生产—技术—科学"的逻辑关系在人类科技史上长期占据主导地位。20世纪以来，现代科学技术的运行与社会生产之间的关系出现了新特点：由于科技研发已经成为专门的社会职业和社会活动，同时也由于科学实验和理论思维的不断进步，科学对生产的相对独立性日趋增强，导致生产与科技之间出现了新型逻辑关系，即科学—技术—生产，但这并不能证明生产不再是科学技术发展和运行的基础。任何时代，如果社会生产不够发达，或者没有足够的社会生产能力去支撑科学技术的运行，科学技术是不可能得到很好的成长的。因此，我们必须承认，在21世纪的今天，社会生产仍然是科学技术运行的重要支撑力量，在根本上决定着科学技术的发展。

具体说来，社会生产实践对科学技术运行的影响主要表现在以下几个方面：社会生产实践不断为科学技术发展提出新的研究课题；社会生产实践的经验知识为科学技术提供重要的认识源泉；社会生产实践为科学技术进步提供新的实验、观察手段等物质条件；生产实践是检验科学的真理性和技术的可靠性的最终标准。

### （三）社会其他因素对科技运行的影响

科学技术是人类社会活动的产物，是在一定社会历史条件下进行的活动；社会需要为科学技术的运行提供了强大的动力、社会生产从根本上决定着科学技术运行的发展。同时，社会其他因素，比如政治、经济、教育、哲学甚至军事等因素也对科学技术的运行产生影响和制约。

**1. 社会经济因素**　对于科学技术的运行来说，经济因素是其重要的支撑力量之一。

（1）经济投入是科学技术运行的保障，包括资金、人才、设备、信息等各种科学技术发展所需要的条件，无不需要经济投入的支撑。更何况随着现代大科学、高技术的蓬勃发展，科学技术的进步已经是一项耗资巨大的系统社会工程，没有强大的物质基础及经济制度对这种物质基础的制度保障，现代科学技术的发展是不可想象的。此外，经济竞争为科学技术运行的持续发展提供可能。

（2）经济竞争在今天成为推动科学技术不断发展的一个最持久、最基本的一个支撑因素。无论对于企业还是国家，在经济竞争中取胜都需要借助科学技术的进步，为了在国际经济竞争中取胜，各个国家都越来越依赖科学技术的发展与进步，并从经济产出中拿出更大的比重投入到科技领域。不难发现，当今世界在经济上处于领先地位的国家，已经在经济发展与科技进步之间形成了投入与产出的良性循环。现代的经济竞争已经在很大程度上是科学技术的竞争，这一现状使经济竞争对科学技术进步的支撑作用更加突出。

**2. 社会政治因素**　在影响科学技术运行的各种社会因素中，有些因素虽然没有像经济那样具有主导型和基础性的作用，但也不容忽视。因为经济对科技运行的基础性作用要靠其他各种社会因素的配合来共同实现。政治就是这样的因素，其中主要包括社会政治制度、法律和战争需要。

在阶级社会中，政治制度制约着科学技术运行的方向和速度，一方面，科学技术的自由探索、讨论，要由政治制度来保证；另一方面，政治制度的专治和独裁总是妨碍科学技术的运行，20世纪30年代，德国科学技术运行的衰退与法西斯统治有直接联系。

法律调节着科学技术运行中的社会关系，包括法律组织和协调科学技术活动，为科学技术的运行提供民主科学的规则和程序；法律可以确保科学技术发展在社会生活中的优先地位，使之制度化，促进科学技术运行的合理和高效；法律可以调节科技成果应用中产生的利益关系，保证和促进科技成果的合理使用；法律可以抑制科学技术运行产生的负面效应，保证科学技术运行的正确方向。

战争需要对科学技术运行具有积极和消极的双重作用，战争是政治的延续，是流血的政治，在阶级社会中科学技术的运行会受到战争的影响。一方面，战争刺激了与军事力量有关的科学技术飞速发展，现代原子能技术、计算机科技、空间科技在很大程度上是为了满足战争的需要而迅速发展起来的。另一方面，战争又必然对科学技术的运行产生很大的破坏作用，因为战争会破坏科学技术研究的物质基础，正如希特勒的闪电战除了袭击对方的军事基地外，还集中力量摧毁科研生产基地。战争期间往往重视发展军事科技而忽视其他科学技术的发展，导致科学技术的畸形运行。

**3. 社会意识形态因素** 科学技术的运行不仅受到社会经济和政治的影响，而且还受到建立在一定经济基础上之上的社会意识形态的影响。各种社会意识形态包括哲学、宗教、道德、艺术等都对科学技术的运行有重要的影响。一般说来，比较先进的哲学思想能够指导、推动科学技术的运行，比较保守的哲学思想则常常阻碍科学技术的运行；道德对科学技术的发展和健康运行起着有形影响和无形的作用；宗教是人类对世界的本源和人类归宿的信仰，在古希腊的科技繁荣期和当代许多西方国家中，宗教是其文化的重要组成，宗教意识是其基本的文化意识，宗教经典是其权威性必读书目和艺术的源泉，毫无疑问，在科学技术的发展中，宗教是一个不可忽视的影响因素。

## 二、科学技术运行与公共政策

**1. 科学技术运行** 当今世界，各国之间的竞争主要表现为类似"软实力"的综合国力竞争，科学技术的发展和运行状况是"软实力"的重要组成部分。科技发展成为各国经济社会发展的有力支撑。科技发展离不开政府的公共政策支持，政府政策对于科技运行的发展方向、规模和速度都有着重大影响。科学社会化和社会科学化的时代特点导致科学技术发展的影响遍及社会的各个领域，科学技术的运行过程出现新的问题必然成为公共政策领域关注的热点内容，并在一定程度上影响着公共政策的制定及具体操作。现阶段，科学技术运行不仅进入公共政策分析的视域，而且成为一国政府实现其政治管理和公共服务职能的重要目标。因此有必要了解科学技术运行与公共政策之间的关系，以更好地处理科技运行所带来的新问题，同时制定更有效的公共政策以促进科学技术可持续的、良性的运行，以实现构建和谐社会的目标。

**2. 公共政策** 公共政策是"国家机关、政党及其他政治团体在特定时期为实现或服务于一定社会政治、经济、文化目标所采取的政治行为或规定的行为准则，它是一系列谋略、法令、措施、办法、方法、条例等的总称"。（《政策科学》）公共政策可分为环境政策、国防政策、经济政策、外交政策和科技政策等不同类型，其中科技政策与科学技术的运行最为密切，科技公共政策是指"政府所采取的集体措施，一方面是为了鼓励科技研究的发展，另一方面是为了整体的政治目标开发这些研究成果"。（《科学技术论手册》）

### （一）公共政策对科学技术运行的影响

**1. 公共政策对科学技术运行方向的定位** 公共政策通过科技公共政策的调节作用可以实现对科学技术运行方向的定位作用。一方面，科学技术的发展的目标之一是为国家利益服务，因此，政府可以根据国家利益目标的优先次序而制定相应的公共政策，以此来决定哪种科学技术应该投入大量人力、物力和财力加以优先发展。比如，在冷战时代，苏联和美国把防备外来入侵战争当作国家的首要目标，因此这两个国家都把发展国防科技和重工业相关的科学技术作为当时科学技术政策的重点，从而促进了军事科技的发展以及重工业科技的发展；冷战结束后，在以中国为代表的发展中国家的努力下，"和平与发展"成为世界的两大主题，许多国家日益看重社会福利、社会进步等方面，于是制定了一些能够促进社会生产、生活等方面科技发展的公共政策，如大量航空航天技术在民用生产技术中的运用，为社会公众的日常生活带来极大福利。另一方面，由于科学不是存在于象牙塔中，常常受到各种外来因素的干扰，因此，公共政策对科学技术运行方向的影响的一个重要作用就是保障科技工作者在科研活动中保持思想独立以及自由精神少受干扰，推动科学技术良性运行。虽然有些涉及国家安全的科研活动必须考虑政治因素的监管，但为了保证科研活动不受政治的过度干扰，需要在公共政策上为学术和政治划定界限，防止政治无端侵入学术领地。如新中国成立后，在"大跃进""文革"等政治活动中，正常的科技运行受到冲击，政治压倒一切的局面对科学技术的发展造成了极大的负面影响，从 20 世纪 70 年代后期开始，一系列科技公共政策的发布不仅为知识分子平反，而且使科学技术的运行重回正常轨道。此后，我国出台的公共政策在科技方面围绕经济建设、可持续发展、人的全面发展等方面的关系进行了几次大的调整：一是拨乱反正，为科学技术正名，为知识分子平反；二是把科技进步作为转变经济增长方式的重要杠杆，强调科技的第一生产力作用；三是引导科技朝可持续方向发展，倡导绿色科技、生态文明。（《公共政策何以攸关国家的科技定位》）可见，公共政策通过调整完全可以引导科学技术的运行的方向，实现了在不同历史条件下的不同科学技术运行的不同定位。对改革开放以来的中国而言，公共政策对科技运行的作用使得科技文化能够在神州大地传播，有利于科技与经济的有机结合，极大改善了中国人的物质和精神生活水平。

**2. 公共政策影响科学技术运行的环境**    良好的科技运行环境可以提升科技发展的动力，促进科技创新，加速科技成果的转化运用。而科学技术运行环境的好坏又受到公共政策的主导。我国 20 世纪 80 年代以前，在科技成果转化方面没有一个完善、合理的公共政策，这个外部环境就影响了科技成果转化的效率。20 世纪 80 年代以后，我国制定了一系列相关专利法规的公共政策，为科技成果转化提供了良好的政策环境，不仅促进了科技成果在社会上的有效应用，也为社会公众带来了科技福利。公共政策对科学技术运行环境的影响主要体现在三个方面。

（1）通过合理的公共政策安排对科技运行进行合理的规划和管理，以避免科技工作者浪费时间和金钱进行低水平的重复研究。

（2）由于科学技术的运行往往是把"双刃剑"，在为社会发展带来进步和便利的同时也会给社会带来一些严重的新问题，而合理的公共政策可以限制"双刃剑"的负面影响。例如，信息科技的迅猛发展，使人们惊呼"大数据时代"的到来，在大数据时代，人们获取信息更加方便、有效，但是伴随而来的也有互联网犯罪、个人隐私被窥视、信息异化导致社会心理变异等等危害性影响。这迫使政府相关部门出台一系列相关的公共政策，对信息科技运行和发展带来的这些不良影响进行管制，以使信息技术的运用能够更好地促进社会的和谐发展。

（3）公共政策可以为科技运行的主体——科技工作者提供更好的发展保障，包括加大对科技工作者从事研究工作的支持，提供经费的资助、提高社会美誉度；增加对科技工作者的教育、培训，为科研人员提高科研创新能力提供途径；尽量减少科研工作者在研究过程中危险性，使其得到安全的保障，从而安心地进行科学研究等等。

**3. 公共政策必须遵循科学技术运行规律**    在考虑公共政策与科技运行环境之间关系时，还要避免行政管理管得太多、太绝对等行政僵化的弊端。科学技术是具有探索性、创新性的活动，很多创新无法预先规定、不能勉强，如果公共政策要求科研活动什么都要报批、什么项目都要填写精确的计划书，就会与科学技术活动自由探索的本质相矛盾，不仅浪费大量的实践和精力，还会出现科研活动目的及过程的异化。公共政策在制定的过程及评估和执行过程中应当尽可能公开透明，通过一个开放的过程，让科研工作者参与进来，不仅使公共决策能基于科学依据，还能提高公共政策方案的合法性，发挥公共政策对科学技术运行的积极作用。

（二）　科学技术运行对公共政策的影响

从科技史看，科学技术萌芽的早期，科学技术的研究主要限于纯粹知识或理论阶段，其运行对公共政策的影响很小甚至为零。但是20世纪以来，随着科学技术对社会影响的增大，科学技术对公共政策的影响越来越明显。

**1. 科学技术运行影响公共政策议程设置**　公共政策作为公共权力机关解决公共问题、实现公共利益的方案，其议程会随着科学技术的运行而不断更新的，随着科学技术的发展，公共领域不断产生一系列新的问题需要进入公共政策的议程。如果没有科学技术的发展，当今面临的很多公共问题或许并不会被看成是问题，从而进入到公共政策议程当中。如环境保护问题，如果没有现代科学技术的发展，没有现代化大工业的扩张，就不会有过量的温室气体排放出来；同样，如果没有先进的科技知识和检测手段，人类也不会明白气候变暖和温室气体之间的因果联系，从而提倡产业结构升级以限制温室气体排放这个问题也就不会进入公共政策决策议程。其他类似转基因食品的问题、人体基因克隆问题、信息安全网络犯罪问题等，无一不是随着科学技术的运行而进入公共政策议程领域的。

**2. 科学技术运行影响公共政策的决策过程**　一般而言，一项公共政策可以分为五个阶段：公共政策问题的认定、公共政策方案规划、公共政策方案选择、公共政策执行和公共政策评估。这些方面都会受到科学技术运行的影响。当今的很多公共领域的问题都是先由科学家发现，受到公众的关注及公共权力机关的重视才能形成公众议程，进而进入到公共政策议程。显然，很多公共政策问题的界定从一开始就受到科技发展的直接影响。而公共政策方案的规划也要根据科学及技术所能实现的可能性进行方案规划，不以当前科学技术的发展为基础，就无法使方案具备可行性。对政策方案的选择同样要利用科学技术发展所产生的一些新知识、新手段、新工具，例如系统分析技术和计算机模拟等，可以帮助公共权力机关在决策时对多个备选方案进行比较，考察各方案的利弊，从而选择最优的公共政策方案。至于公共政策执行同样离不开科学技术，在公共政策执行过程中如果遇到困难，有时候需要通过利用科学技术的运行来克服困难，从而也推动了相关科学技术的发展。例如，关于节约能源的公共政策的出台推动了风能、太阳能、水力发电等科学技术的发展。类似的还有关于环境保护的公共政策，在环境保护政策的推动下，催生了大量环境友好型科学技术的发展和应用等等。公共政策评估只有基于合理的科学技术才能有合理的政策评估方案，建立政策评估指标。

科学技术运行与公共政策之间的良性互动，不仅有利于科学技术的发展，也有利于公共政策的制定，因此，在当代中国倡导科学发展观和构建和谐社会的大背景下，更需要实现科学技术运行与公共政策的良性互动，寻求二者共同的有序与可持续发展。

## 三、科学技术运行与社会文化

任何一种成熟的文化都会孕育出具有这种文化特殊胎记的科学技术，科学技术的运行过程中出现的兴衰荣枯，总是与其社会文化提供的时代背景息息相关。特定时期各种观念的总和（譬如哲学、宗教、核心价值观等的总和），构成了社会文化，反映着一个国家或民族的价值取向、伦理观念、思维方式、精神风貌等，这些东西一旦形成就会对运行在社会中的科学技术产生很大影响。

### （一） 社会文化作用于社会科学技术运行

社会文化对科学技术运行的影响是通过文化的不同层次进行的，包括文化的价值观念和行为规范层次、文化的制度层次、文化的器物层次。

**1. 社会文化的价值观念和行为规范层次对科学技术的选择与引导作用**　社会文化的价值观念和行为规范层次内化于社会的各种制度之中，隐含在人们的社会行为和生活方式之中，并通过历史的积淀形成文化传统。文化传统由于具有被社会所接受的稳定性和认同性，不仅制约着文化系统结构中的制度文化和器物文化层面，而且是对科学技术运行的影响最全面的、最深刻的文化层次。正如默顿所说："占主导地位的价值和思想感情，属于那些永远影响着科学发展的文化变量。"（《十七世纪英国的科学、技术与社会》）社会文化的价值观念和行为规范层次对科学技术运行的选择导向作用主要是通过科技价值观及科技行为规范来实现的，科学技术活动的主体在进行选择取舍过程中起着内心导向和评价标准作用的是那些价值观及行为规范。科技价值观应重视个性的人格独立和自由发展，提倡平等竞争、批判创新，尊重客观真理及对理性的信仰等，一个社会在某一时期所制定的科技政策，既受这一时期占主导地位的价值观的支配，又是这一时期这个社会的科技价值观的具体体现。同样，一个社会中科学家在某一时期的研究动机，在很大程度上也取决于这一时期占主导地位的社会价值观念的引导。当社会上普遍的价值观念与科学的精神气质相容时，就能为科技活动的兴起和发展提供适宜的环境，反之则不然。近代科技革命之所以在 16、17 世纪的欧洲首先发生，有一个非常重要的因素就是文艺复兴、宗教改革、新教伦理等社会文化革命为近代科学的诞生提供了价值观的引导。无论是文艺复兴所兴起的人文主义文化还是宗教改革所提倡的新教伦理，都倡导一种"以人为中心"的价值观和行为规范，都注重人性的发展和人的价值实现，重视人的世俗生活，倡导通过奋斗和竞争来实现人的价值。这些价值观和行为规范与当时资本主义的发展需要相符合，也是近代科学技术发展所需要的价值观与行为规范。所以文艺复兴和宗教改革作为一种文化力量推动了整个时代的思想解放运动，为近代科学技术的崛起提供了文化动力。我国传统文化中与科技价值观相背离的价值观是导致中国近代以来科技落后的重要原因。中国长期的封建社会形成的"大一统观念""贵贱等级原则""家长宗法观念"等，导致社会文化具有"重道轻器""重伦理轻科技""抑商贱术"等文化价值取向，这些都是与科学技术的健康运行所需要的精神气质相悖的。新中国成立以来，特别是改革开放以来，这种状况已得到根本性改变。

**2. 社会文化的制度层次对科学技术的保证与制约作用**　社会文化的制度层次是以各种社会组织形式和特定社会群体共同遵守的规则、规程等形式表现出来的一种文化形态，包括社会制度、法律制度和政治体制、经济体制、教育体制、科技体制等。社会制度依靠自身的权威性对社会成员起着约束、引导作用。它既反映了社会群体的文化又是特定文化的载体，更是社会价值标准和价值取向的反映。科学技术的运行必然受到社会文化制度的影响。具体包括以下方面：首先，社会制度文化差异将形成不同的科学技术体制。科学技术体制是科学技术运行和发展的制度框架，它为科学技术的运行提供了一个必要的秩序构架，制约着科学技术运行和发展的形式。社会制度和组织文化作为生产关系的组成部分，对科学技术这个"第一生产力"既有积极的作用也有消极的作用。先进的社会制度往往为科学技术的运行和发展提供更多的可能性，落后的社会制度往往会破坏和阻碍科学技术的运行和发展。其次，当外来的科学技术作为一种新事物进入到另一个文化系统的制度层时，如果在引进时不考虑外来科学技术产生的文化背景和文化基因往往会遭到一定程度的拒斥。因此，还需要同时引进与之相匹配的管理制度与方法，即与之相应的制度文化才能使外来的科学技术本土化。

**3. 社会文化的器物层次对科学技术的载体与基础作用**　社会文化的器物层面是人类科学技术知识的物化，是科技知识得以传承和发展的物质载体。一个社会所拥有的器物优劣多寡往往能够较明显、直观地显示出这个社会科学技术发展阶段的特点，显示出这个社会科学技术发展水平的高下及整体发展状况。任何一个社会现存的器物是其科学技术运行的物质基础和支撑力量，为科学技术不断创新提供物质基础。随着社会文化的发展，其器物文化也会不断发展，凭借它们，科学技术的运行效率可以得到保障和提高，就像当今社会中，越来越多的各级别的重点实验室、测试中心等，已经成为现代科技运行的重要支撑力量。首先，当社会文化影响科学技术的社会运行时，首先是文化的价值观对科技价值观的影响，随着科技价值观的变化再引起科技行为规范的改变。其次，文化的制度层次会从制度方面影响到科学技术的社会运行，包括科技运行的组织形式与管理体制、专利制度、奖励制度、知识产权制度等，进而导致科技器物层的变革。在社会文化对科学技术运行的影响中，价值观念和行为规范、制度、器物等层次起着选择与引导作用、保障与制约作用、物质载体与基础等各种不同层次的作用。

### （二）科学技术运行的文化功能

我们在看到社会文化对科学技术的运行有影响的同时，也必须承认科学技术的运行对社会文化建设有不容忽视的作用。宏观上，科学技术的运行与社会整体密切相关；微观上，科学技术运行的成果渗透到社会生活的各个层面，必然对社会文化的各个层次都有直接或间接的作用，显示出科学技术运行的文化功能。具体说来，科学技术运行的文化功能表现在科学技术的运行为精神文明建设提供物质保障；科学技术运行产生的知识成果本身就是精神文明的组成部分；科学技术为社会精神面貌和道德风尚的提高提供可能性；科学技术运行的发展改变着社会教育的手段和内容，改善整个人类的智能状况等。翻开人类文化发展史我们会发现，科学技术在文化演进中发挥了不可替代的重要地位。从"四大文明"古国到西方文明之源的古希腊，科学技术对文化发展的作用有目共睹。近现代文明发展中，其文化程度的高低更是以科学技术的参与程度作为重要的标志之一。从 20 世纪开始，世界上所有发达国家都以不同方式强调科学技术是立国、兴国之本，这充分说明科学技术的运行渗透文化发展的程度及科学技术在人类文化中的地位。从 20 世纪 80 年代开始，全球范围出现了一种思潮，即以科学技术的新发展来划分人类进程，如"信息社会""知识经济社会""后工业化社会"等。这种思潮也显示，科学技术的运行正在成为世界文化发展的动力，现代社会文化是以科学技术为基础的人类文化。虽然仍有一些人仅仅把科学技术作为增加物质财富的手段，不看重科学技术的文化功能，但可以肯定的是，科学技术的运行将越来越深入渗透到人类文化发展的各个方面。

**思考题**

1. 简述科学技术的社会功能。

2. 简述马克思劳动和技术异化理论。

3. 科学技术的社会体制包括哪些内容？

4. 为什么要建立科学技术的伦理规范？

NOTE

5. 为什么说社会需要是科学技术运行的根本动力？

6. 公共政策对科学技术运行影响有哪些？

## 中医问题与思考

### 中医科学文化与人文文化冲突与协调

20 世纪 50 年代，英国学者斯诺提出了著名的"两种文化"理论。他认为，科学家和人文学者创造了两种不同的文化形态：科学家群体创造了科学文化，其特点是以客观为尺度、追求真实、科学理性至上等；人文学者创造了人文文化，其特点是以哲学、伦理道德、宗教、历史、文学艺术等人文社会领域为指向，强调人的价值和意义。毋庸置疑，科学和人文是两种有区别的知识、方法和观点体系。但近代科技革命以来，科学技术在生产领域取得巨大成就使它在社会其他领域获得更多发言权。人们在发现科技的范式在社会中成为一种评判是非、优劣的标准，越来越多的人在决定是否做出某些行为时，首先思考的是这个行为的"科学性"。科学技术在现代社会中成为一种处于主导地位的思维范式。在这种背景下，带有浓厚中国传统文化色彩的中医是否是一种科学真理成为医学界长久争论的问题，甚至一度成为中医存废的主要焦点。其实中医既具有科学文化的属性又具有人文文化的属性。正如张其成教授曾对中医文化的分析那样："关于中医文化有两种含义：一是从广义'文化'角度看。中医作为一门探索人体生理、病理、防病治病规律的科学，具有自然科学性质，而科学又属于大文化范畴，因而中医本身就是'文化'；二是从狭义'文化'角度看。中医学理论体系形成的文化社会背景，以及蕴含的人文价值和文化特征，就是中医学的文化内涵，即中医文化，它只涉及中医学有关人体生命和防病治病理论形成发展的规律，以及文化社会印记和背景，而不涉及中医学关于人体生命和防病治病的手段、技术和具体措施。"（《中医文化体系的构建》）中医正是在科学文化和人文文化中之间保持着冲突而又协调的张力，才能够不断传承而创新。

中医作为一门研究人体疾病和健康的学问，必然具有正确的科学和技术原理，可见其科学文化属性是客观存在的。但以阴阳、五行学说为核心理论的中医学具有无法抹去的中国传统文化色彩，其核心理论与中国传统文化的这种密切联系，决定了中医学的理论也具有文化属性，是以人文形式表达科学内容。中医理论体系的核心概念和范畴，如阴阳学说、五行学说、气学说等都是中国传统哲学概念的运用和移植；中医的思维方式具有直观性和形象性的特点，并不太看重准确性、客观性等科学文化的特点。片面强调中医科学文化属性或人文文化属性都是不恰当的，可以把中医文化分为三个层次："中医文化就是中国传统文化中涉及生命、疾病、健康等内容的文化体系。其中有关生命、疾病、健康、卫生、生殖等等的根本看法、价值观念、思维模式和以这些为思想基础形成的具体医学观念、诊疗心理、伦理道德等构成中医文化的核心层次；这些精神属性的内容总是以中医文化的中层，即概念术语、理论形式、表述方式、研究方法、诊疗行为、卫生习俗、医疗模式、医事制度、医教制度、政策法规等加以体现，并凝结为一定数量的物质成果，如医药书籍、医疗器具、卫生设备等，它们构成中医文化的外层"。（《对中医文化研究现状的思考》）最核心的部分是以中国哲学为基础的中医哲学基础，其次是在中医哲学基础上衍生的专业理论，再次是大量的临床经验。这三者从内到外，其科学性属性逐渐增加，从外到内，其文化属性逐渐增强，应避免把属于科学文化的内容当作人文文化来研究，把属于人文文化的内容当作科学文化来研究，研究方法和研究对象一旦发生错位，就会导致中医发展走上歧路，背离中医学独特的学科特点和发展规律。

目前，学术界对如何处理中医科学文化与人文文化之间既冲突又协调关系有两种不同的观点。一是强调冲突，主张用不同的方法分别研究中医的两种不同文化。这种观点认为，科学文化与人文文化毕竟具有不同的性质。科学文化具有普遍客观，而且可以用经验事实检验的内容，而人文文化则不必如此。如果承认中医学术体系是以人文文化形式表达科学文化内容，那么由于科学文化与人文文化的种种冲突，要发展中医学的科学内容就应该把科学内容从其人文文化形式中提取出来，只有确定了中医学的科学内容，才可以对其进行科学研究，否则就会把不属于科学范畴的人文文化命题进行科学研究，从而得出不伦不类的结论。比如说，中医学的证候结论、针灸的具体疗效、方药的主治概念及其客观效果等，基本属于科学文化范畴，而阴阳五行、气血精津液、脏腑经络、病因病机等基础理论，方剂组成的君臣佐使配伍原则、药物的功能、归经、性味，以及治法治则等，基本不属于科学文化范畴。证候概念、针灸疗效及方药主治概念具有明确的客观同一的事实内涵，所以能够对其进行科学研究，也能从中得出预期的客观同一的结果。而中医药学的阴阳五行、气血精津液、脏腑经络、病因病机等基础理论，方剂的君臣佐使配伍原则、药物的功能、归经、性味及治法治则等基础理论概念则没有确定的可实证的内涵，因此不可以进行科学研究，也不能得出客观同一的结果。近几十年的中医药理论命题研究之所以没有得出任何肯定结果，根本原因就是把不属于科学文化的命题当作科学文化命题研究，致使反复研究还是牵强附会和不伦不类，既得不到实践的检验，也经不起理论的分析论证。(《中医文化研究必须区分科学文化与人文文化》)

对中医科学文化与人文文化的既冲突又协调关系，还有一种观点认为我们更应该把中医体系的科学属性和文化属性看作是同一个硬币的正反两面，不试图分离它们，也不试图用一方取代一方，更应该看到虽然二者研究方法、研究角度、研究结果、研究目的不同，但正是二者这种冲突和协调才造就了中医学独特的魅力和发展道路。如果单纯从文化的角度研究中医学，虽然有助于了解中国哲学在传统中医学理论形成中的作用，以及中医学理论体系与中国哲学的关系，但单纯的文化学角度往往导致研究结果否定或排斥中医现代化研究的成果；同样，如果单纯从应用科学的角度来研究中医，将无法为中医学理论体系内的阴阳学说等作为中医学的核心价值体系找到充分合理的立足点。(《对中医文化研究现状的思考》)这两种不同的观点在学术界都有各自的拥护者，直到今天，如何对待中医文化中的科学属性和人文属性仍是一个热点问题，期待大家继续研究关注。

NOTE

# 第七章　中国马克思主义科学技术观与创新型国家

## 第一节　中国马克思主义的科学技术思想

马克思主义科学技术观是马克思主义理论的重要组成部分，深刻地揭示了科学技术的性质及其历史推动作用。以毛泽东、邓小平、江泽民、胡锦涛为代表的中国共产党人在马克思主义科学技术观的指导下，结合人类社会发展的时代特征和科学技术在不同时期发展所面临的具体问题，高瞻远瞩地洞察了科学技术发展对整个人类社会发展的重要作用和意义，创造性地提出了符合中国基本国情的科学技术发展指导理论，并逐步形成了中国马克思主义科学技术观。其中，毛泽东对科学技术工作提出的一系列思想、方针和政策，闪耀着真理的光辉和智慧的光芒，指导、开创和发展了新中国的科学技术事业；邓小平根据国际国内的新形势和新情况，高瞻远瞩地提出了"科学技术是第一生产力"的伟大命题；江泽民同志创造性地继承和发展了这一思想，带领全国人民为实现"科教兴国"的跨世纪伟大战略做出了卓越贡献。党的十六大以来，胡锦涛同志立足于党和国家事业的全局，对科学技术的发展和创新给予了高度关注并创造性地提出了"建设创新型国家"的科学技术发展战略，这一战略在落实科学发展观和全面实现小康社会的进程中具有重要的理论意义和现实价值。

### 一、毛泽东的科学技术思想

毛泽东的科学技术思想是毛泽东思想的重要组成部分。作为中华人民共和国的缔造者和我国社会主义事业的开拓者，毛泽东立足于马克思主义哲学的制高点，在探索中国革命和建设的实践中逐步形成了系统的科学技术思想。

（一）科学技术是提高社会生产力、进行经济建设和国防建设的手段

新中国成立之初，我国的生产水平远远落后于发达国家。面对这种国情，毛泽东清醒地认识到："中国只在有社会经济制度方面彻底地完成社会主义改造，又在技术方面，在一切能够使用机器的部门和地方，通通使用机器操作，才能使社会经济面貌全部改观。"（《毛泽东文集》第7卷）1956年1月26日，毛泽东在最高国务会议第六次会议上明确提出了"社会主义革命的目的是为了解放生产力"的科学命题，并发出了"向科学进军"的伟大号召（《毛泽东文集》第7卷）。同年11月15日，毛泽东在中共八届二中全会上说："社会主义祖国要走在世界前列，就必须发展社会主义生产力。"（《毛泽东文集》第5卷）1963年12月，毛泽东在听取国务院副总理兼国家科学技术委员会主任聂荣臻汇报十年科学技术规划时说："科学技术这一

仗，一定要打，而且必须打好。过去我们打的是上层建筑的仗，是建立人民政权、人民军队。建立这些上层建筑干什么呢？就是要搞生产。搞上层建筑、搞生产关系的目的就是解放生产力。现在生产关系是改变了，就要提高生产力。不搞科学技术，生产力就无法提高。"（《毛泽东文集》第 8 卷）很明显，毛泽东同志把科学技术与生产力紧密地联系在一起的思想，实际上已经包含了科学技术就是生产力的观点。

### （二）　中国发展科学技术必须坚持"自力更生为主，争取外援为辅"的方针，大力引进、吸收、消化外国的先进科学技术

毛泽东一贯倡导独立自主、自力更生的原则。在我国科学技术发展过程中，他同样重视这一原则。

一方面，毛泽东认为，发展科学技术必须坚持独立自主、自力更生基本原则。20 世纪 50 年代，我国正处于社会主义建设初期。当时我国争取外援而不依赖外援，在技术引进上提出了"一学""二用""三改""四创"，培养自己的技术人才，消化掌握外国的先进技术，并迎头赶上，力求创新的思路。在国防部第五研究所成立时，毛泽东亲自批准了"自力更生为主，力争外援和利用资本主义国家已有的科研成果"的科研方针。这一方针为之后我国独立研发尖端技术指明了方向。

另一方面，毛泽东认为，坚持独立自主、自力更生，但并不意味着要闭关锁国和盲目排外。其中，"洋为中用"也是毛泽东自力更生发展科技思想的重要内容。在《论十大关系》中，毛泽东明确指出："一切民族、一切国家的长处我们都要学习，并且政治、经济、科学、技术、文学、艺术的一切真正的好的东西都要学。但是必须有分析、有批判地学，不能盲目地学，不能一切照抄、机械搬运。"（《毛泽东文集》第 7 卷）"对外国的科学、技术和文化，不加分析地一概排斥和对外国东西不加分析地一概照搬，都不是马克思主义的态度，都对我们的事业不利。"1960 年 7 月，毛泽东在北戴河会议上强调了中国要搞尖端技术，于是我国独立自主地进行了科研攻坚，1964 年我国成功试爆了第一颗原子弹。可见，毛泽东确立的我国发展科学事业以自力更生为主，争取外援为辅，实行对外开放的整体战略思想，无疑是正确的、卓有成效的。

### （三）　坚持"双百"方针，加强党的领导，为我国科学技术的发展创造有利条件

毛泽东认为，论资排辈、独断专行、扼杀新生学术思想是严重阻碍科学发展的一大顽石，而产生这种现象的主要原因之一是没有形成良好的学术风尚。为克服这些弊端，形成良好的学术氛围，1957 年，毛泽东在《关于正确处理人民内部矛盾的问题》一文中，提出了"百家争鸣、百花齐放"的"双百"方针，并指出这是一条促进艺术发展和科学进步，促进我国社会主义文化繁荣的方针。

在"双百"方针的指引下，毛泽东强调在科学技术发展的过程中还要坚持和加强党的正确领导。在《工作方法六十条（草案）》第 21 条中，毛泽东提出："从今年起，要在继续完成政治战线上和思想战线上的社会主义革命的同时，把党的工作的重点放到技术革命上去。这个问题必须引起全党注意。"他强调："过去我们有本领，会打仗，会搞土改，现在仅仅有这些本领就不够了，要学新本领，要真正懂得业务，懂得科学和技术，不然就不可能领导好。"后来对科技工作实行思想领导、理论领导和方法引导，并提出"统一领导，各方协作及'三结合'的方针"，就成为毛泽东关于实现党对科技事业正确领导的成功理论和实践。

NOTE

#### （四） 要培养和造就一支庞大的又红又专的科学技术知识分子队伍

知识分子是社会上有知识的阶层，对经济社会的发展起着十分重大的作用。毛泽东深刻地认识到了这一点，他认为："无产阶级没有自己庞大的技术队伍和理论队伍，社会主义是不能建成的。"（《毛泽东文集》第 5 卷）"我国人民应该有一个远大的规划，要在几十年内，努力改变我国经济上和科学文化上的落后状况，迅速达到世界上的先进水平。为了实现这个伟大的目标，决定一切的是要有干部，要有数量足够的、优秀的科学技术专家。"（《毛泽东文集》第 7 卷）为此，国务院成立了科学规划委员会，制订了《1956—1967 年全国科学技术发展远景规划》。科学技术和科技人员在社会上的地位得到极大提高。1956 年 9 月，毛泽东进一步强调："为了建成社会主义，工人阶级必须有自己的技术干部队伍，必须有自己的教授、教员、科学家、新闻记者、文学家、艺术家和马克思主义理论家的队伍。这是一个宏大的队伍，人少了是不成的。"因此，"我们计划在三个五年计划之内造就一百万到一百五十万高级知识分子（包括大学毕业生和专科毕业生）。到那个时候，我们在这个方面就有了 18 年的工作经验，有了很多的科学家和很多的工程师"。

正是在毛泽东有关重视知识分子思想的指引下，广大知识分子和科技人员为建设社会主义现代化国家艰苦创业，竭诚奉献，勇攀高峰，攻克了一个又一个重大难关，取得了以"两弹一星"为代表的辉煌成就，奠定了我国科技发展的坚实基础。

### 二、邓小平的科学技术思想

在社会主义现代化建设过程中，邓小平密切关注现代化科学技术发展的最新态势，充分认识到了科学技术对经济社会发展的巨大推动作用，对科学技术的发展做出了一系列重要的论述，形成了系统、完整的科学技术思想，这一思想是建设中国特色社会主义理论的重要组成部分，是新时期我国科技工作的指导思想。

#### （一） 科学技术是第一生产力

邓小平一贯坚持马克思主义关于"科学技术是生产力"的观点。早在 1975 年邓小平就强调："如果我们的科学研究工作不走在前面，就要拖整个国家建设的后腿。科学研究是一件大事，要好好地议一下。"（《邓小平文选》第 2 卷）1978 年 3 月，邓小平在全国科学大会开幕式的讲话中充分肯定了马克思关于科学技术是生产力的观点。他说："科学技术是生产力，这是马克思主义历来的观点……现代科学技术的发展，使科学与生产的关系越来越密切了。科学技术作为生产力，越来越显示出巨大的作用。"（《邓小平文选》第 2 卷）1988 年 9 月，邓小平在总结了第二次世界大战以来尤其是 20 世纪七八十年代世界经济发展的新经验和新趋势，并针对现代社会生产力构成的深刻变化后，旗帜鲜明地提出了"科学技术是第一生产力"的这一当代马克思主义的重大理论命题，并使之成为邓小平科学技术思想的理论核心。

邓小平关于科学技术是第一生产力这一马克思主义的基本观点，是对马克思主义科技思想的发展，具有鲜明的时代特征。

#### （二） 建设社会主义的根本任务是发展生产力，改革科技体制是为了解放生产力

马克思主义历来认为，社会主义之所以比资本主义优越，之所以能够具有强大的吸引力，在人民群众中深深扎根，从根本上说，就在于它能够为科学技术的发展创造良好的社会环境，并依靠科学技术促进社会经济发展，最终创造出比资本主义更高的劳动生产率。基于此，邓小

平反复强调，科学技术是现代化的关键，是巩固和发展社会主义制度的重要保证。他说："我们要实现现代化，关键是科学技术要能上去。"（《邓小平文选》第 2 卷）如果"科学技术水平不提高，社会生产力不发达，国家的实力得不到加强，人民的物质生活得不到改善，那么，我们的社会主义政治制度和经济制度就不能充分巩固，我们国家的安全就没有可靠的保障"（《邓小平文选》第 3 卷）。

针对当时科技与经济、社会需求脱节、科技生产力无法迅速转化为现实生产力的问题，邓小平提出："经济体制、科技体制，这两方面的改革都是为了解放生产力，新的经济体制，应该是有利于技术进步的体制；新的科技体制，应该是有利于经济发展的体制，双管齐下，长期存在的技术与经济脱节的问题，有可能得到比较好的解决。"（《邓小平文选》第 3 卷）这一观点为我国解决科技与经济相脱节的问题指明了方向。在这一思路指引下，我国科技工作打开了新局面：短时期内我国就成功制订和实施了"星火计划""火炬计划"和"863 计划"等科技发展计划，对于大力解放科技生产力、加快科技成果向生产的转移以及国民经济的飞速发展起到了巨大的推动作用。科技与经济的结合成为 20 世纪 80 年代中国社会最深刻的变革之一。

### （三）　中国必须在世界科技领域占有一席之地

面对国际范围的日新月异的高科技竞争，中国在各方面的力量都相对有限的情况下，要不要积极参与到高科技的竞争中去？能不能在高科技竞争中赢得一席之地？对此，邓小平给出了明确的回答，那就是，"中国必须发展自己的高科技，在世界科技领域占有一席之地"（《邓小平文选》第 3 卷）。1983 年 12 月，邓小平亲自批准建设北京正负电子对撞机，自此拉开了我国要在高技术领域一展雄风的序幕。

1986 年 11 月，在邓小平的支持与推动下，中共中央、国务院批准了《高技术研究与发展计划纲要》，即"863 计划"，标志着我国高科技研究从此进入到一个国家规模有计划有组织发展的新阶段。1991 年 4 月 27 日，邓小平为全国"863 计划"工作会议做了"发展高科技，实现产业化"的题词，进一步明确了我国发展高科技的指导方针，形成了邓小平发展高科技的完整的战略思想。不仅如此，邓小平还强调要实现高科技的产业化，使高科技成果迅速地转化成为现实生产力。

与此同时，邓小平还强调在发展高新技术的过程中要坚持在独立自主的基础上，科学、合理地引进国外先进技术与智力。他说："科学技术是人类共同的财富。任何一个民族、一个国家，都需要学习别的民族、别的国家的长处，学习人家的先进科学技术。"（《邓小平文选》第 2 卷）但是对于技术的引进邓小平认为，我们应权衡利弊，算清账。引进先进技术设备后，一定要按照国际先进的管理方法，先进的经营方法，先进的定额来管理。在此基础上，还"要善于创新"，毕竟一些高、新技术，尤其是国防尖端技术，从国外是买不来的。可见，在邓小平的心目中对引进技术的消化、吸收是同创新联系在一起的。

### （四）　尊重知识，尊重人才；重视教育，培养人才

邓小平高度重视知识和人才在我国社会主义建设与改革进程中的重要地位和作用。

1. 对于究竟应该如何看待科学研究这种劳动、如何看待从事科学技术工作的人员这个长期以来被颠倒了的问题，邓小平于 1975 年给出了明确的回答："科技人员是不是劳动者？科学技术叫生产力，科技人员就是劳动者！"（《邓小平文选》第 2 卷）1977 年 8 月，邓小平再次强调："无论从事科研工作的，还是从事教育工作的，都是劳动者。"（《邓小平文选》第 2 卷）

NOTE

1978 年，邓小平在全国科学大会开幕式上明确宣布：知识分子的绝大多数"已经是工人阶级和劳动人民自己的知识分子，因此也可以说，已经是工人阶级自己的一部分"（《邓小平文选》第 2 卷）。邓小平的这个结论，是对我国当代知识分子阶级属性的正确估计。这一论断极大地推进了科技、教育战线的拨乱反正和落实知识分子政策的进程。

2. 面对我国科学技术还不能适应四个现代化建设需要和科技人才十分缺乏的状况，我们应该怎么办呢？邓小平提出："一定要在党内造成一种空气：尊重知识、尊重人才。"（《邓小平文选》第 2 卷）他还提出了许多关心和培养知识分子的具体措施，如"要调动科学和教育工作者的积极性，光空讲不行，还要给他们创造条件，切切实实地帮助他们解决一些具体问题"等。

3. "百年大计，教育为本"。科技发展的核心在人才，人才培养的关键又在教育。邓小平指出："我们国家要赶上世界先进水平……要从科学和教育着手。" 1983 年，邓小平为北京市景山学校题词："教育要面向现代化，面向世界，面向未来。"这三个"面向"是我国教育改革的根本指导方针，集中体现了新时期教育改革和发展的战略思想。

## 三、江泽民的科学技术思想

世纪之交，科学技术迅速发展，知识经济初现端倪。江泽民以一位政治家特有的高瞻远瞩，创造性地继承和发展了邓小平"科学技术是第一生产力"的思想，并在实践中形成了自己系统的科学技术思想。

### （一）科学技术是先进生产力的集中体现和主要标志

在我国社会主义建设的关键时刻，在迈向 21 世纪的历史关头，江泽民从国家战略的角度出发，提出："科学技术是第一生产力，而且是先进生产力的集中体现和主要标志。"（《江泽民文选》第 3 卷）这一论断，指明了科学技术在先进生产力发展中的关键地位和作用。

20 世纪 90 年代，面对科技实力已成为综合国力竞争的核心这一局势，江泽民敏锐地捕捉到："国际间的竞争，说到底是综合国力的竞争，关键是科学技术的竞争。"（《论科学技术》）2000 年 2 月，江泽民同志在广东考察时，提出了"三个代表"的重要思想，第一次把科学技术的重要地位和作用与党的性质、任务、宗旨及干部素质结合起来，极大地丰富和发展了马克思主义的科学技术观。特别是把共产党"代表中国先进社会生产力的发展要求"置于"三个代表"的首要位置，明确了我们党新时期的任务，就是大力发展科学技术，把人类美好的未来寄托于科技进步和创新，既对未来科学技术寄予厚望，又充满着对民族、对人民的无限热爱。这一系列高屋建瓴的科学论断，是对科学技术在新的历史时期的准确把握和科学定位，是对邓小平理论的杰出贡献，是对马克思主义科学史观的新发展。

### （二）实施"科教兴国"伟大战略

1995 年 5 月，江泽民在全国科学技术大会上，代表中共中央、国务院首次正式提出实施"科教兴国"的战略，从而将邓小平在理论上形成的"科教兴国"战略思想付诸实践。他指出："科教兴国，是指全面落实科学技术是第一生产力的思想，坚持教育为本，把科技和教育摆在经济、社会发展的重要位置，增强国家的科技实力及向现实生产力转化的能力，提高全民族的科技文化素质，把经济建设转移到依靠科技进步和提高劳动者素质的轨道上来，加速实现国家的繁荣强盛。"（《论科学技术》）在十五大报告中，江泽民再次提出把"科教兴国"战略和可持续发展战略作为跨世纪的国家发展战略。他强调，全党和全国各族人民，一定要"认真贯彻《决定》的精神，在全国形成掀起'科教兴国'战略的热潮，进一步解放和发展科技生产力，积极促进经济建设转入依靠科技进步和提高劳动者素质的轨道。""在加强科技进步和创新的同时，我们应该大力加强全社会的科学普及工作，努力提高全民族的科学文化素质。这项工作做好了，就可以为科技进步和创新提供广泛的群众基础。"（《论科学技术》）

由此可见，实施"科教兴国"战略是以江泽民为核心的中共第三代领导集体部署的中国跨世纪的宏伟纲领，是推进具有中国特色现代化的治国方略。

### （三）　加强基础研究，有重点地发展高技术研究

蓬勃的科学技术是由相互联系着的基础科学、技术科学和应用科学构成的体系。三者相互联系、相互作用又各具特点。江泽民同志基于这一规律进行了分析，认为基础研究是科学之本、技术之源，它的发展水平是一个民族的智慧、能力和国家科技进步的基本标志之一。所以"要切实加强基础性科学研究的投资强度，确保中长期的探索性科研工作的稳定性。有重点地支持一批基础性科学研究机构。"（《论科学技术》）为了更好地稳住基础研究，江泽民又指出"要按照'稳住一头，放开一片'方针的要求，积极稳妥地调整科技队伍结构，认真做好分流工作。"（《论科学技术》）应用研究的主要任务是解决基础研究和技术研究成果如何物化为生产力及生产技术的应用等一系列问题。因此，"要加快科技成果向现实生产力的转化。"（《论科学技术》）在如何处理好基础性研究、高技术研究、应用研究的关系时，江泽民辩证地指出，"对应用技术研究、高技术研究、基础研究三个层次的科技工作，要统筹规划，合理配置力量，推动我国经济和科学技术的全面发展。"

与此同时，江泽民同志根据现代科学技术的发展，技术的竞争已成为国际竞争的焦点，加强高技术研究势在必行这一态势，审时度势地提出"要跟踪世界新技术发展进程，有重点地发展高技术和高技术产业"，"要努力发展高科技，实现产业化，把高技术产业作为我国的优先发展的产业"。

### （四）　创新是一个民族的灵魂，是一个国家兴旺发达的不竭动力

江泽民高度重视创新问题，他反复强调："创新是一个民族的灵魂，是一个国家兴旺发达的不竭动力。"（《江泽民文选》第3卷）"如果自主创新能力上不去，一味靠技术引进，就永远难以摆脱技术落后的局面。一个没有创新能力的民族，难以屹立于世界先进民族之林。"（《江泽民文选》第1卷）因此，"要树立全民族的创新意识，建立国家创新体系，增强企业的创新能力，把科技进步与创新放在更加重要的战略位置，使经济建设真正转移到依靠科技进步和提高劳动者素质的轨道上来。"（《论科学技术》）

要推动科技进步和创新，江泽民认为人才是关键。他指出："当今和未来世界的竞争，根本上说是人才的竞争。"（《江泽民文选》第1卷）"尊重知识，尊重人才，充分调动广大知识分子的积极性、主动性和创造性，是解放生产力的前提"。（《论科学技术》）所以"一定要把培养高素质的优秀科技人才摆在重要战略地位。通过深化改革，进一步为优秀人才脱颖而出创造良好环境。"人才靠教育才能得到，因此，"我们必须把教育摆在优先发展的战略地位，努力提高全民族的思想道德和科学文化水平，这是实现我国现代化的根本大计。""要采取有效措施，促进全社会进一步形成尊重科学、尊重知识、尊重人才的良好风尚。"

### 四、胡锦涛的科学技术思想

党的十六大以来，胡锦涛立足于我国科学技术与社会发展的现实需要，深刻分析了新世纪新阶段的形式和任务，提出了一系列推动我国科技进步的重要理论，形成了胡锦涛的科学技术思想。其中，自主创新是胡锦涛科学技术思想的突出特点。

#### （一）提高自主创新能力，建设创新型国家

提高自主创新能力，走中国特色自主创新道路自主创新能力是国家竞争力的核心，是统领建设创新型国家的战略主线。一个国家只有拥有强大的自主创新能力，才能在激烈的国际竞争中把握先机、赢得主动。胡锦涛反复强调"自主创新能力是国家竞争力的核心……必须把建设创新型国家作为面向未来的重大战略。"（《十六大以来重要文献选编》下卷）为此，胡锦涛还深刻分析了什么是自主创新，中国为什么要自主创新以及如何进行自主创新等问题，为我国走中国特色自主创新道路和建设创新型国家提供了重要的思想理论指导。

关于什么是自主创新，胡锦涛做出了科学的界定："自主创新就是从增强国家创新能力出发，加强原始创新、集成创新和引进消化吸收再创新"。（《坚持走中国特色自主创新道路，为建设创新型国家而努力奋斗》）关于中国为什么要自主创新，胡锦涛认为："自主创新能力是国家竞争力的核心，是我国应对未来挑战的重大选择，是统领我国未来科技发展的战略主线，是实现建设创新型国家目标的根本途径"。"我们只有把发展的基点放在自主创新上，才能真正掌握核心技术，抢占科技制高点，在世界高科技领域占有一席之地，才能牢牢把握发展的战略主动权，切实增强国家核心竞争力。"（《坚持走中国特色自主创新道路，为建设创新型国家而努力奋斗》）在十七大报告中，胡锦涛进一步强调："提高自主创新能力，建设创新型国家，这是国家发展战略的核心，是提高综合国力的关键。"（《高举中国特色社会主义伟大旗帜 为夺取全面建设小康社会新胜利而奋斗》）至于究竟应该如何提高自主创新能力，胡锦涛认为首先要加大对基础科学研究的投入；其次是重点跨越，坚持有所为有所不为；三是"要大力提高原始创新能力、集成创新和引进消化吸收再创新能力，努力走出一条具有中国特色的科技创新之路"；（《十六大以来重要文献选编》下卷）四是加强创新人才培养，培养出一批具有世界水平的科学家和科研团队，建设一批具有国际竞争力的科研开发机构，加快国家创新体系的建设；五是要坚持对外开放，扩大多种形式的国际和地区科技交流，认真学习国际先进科技成果，有效利用全球科技资源，等等。

#### （二）深化科学技术体制改革，建立国家创新体系科技体制

深化科技体制改革，建设国家创新体系科技体制是推动科学技术发展的动力和保障。走中国特色自主创新道路，必须以制度创新促进科技进步和创新。在全国科技大会上，胡锦涛指出："深化科技体制改革，进一步优化科技结构布局，充分激发全社会的创新活力，加快科技成果向现实生产力的转化，是建设创新型国家的一项重要任务。"（《高举中国特色社会主义伟大旗帜 为夺取全面建设小康社会新胜利而奋斗》）

为深化科技体制改革，胡锦涛提出了明确的指导方针："要始终把科学管理作为推动科技进步和创新的重要环节，不断提高科技管理水平。"（《十六大以来重要文献选编》下卷）同时，他还提出了一系列深化科技体制改革的重要措施，指出要"充分发挥政府的主导作用，充分发挥市场在科技资源配置中的基础性作用，充分发挥企业在科学技术创新中的主体作用，充分发

挥大学的基础和生力军作用，进一步形成科技创新的整体合力，为建设创新型国家提供良好的制度保障"。

### （三）　实施人才强国战略，培养高素质创新型人才

建设创新型国家，必须要实施人才强国战略，努力造就大批拔尖创新人才，大力提升国家的核心竞争力和综合国力。胡锦涛深刻认识到培养造就创新型科技人才是建设创新型国家的战略举措。他说："建设创新型国家，关键在人才，尤其是创新型科技人才。"（《在中国科学院第十五次院士大会、中国工程院第十八次院士大会上的讲话》）什么样的人才能称之为创新型人才呢？胡锦涛认为："创新型人才是新知识的创新者、新技术的发明者、新学科的创建者，是科技新突破、发展新途径的引领者和开拓者，是国家发展的宝贵战略资源。"（《在全国人才工作会议上的讲话》）"没有一支宏大的创新型科技人才队伍作支撑，要实现建设创新型国家的目标是不可能的。"（《在中国科学院第十三次院士大会和中国工程院第八次院士大会上的讲话》）我国"走中国特色自主创新道路，必须培养造就宏大的创新型人才队伍。人才直接关系我国科技事业的未来，直接关系国家和民族的明天。"（《在全国人才工作会议上的讲话》）

对于如何培养造就宏大的人才队伍，胡锦涛提出了一系列重要观点：全面贯彻十六大提出的"尊重劳动、尊重知识、尊重人才、尊重创造"的方针，以建设创新型国家的需求作为基准，遵循科技人才成长规律，"紧紧抓住培养、吸引、用好人才三个环节"；"用事业凝聚人才，用实践造就人才，用机制激励人才，用法制保障人才"。（《在庆祝神舟六号航天飞行成功大会上的讲话》）要"加大引进人才、引进智力工作的力度，采取多种方式吸引广大出国留学人员回国创业，尤其积极引进海外高层次人才和我国经济社会发展需要的紧缺人才"，从而"使全社会创新智慧竞相迸发、各方面创新人才大量涌现。"

### （四）　坚持以人为本，人民共享科技创新成果

科学发展观是我们党提出的重大战略思想，其核心是以人为本。根据科学发展观的总体要求，科学发展观视野中的科学技术发展，也要坚持以人为本。胡锦涛一贯坚持以人为本的科学技术价值取向。

胡锦涛指出："坚持以人为本，让科技发展成果惠及全体人民。这是我国科技事业发展的根本出发点和落脚点。建设创新型国家是惠及广大人民群众的伟大事业，同时也需要广大人民群众积极参与。要坚持科技为经济社会服务、为人民群众服务的方向，把科技创新与提高人民生活水平和质量紧密结合起来，与提高人民科学文化素质和健康素质紧密结合起来，使科技创新的成果惠及广大人民群众。""我们必须坚持以人为本，大力发展与民生相关的科学技术，按照以改革民生为重点加强社会建设的要求，把科技进步和创新与提高人民生活水平和质量、提高人民科学文化素质和健康素质紧密结合起来，着力解决民生的重大科技问题，不断强化公共服务、改善民生环境、保障民生安全。"

## 第二节　中国马克思主义科学技术观的内容与特征

中国马克思主义科学技术观是中国共产党人集体智慧的结晶，是毛泽东、邓小平、江泽民、胡锦涛领导中国人民在各自不同的时代背景下建设和发展科学技术实践经验的总结。中国

化马克思主义科技观的创立为加快推进社会主义现代化、全面建设小康社会和构建社会主义和谐社会奠定了坚实的理论基础。

## 一、中国马克思主义科学技术观的历史形成

中国共产党人始终注重把马克思主义的基本理论同中国具体实际相结合，紧紧围绕争取民族独立、人民解放，实现国家富强、人民富裕的历史主题，创造性地探索和推进着中国科学技术的发展道路，形成了与时俱进、独具特色的中国共产党科学技术观。

### （一）科学技术与新民主主义革命

中国马克思主义科学技术观萌芽于新民主主义运动时期。随着马克思主义传入中国，新文化运动迅速兴起，科学和民主成为"五四"时期的两大口号。1919 年陈独秀在《新青年》发表文章指出：只有科学和民主可以救治中国政治上、道德上、学术上、思想上一切的黑暗。正是基于对科学的高度尊重和执着追求，以毛泽东同志为代表的中国共产党人不仅将揭示了人类社会发展规律的马克思主义作为中国革命的理论基础和科学指导，而且不断探索实践马克思主义的中国革命道路，主张理论和实践一致的科学方法。中国共产党在极其艰难的条件下为新中国的成立积累了宝贵的经验和人才、物质基础，同时也促进了中国共产党科学技术观的初步形成。

### （二）科学技术与四个现代化

毛泽东科学技术思想的形成有深刻的社会历史背景：新中国成立之初，国民经济基础十分薄弱，现代工业占整个国民经济的比重很小，文化、教育、科技均远远落后于发达资本主义国家。为此，以毛泽东为代表的中国共产党人提出了"向科学进军""建设四个现代化"等一系列发展科学技术的观点，在此基础上逐渐形成了毛泽东科学技术思想，极大地促进了中国科学技术事业发展，并对中国社会主义现代化建设产生了极其深远的影响，使我们在旧中国遗留下来的"一穷二白"的基础上，建立起独立的比较完整的工业体系和国民经济体系，取得了"两弹一星"等一系列重大的科技成就，并且成为此后我国确立"科教兴国"战略的理论渊源。

### （三）科学技术与第一生产力

十一届三中全会以来，面对当今世界科学技术飞速发展、国际竞争主要是科学技术竞争的新形势，以邓小平为核心的中央领导集体创造性地继承和发展了马克思主义、毛泽东思想的科学技术理论。在 1978 年全国科学大会开幕式上，邓小平同志全面阐述了马克思主义科学技术观，要求正确认识科学技术是生产力，正确认识为社会主义服务的脑力劳动者是工人阶级和劳动人民的一部分，并且阐明了科学技术在四个现代化建设中的关键作用。之后，邓小平不断总结第二次世界大战以来尤其是 20 世纪七八十年代世界经济发展的新经验和新趋势，并针对现代社会生产力构成的深刻变化，旗帜鲜明地提出了"科学技术是第一生产力"的这一当代马克思主义的重大理论命题。

### （四）科学技术与"三个代表"

20 世纪 90 年代以后，随着世界多极化和经济全球化的深入发展，科学技术突飞猛进、知识经济初现端倪，中国改革开放取得较大突破，社会主义现代化建设步入新阶段。这一切都为江泽民科学技术思想的形成与发展奠定了坚实基础。面对新的形势，江泽民着眼于我国现代化

建设的全局，结合党的建设的实际，做出了"科学技术是第一生产力，而且是先进生产力的集中体现和主要标志"的重要论述，进一步推进和深化了中国共产党科学技术观的发展。1995年，以江泽民为核心的党中央领导集体提出要实施"科教兴国"战略，这标志着中国科学技术事业的发展进入了一个新阶段。

### （五） 科学技术与科学发展

改革开放以来，我国在加快推进社会主义现代化建设的进程中，经济发展长期积累的不平衡、不协调、不可持续的问题和矛盾不断凸显。中国共产党坚持用发展的办法解决前进道路上遇到的难题，实施了一系列重大战略决策，提出了科学发展观这一重大战略思想，标志着中国共产党科学技术观进入到了一个新阶段。在对国际国内经济、科技发展形势的深刻分析基础上，党明确了科学技术在当今时代和当今中国的战略定位：科学技术作为第一生产力的作用日益突出，科学技术作为人类文明进步的基石和原动力的作用日益凸显，科学技术比历史上任何时期都更加深刻地决定着经济发展、社会进步、人民幸福。基于这一定位，胡锦涛提出要把"提高自主创新能力，建设创新型国家"作为"国家发展战略的核心"和"提高综合国力的关键"。这样我们党不仅第一次把科技进步与自主创新提升到国家发展战略的核心位置，从而真正体现出"第一生产力"在发展中的"第一"或"首要"定位，而且还突出强调科技进步与自主创新在发展转型中的关键作用，使发展、转型与科技进步、自主创新紧密结合起来，标志我国科教兴国战略思想的历史性升华和中国社会主义现代化发展战略的重大转折。

## 二、中国马克思主义科学技术观的基本内容

### （一） 把科学技术与生产力、社会进步和人的全面发展统一起来

100多年以前，马克思在考察社会生产力的时候，已经把科学技术知识包括在内，并且总结出了"生产决定科学，科学反作用于生产"的客观规律。

改革开放之初，中国共产党号召全国人民为实现四个现代化而奋斗的时候，邓小平精辟地阐述了科学技术是生产力的马克思主义观点，提出了"科学技术是第一生产力"这一论断，丰富和发展了马克思关于科学技术是生产力的学说，揭示了科学技术对当代生产力发展和社会经济发展的第一位的变革作用，对我国的社会主义现代化建设起到了巨大的推动作用。20世纪80年代以来，江泽民高举邓小平理论伟大旗帜，领导全党和全国人民坚定不移、坚持不懈地实施"科教兴国"战略，并把"科教兴国"确定为我国的基本国策和实现跨世纪宏伟目标的基本战略；要求全党和全社会都要高度重视知识创新、人才开发对经济发展和社会进步的重大作用，使"科教兴国"真正成为全民族的广泛共识和实际行动。在社会主义新发展的理论探索和伟大实践中，江泽民总结出："科学技术是第一生产力，而且是先进生产力的集中体现和主要标志"的论断，把马克思主义科学技术观大大地向前发展了一步，也使我们对社会生产力的认识进一步深化。而从"改造自然能力"到"认识自然和改造自然的能力"，准确地反映出当今社会生产力的特征。在准确把握科学技术与生产力的同时，把科学技术与生产力、社会进步和人的全面发展统一起来。

### （二） 把党的先进性与科学技术的发展联系到一起

"七一讲话"指出："看一个政党是否先进，是不是工人阶级先锋队，主要看它的理论和纲领是不是马克思主义的，是不是代表社会发展的正确方向，是不是代表最广大人民的根本利

益"。"我们党要始终代表中国先进生产力的发展要求，就是党的理论、路线、纲领、方针、政策和各项工作，必须努力符合生产力发展的规律，体现不断推动社会生产力的解放和发展的要求，尤其要体现推动先进生产力发展的要求，通过发展生产力不断提高人民群众的生活水平"。这就明确地把党的先进性与先进的社会生产力，特别是与当今时代先进生产力的集中体现——高科技联系起来，从而发展了马克思主义的科学技术观。

"三个代表"重要思想最鲜明最突出之处，就是把党放到整个历史的发展进程中，抓住决定党的历史地位的三个根本性问题，从社会发展规律和共产党先进本质的高度，揭示了党的先进性的实质和内涵。一个政党到底先进还是落后，从根本上要看它能否促进生产力的发展，它的思想理论、价值观是否代表历史发展的方向，它是否为绝大多数人谋利益。党作为工人阶级的先锋队，一开始就是代表中国先进生产力走上历史舞台的，并且把推动科技进步，促进生产力的发展当作是中国共产党代表中国先进生产力要求必须履行的重要职责。

在"三个代表"重要思想和"科教兴国"发展战略的指引下，我国科学技术正在经历着新的突破，一个有利于科技事业健康、持续发展的环境正在形成。

## 三、中国马克思主义科学技术观的主要特征

### （一）实践性

中国化马克思主义科技观首先是一种实践科技观。它的形成和发展都建立在中国科技发展和国际科技发展的实践基础之上，并随着科技实践的发展而日趋完备。这是马克思恩格斯所主张的"始终站在科学技术的前沿，密切关注不同时代科技发展的最新态势"思想的具体体现。

新中国成立后，毛泽东基于东西方强国科技发展的优势和中国发展对科技的特殊需求，特别强调发挥科学技术对服务于国家经济建设的支撑和引领作用，提出了"向科学进军"的口号。改革开放以后，中国化马克思主义科技观的形成主要基于两个科技实践环境：国际科技发展成就与趋势和中国科技发展水平现状与现代化建设需要。国内外科技实践的发展，为邓小平定位中国科技发展提供了实践依据。在邓小平科学技术思想指导下，江泽民也强调科技发展要"不断根据实践的要求进行创新"。新世纪新阶段，中国共产党时刻关注中国科技发展现状和世界科技发展的大背景，不断创新中国化马克思主义科技观。基于对世界科技发展实践的深刻认识，胡锦涛同志指出，当今世界，全球性科技革命蓬勃发展。我们必须认清形势，居安思危，奋起直追。胡锦涛同志提出的以人为本、全面协调可持续的科学发展观在丰富和发展中国化马克思主义科技观的同时，也进一步明确了新世纪新阶段中国科技发展的指导方针。

### （二）自主性

中国化马克思主义科技观是强调自主发展的科技观。

毛泽东一贯强调"独立自主，自力更生"的基本方针，并把这一方针贯穿到中国科学技术的发展实践中，为中国通过自主发展取得科技进步确定了基本方向和基本战略。邓小平则强调在对外开放的同时，特别强调要坚持"独立自主，自力更生"的基本方针，认为独立自主，自力更生，无论过去、现在还是将来都是我们的立足点。江泽民也大量论述了中国科技走自主创新道路的思想。正如他所指出的：作为一个独立自主的社会主义大国，我们必须在科技方面掌握自己的命运。我们必须在学习、引进国外先进技术的同时，坚持不懈地着力提高国家的自主研究开发能力。新世纪新阶段，胡锦涛同志强调指出，加快提高我国科技自主创新能力，制

定出中国科技自主创新的长远规划，把自主发展作为国家科技发展的长远方针，对于我们全面建设小康社会、加快推进社会主义现代化，对于我国应对世界新一轮科技革命和产业革命的挑战，具有十分重大的意义。

### （三）　人本性

中国化马克思主义科学技术观具有一种人本科技观的意义，主要表现在强调科技造福于民，服务于人的全面发展上。

"向科学进军"的号召，反映了毛泽东通过科技尽快发展生产力，提高人民群众的物质文化生活水平，通过科学精神帮助中国人民摆脱封建思想的束缚的殷切期望，集中体现了毛泽东的科学为民所用的思想。邓小平主张科技富国强民，造福人类，通过发展科学技术实现民族振兴。他指出，实现人类的希望离不开科学，第三世界摆脱贫困离不开科学，维护世界和平也离不开科学。在新的历史条件下，江泽民同志呼吁"科学技术进步应服务于全人类，服务于世界和平、发展与进步的崇高事业，而不能危害人类自身。"胡锦涛提出的科学发展观作为指导经济社会发展的重大战略思想，体现了中国共产党对于科技现代化之于社会主义现代化的意义的认识更加深刻，以人为本作为其核心就蕴涵着科技发展以人民的根本利益为出发点和落脚点的思想。

### （四）　创新性

在指导科学技术发展的战略方针上，中国马克思主义科学技术观一方面坚持继承和创新相结合的原则，另一方面更加强调创新。

对于我国科学技术的发展，毛泽东认为："我们不能走世界各国技术发展的老路，跟在别人后面一步一步地爬行。我们必须打破常规，尽量采用先进技术。"（《毛泽东著作选读》下卷）在邓小平的心目中，对引进技术的消化、吸收是同创新联系在一起的。他指出，我们在引进先进技术设备后，一定要"善于创新"，因为一些高新技术，尤其是国防尖端技术，从国外是买不来的。创新是江泽民科技思想的显著特点。他明确指出："创新是一个民族的灵魂，是一个国家兴旺发达的不竭动力。"（《江泽民文选》第 3 卷）坚持自主创新是胡锦涛科学技术思想的突出特点。胡锦涛认为：我们必须"坚持走中国特色自主创新道路，为建设创新型国家而努力奋斗。"（《坚持走中国特色自主创新道路，为建设创新型国家而努力奋斗》）

## 第三节　创新型国家建设

### 一、创新型国家的内涵与特征

#### （一）　创新型国家的内涵

创新型国家是指以技术创新为经济社会发展核心驱动力的国家。一般来说，创新型国家通常将科技创新作为国家基本战略，大幅度提高科技创新能力，从而形成强大的国家竞争优势。主要表现为整个社会对创新活动的投入较高，重要产业的国际技术竞争力较强，投入产出的绩效较高，科技进步和技术创新在产业发展和国家的财富增长中起重要作用。

### （二） 创新型国家的特征

创新型国家具备四大共同特征：①创新综合指数明显高于其他国家，科技进步贡献率在70%以上。②研究开发投入占国内生产总值的比重大都在2%以上。③对外技术依存度指标在30%以下。④这些国家获得的三方专利（美国、欧洲和日本授权的专利）数占到世界总量的97%。

## 二、创新型国家建设的背景

半个多世纪以来，世界上众多国家都在各自不同的起点上努力寻求实现工业化和现代化的道路。一些国家主要依靠自身丰富的自然资源增加国民财富，如中东产油国家；一些国家主要依附于发达国家的资本、市场和技术，如一些拉美国家；还有一些国家把科技创新作为基本战略，大幅度提高科技创新能力，形成日益强大的竞争优势，国际学术界把这一类国家称为创新型国家。世界上公认的创新型国家有20个左右，包括美国、日本、芬兰、韩国等。这些国家的共同特征是创新综合指数明显高于其他国家，科技进步贡献率在70%以上，研发投入占GDP的比例一般在2%以上，对外技术依存度指标一般在30%以下。此外，这些国家所获得的三方专利（美国、欧洲和日本授权的专利）数占世界总数量的绝大多数。

建设创新型国家已成为世界许多国家政府的共同选择。尤其是在金融危机背景下，世界各国均不断出台鼓励科技创新的政策，提升科技创新能力，并以此作为应对金融危机，提高本国国际竞争力的一个主要手段。我国科技创新能力较弱，根据有关研究报告，2004年我国科技创新能力在49个主要国家（占世界GDP的92%）中位居第24位，处于中等水平。为了在竞争中赢得主动，依靠科技创新提升国家的综合国力和核心竞争力，我国把推进自主创新、建设创新型国家作为落实科学发展观的一项重大战略决策并制定出了"建设创新型国家"的战略目标，以科技创新支撑中国经济的可持续发展。

走中国特色自主创新道路，核心就是要坚持"自主创新、重点跨越、支撑发展、引领未来"的指导方针。①自主创新是指从增强国家创新能力出发，加强原始创新、集成创新和引进消化吸收再创新。②坚持"有所为、有所不为"，选择具有一定基础和优势、关系国计民生和国家安全的关键领域，集中力量、重点突破，实现跨越式发展。③从现实的紧迫需求出发，着力突破重大关键技术和共性技术，支撑经济社会持续协调发展。其中，基础研究是保持一国科技领先地位的关键因素，也是可持续科技进步和创新的关键所在。④要着眼于长远，超前部署前沿技术和基础研究，创造新的市场需求，培育新兴产业，引领未来经济社会发展。

为加快推进创新型国家建设，全面落实《国家中长期科学和技术发展规划纲要（2006—2020年）》，充分发挥科技对经济社会发展的支撑引领作用，中共中央、国务院印发了《关于深化科技体制改革加快国家创新体系建设的意见》。这是指导我国科技改革发展和创新型国家建设的又一个纲领性文件，标志着我国建设创新型国家的进程进入一个新的历史节点。2013年11月12日中国共产党第十八届中央委员会第三次全体会议通过了《中共中央关于全面深化改革若干重大问题的决定》。《决定》指出，要紧紧围绕使市场在资源配置中起决定性作用深化经济体制改革，坚持和完善基本经济制度，加快完善现代市场体系、宏观调控体系、开放型经济体系，加快转变经济发展方式，加快建设创新型国家，推动经济更有效率、更加公平、更可持续发展。

### 三、中国特色的国家创新体系

1987 年，英国学者弗里曼（Freeman）率先使用"国家创新系统"（National Innovation Systems）概念之后，国内外学者对此进行了广泛的研究。特别是 20 世纪 90 年代以后，国家创新体系已经成为一个新的研究领域，更成为各国推进科技进步、经济与社会全面发展的政策工具，美国科学院将"国家创新体系"编入词汇。

#### （一）国家创新体系的概念

国家创新体系是指一个国家所有创新要素有机联系、相互作用所构成的社会网络系统，是由科研机构、大学、企业及政府等组成的网络。它能够更加有效地提升创新能力和创新效率，使科学技术与社会经济融为一体，协调发展。我国新时期国家创新体系主要体现为在国家层次上推动持续创新、提升国际竞争力的组织与制度。国家创新体系中"创新"的概念主要包含科学发现和创造、技术发明和商业价值实现的一系列活动，即科学创新、技术创新。

#### （二）国家创新体系的内在构成

我国国家创新体系内在构成要素主要包括研究机构（包括企业研究机构）、大学、企业、政府、各类行业、产业集群及中介机构等。各构成要素在一定的市场、法律法规、教育、创新文化等创新环境中，借助于信息、资源、中介服务等支撑性因素相互作用形成知识产生、传播、应用环流。知识产生、传播、应用环流的产生，是创新网络化的核心。以提升创新能力和创新效率为直接目标，以知识产生、传播、应用为核心的创新要素网络内在关系图，如图 7-1 所示。

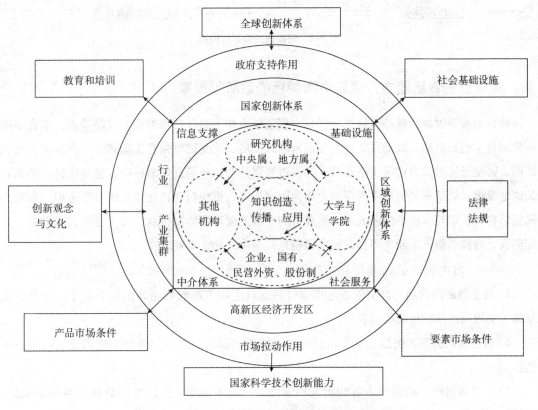

**图 7-1　创新要素网络内在关系图**

### （三） 国家创新体系结构

新时期我国国家创新体系由知识创新体系、技术创新体系、区域创新体系、科技中介服务体系和国防科技创新体系组成。

知识创新体系是大学和研究机构，通过基础研究和应用研究发现、创造新知识。技术创新体系是科技企业与研究机构结合，将科技成果转化为生产力的体系。区域创新体系是区域内有关部门和机构相互作用所形成的推动创新网络，其功能是放大科学技术的倍增效应，增强创新能力，提高创新效率。科技中介服务体系由各类生产力促进中心、科技企业孵化器、信息中心、技术市场、评估机构等中介服务机构组成，为新知识、新技术的传播及应用等提供服务。新时期国家创新体系结构如图 7-2 所示。

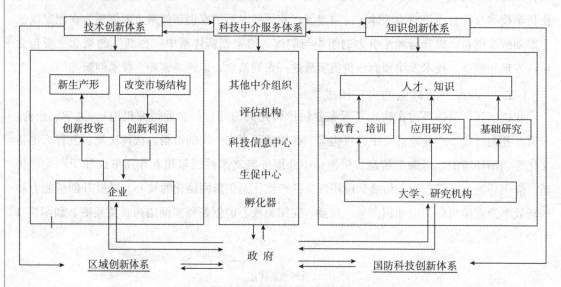

**图 7-2　国家创新体系结构图**

## 四、增强自主创新能力，建设中国特色的创新型国家

建设创新型国家，核心就是把增强自主创新能力作为科学技术发展的战略基点，走有中国特色的自主创新道路，推动科学技术实现跨越式发展；就是把增强自主创新能力作为调整产业结构、转变经济增长方式的中心环节，建设资源集约型、环境友好型社会，推动国民经济又好又快地发展；就是把增强自主创新能力作为国家战略，贯穿到现代化建设的各个方面，激发全民创新精神，培养高水平创新人才，形成有利于自主创新的体制机制，大力推进理论创新、制度创新、科技创新，不断巩固和发展中国特色社会主义伟大事业。

### （一） 自主创新的内涵与基本类型

**1. 自主创新的内涵**　自主创新是指通过拥有自主知识产权的独特的核心技术，以及在此基础上实现新产品的价值的过程。

**2. 自主创新的基本类型**　主要包括 3 种，即原始创新、集成创新和引进消化基础上的再创新。

（1） **原始创新**　指前所未有的重大科学发现、技术发明、原理性主导技术等创新成果。原始性创新意味着在研究开发方面，特别是在基础研究和高技术研究领域取得独有的发现或发明。原始创新是最根本的创新，是最能体现智慧的创新，是一个民族对人类文明进步做出贡献的重要体现。

（2）集成创新　是指通过对各种现有技术的有效集成，形成有市场竞争力的产品或者新兴产业。

（3）引进消化基础上的再创新　是指在引进国内外先进技术的基础上，学习、分析、借鉴后进行再创新，形成具有自主知识产权的新技术。

集成创新能力是一个国家创新能力的重要标志。引进消化基础上的再创新是提高自主创新能力的重要途径。发展中国家通过向发达国家直接引进先进技术，尤其是通过利用外商直接投资方式获得国外先进技术，经过消化吸收实现自主创新，不仅大大缩短了创新时间，而且降低了创新风险。

### （二）中国特色国家创新体系的建设重点与趋势

中国特色的国家创新体系建设的重点与趋势包括以下几方面。

**1. 建设以企业为主体、产学研相结合的技术创新体系**　以企业为主体、产学研相结合的技术创新体系是全面推进国家创新体系建设的突破口。通过推动产业技术联盟、公共服务平台和创新型企业建设，进一步推动实施技术创新工程。加强企业技术创新中心建设，鼓励应用技术研发机构进入企业，扶持大企业与跨国公司共建技术研发联合体，形成一批持续创新能力强的企业集团。发挥各类企业特别是中小科技企业的创新能力，鼓励技术革新和发明创造。吸纳跨国公司在国内设立研发中心。以产业链为基础，打造高新技术产业集群的企业标准联盟、技术联盟和产业联盟，引导和支持各类主体的协同创新活动，引导和支持产业链骨干企业开展竞争前的战略性关键技术和重大装备的研究开发。

**2. 建设科学研究与高等教育有机结合的知识创新体系**　以建立开放、流动、竞争、协作的运行机制为中心，促进科研院所之间、科研院所与高等院校之间的结合和资源集成。加强社会公益科研体系建设，努力形成一批高水平的、资源共享的基础科学和前沿技术研究基地。鼓励和支持具有优势地位的企业利用高校和科研院所的特色资源优势，联合相关机构，建立并完善专业性的公共技术支撑平台以及国家级工程中心、国家级企业技术中心。支持高等院校、研究院所共建开放式实验室，鼓励高等院校和研究院所发挥科技条件资源优势，形成一批面向市场应用的公共开放实验室。

**3. 建设军民结合、寓军于民的国防科技创新体系**　从宏观管理、发展战略和计划、研究开发活动、科技产业化等多个方面，促进军民科技的紧密结合，加强军民两用技术的开发，形成全国优秀科技力量服务国防科技创新、国防科技成果迅速向民用转化的良好格局。

**4. 建设各具特色和优势的区域创新体系**　充分结合区域经济和社会发展的特色和优势，统筹规划区域创新体系和创新能力建设。发挥高等院校、科研院所和国家高新技术产业开发区在区域创新体系中的重要作用，增强科技创新对区域经济社会发展的支撑力度。加强科技先进县（市、区），示范县（市、区）工作，切实加强县（市）等基层科技体系建设。推进科技企业孵化器建设，着力打造创业服务平台。加快高新区"二次创业"，推动特色产业的建设，促进产业集群的形成。

**5. 建设社会化、网络化的科技中介服务体系**　充分发挥高等院校、科研院所和各类社团在科技中介服务中的重要作用。引导生产力促进中心、创业服务中心、技术创新中心、技术推广站、科技咨询中心等科技中介服务机构向专业化、规模化和规范化方向发展。推动制定"职业资格证书制度"，提高科技服务从业队伍整体素养。对于科技服务机构的管理人员和专业技术人员实行职业资格证书制度，建立科技服务业职业资格标准体系。

### （三）建设创新型国家的战略对策

1. 要把建立以企业为主体的技术创新体系作为加强自主创新的突破口。在市场经济条件下，企业作为投入主体、利益主体和风险承担主体，在推动技术创新方面具有不可替代的作用。近年来，我国一批依靠自主创新获得市场竞争力的企业正在崛起，为我国经济发展注入了新的活力。但是我国企业总体上技术创新能力薄弱的状况尚未得到根本转变。因此，尽快确立企业技术创新的主体地位，不仅是我国科技发展的紧迫任务，也是我国经济发展的当务之急。

2. 要为企业技术创新提供体制、机制和政策保障。①要把建立健全技术创新机制作为建立现代企业制度的重要内容，鼓励企业建设各类研究开发机构和增加科技投入，使企业成为研究开发投入的主体。②有关科技计划应当充分体现企业的重大科技需求，建立以企业为核心、产学研紧密合作的机制，支持和引导企业成为技术创新活动的主体。③要进一步加强知识产权保护，并有效防止不利于竞争的市场垄断行为。④要支持企业组建各种形式的战略联盟，在关键领域形成具有自主知识产权的核心专利和技术标准。⑤国家经济政策与科技政策，如投资、金融、消费和政府采购政策等都应当有利于企业的自主创新，充分发挥政策对自主创新的促进作用。

3. 积极营造有利于自主创新的良好社会氛围，大力扶持科技型中小企业的技术创新活动，为中小企业提供良好的创新创业环境。目前我国已经涌现出一大批具有创新活力和良好的成长潜力的科技型中小企业，要通过基金支持、创业投资、贷款贴息、税收优惠等方式，支持它们的技术创新活动，不断完善企业孵化的软环境建设，重点办好高新技术创业服务中心、大学科技园等各类企业孵化器，增强企业的技术集成与产业化能力。

4. 高度重视原始创新和集成创新，充分发挥科研院所和高等学校在科技创新中的重要作用，切实加强基础研究和高技术研究。①大力支持科学家的自由探索并鼓励他们在国家重大需求和重大科学前沿领域开展研究，力争在前沿科学和高技术领域取得突破。②进一步优化学科布局，实施重大科学计划，建设具有国际先进水平的科学研究基地。③以人为本，建立和完善、培养、发现和充分发挥优秀科技创新人才作用的有效机制，培养造就高级科技人才，建设一支精干、高效的科学研究队伍。④进一步改革科技评价与奖励制度，创造有利于自由探索、潜心研究、百家争鸣、提携新秀、激励创新的良好环境。

5. 深化科技改革，优化自主创新资源的配置。要建立有效的宏观协调机制，完善推进自主创新的宏观管理体制和运行机制，打破部门之间、地方之间、军民之间条块分割、相互封闭的格局，发挥集中力量办大事的政治优势和制度优势，努力促进科技资源的有效配置和综合集成。要围绕提高自主创新能力的整体目标，充分发挥中央和地方、科研机构、高等学校、企业等各类科技力量的积极性，形成协调一致、分工合作和紧密联系的良性机制。

总之，全国广大科技工作者一定要深刻理解、全面贯彻胡锦涛同志"增强自主创新能力，建设创新型国家"的指示精神，自觉担当起光荣的历史使命，为大力增强科技创新能力和核心竞争力，提高我国的综合国力而努力奋斗，为中华民族的伟大复兴做出应有的贡献。

**思考题**

1. 如何理解"自主创新是胡锦涛科学技术思想的突出特点"？

NOTE

2. 简述中国马克思主义科学技术观的基本内容和主要特征。

3. 创新型国家的内涵和主要特征分别是什么？

4. 试述中国特色国家创新体系的建设重点及趋势。

## 中医问题与思考

### 中医原创思维与研究生创新能力培养

"创新是一个民族的灵魂，是一个国家兴旺发达的不竭动力。"当前，我们正处于一个强烈要求创新的时代。中华民族要想屹立于世界民族强林，必须切实"提高自主创新能力，建设创新型国家。"正是基于这样的时代背景，原创思维作为一种与众不同的、创造性的思维方式，越来越受到人们的重视，并将成为一个国家和民族发展与进步的灵魂之所在。

中医药是中国传统文化中最为璀璨的瑰宝之一，具有独特的、自成体系的原创思维，是我国最具原始创新潜力的学科领域之一，蕴含着丰富的内涵与科学价值。中医原创思维对生命与疾病的认知，是构成中医学理论与实践的关键所在。北京中医药大学王琦教授在对中医基础理论认知总结和概括的基础上构建了"中医原创思维模式"，认为中医原创思维是中国传统医学认识自然生命现象及解决医疗实践问题的开拓性的、特有的、与众不同的、创造性的思维方式，是"取象运数，形神一体，气为一元"的整体思维模式。该模式涵盖了中医思维的要素，即"象数""形神"和"气"，概括了中医思维认识的工具即"取象运数"和本原的"气"，反映了思维认识过程是从现象的外在性深入到实体和本质，厘清了思维要素间的关系，形成了"象数观""形神观"和"一元观"，符合中医学整体思维特征，充分体现了中医学独特的原创性思维。国医大师李振华教授指出："'取象运数，形神一体，气为一元'是中医学的原创思维模式。该模式完全符合中医学的思维模式和思维要素的界定……该项研究既体现了对中医学的继承性，又有国内外创新性的论点，为中医学术的研究也提供了正确的研究方向和防治疾病的理论依据。"国医大师朱良春教授认为，这一命题"对于提高中医理论研究水平，指导临床实践具有重要意义"，为未来中医学的发展与文化认同指明了方向。

社会需要创新，中医药学也需要创新，而创新的关键在人才。高校研究生教育是创新性人才培养的主要阵地，如何充分发挥中医原创思维在研究生创新能力培养中的作用成为当前高等中医药院校研究生教育的重要课题。

**1. 中医原创思维与研究生创新意识和创新精神的培养**　创新意识和创新精神是创新人才必备的基本素质。培养创新意识、树立创新精神是研究生创新素质培养的前提。其中，创新意识是指发现问题、勇于探索的心理取向；创新精神则包含着探究未知的兴趣，追求真理的执着，造福社会的责任，敢为人先的勇气和积极进取的品质等。

中医原创思维是在哲学指导、文化孕育、实践升华的基础上形成的，是一种特殊的意识活动。从中医学对人体生理现象的概括到对疾病病理机制的阐释、从疾病的诊断到治疗原则的制定、从对中药性效的诠释到中药方剂组方规律的运用，无一不显现出中医学思维的独特性和创造性。所有这一切均为研究生发现问题、探究未知、追求真理提供了无限的空间。要说明的是，中医研究生树立创新意识首先应该要坚持创新精神，尤其是要坚持以中医原创思维为指导，否则，其所谓的创新就会成为无源之水、无本之木，表面上看似有创新，实质上背离了中医基本理论。毫无疑问，这种创新是没有任何意义的。

**2. 中医原创思维与研究生创新思维与创新能力的增强** 国家《中医药创新发展规划纲要（2006—2020）》指出："要在系统继承中医药的学术思想和宝贵经验，保持中医药优势特色的基础上，切实加强自主创新，挖掘中医药的科学内涵。"《纲要》为未来中医发展之路指明了方向，那就是既要继承又要创新。因为"没有继承就不能保持中医药优势与特色，没有创新中医药发展就失去原动力。"中医原创思维是中医理论与实践创新的基石，重视原创思维的传承与创新是中医学发展的动力。因此，加强研究生创新思维与创新能力的培养，也应该高度重视原创思维的传承与创新。

（1）传承经典是基础 中医古典文献浩如烟海，这些经典文献正是体现中医原创思维和反映中医学特色的最佳教材，如《黄帝内经》《金匮要略》《温病学》《伤寒论》《针灸大成》等。所有这些经典都蕴含着丰富的中医原创思维思想和方法，研究生们可以在研读过程中学习和掌握中医学的基本认知方法，如司外揣内、活体取象、实体求证、内求体悟等认知方法。通过深入领悟中医原创思维的思想精髓以达到增强原创思维，提升原创能力的目的。

（2）自主创新是关键 研究生们学习专业基本技能只是一种基本要求，懂得创新才是他们的目标。当前，科学技术日新月异，随着系统科学的兴起，一大批交叉边缘学科如雨后春笋层出不穷。系统科学的发展呈现出从分析向综合、从局部到整体、从结构到功能、从静态向动态、从简单向复杂的转变的趋势，这与中医学整体观的理念是相吻合的。要求研究生们在深刻把握和深入研究中医原创思维的基础上，借助现代科技手段发现、阐释和总结传统中医理论的规律，在集成多学科理论与技术的基础上进行创新，形成中医学独特的研究方法学体系，并作为标准引领全世界中医药学的研究。同时，在创新过程中要注重批判性思维能力、发现和解决问题能力、探索和研究能力的提升，要敢于提出问题、挑战权威，创造出更多的中医学原创理论成果并使之造福全世界人民。

# 主要参考书目

［1］中共中央马克思恩格斯列宁斯大林著作编译局．马克思恩格斯文集（第9卷）．北京：人民出版社，2009．

［2］列宁．列宁全集．北京：人民出版社，1994．

［3］恩格斯．自然辩证法．北京：人民出版社，1984．

［4］《自然辩证法概论》编写组．自然辩证法概论（2013年修订版）．北京：高等教育出版社，2013．

［5］张宗明．自然辩证法概论．北京：人民卫生出版社，2009．

［6］郭贵春．自然辩证法概论．北京：高等教育出版社，2013．

［7］吴国林．自然辩证法概论．北京：清华大学出版社，2014．

［8］王让新．自然辩证法概论．成都：四川大学出版社，2011．

［9］李树业．自然辩证法概论．天津：天津大学出版社，2014．

［10］郭金明．自然辩证法实用教程．合肥：安徽大学出版社，2013．

［11］刘大椿．自然辩证法概论．北京：中国人民大学出版社，2004．

［12］陈喜乐．自然辩证法教程．厦门：厦门大学出版社，2009．

［13］张纯成．自然辩证法概论．开封：河南大学出版社，2011．

［14］黄志斌．自然辩证法概论新编．合肥：安徽大学出版社，2007．

［15］孙世明，潘昌新，范杰敏．自然辩证法概论．济南：山东大学出版社，2005．

［16］黄孟洲．自然辩证法概论．成都：四川大学出版社，2006．

［17］张怡．自然辩证法概论．上海：上海教育出版社，2000．

［18］张宗明．自然辩证法概论．北京：科学出版社，2003．

［19］曾国屏，高亮华，刘立，等．当代自然辩证法．北京：清华大学出版社，2005．

［20］任继愈．中国哲学史（第1册）．北京：人民出版社，1979．

［21］法·拉美特利．人是机器．北京：商务印书馆，1979．

［22］美·史蒂文．科学革命：批判性的综合．夏平，等译．上海：上海科技教育出版社，2004．

［23］美·爱因斯坦．爱因斯坦文集．北京：商务印书馆，1979．

［24］黄顺基，郭贵春．现代科学技术革命与马克思主义．北京：中国人民大学出版社，2007．

［25］林德宏．科学思想史．南京：江苏科技出版社，1985．

［26］王星拱．科学方法论科学概论．北京：商务印书馆，2011．

［27］英·J.D.贝尔纳．科学的社会功能．陈体芳译．桂林：广西师范大学出版社，2003．

［28］陈慧平．科学技术时代的人文精神反思：马克思主义辩证法的深层探索．北京：中国社会科学出版社，2011．

［29］刘大椿．科学技术哲学概论．北京：中国人民大学出版社，2011．

［30］艾志强．科学技术观的现代进路．北京：北京师范大学出版社，2011.

［31］日·佐佐木毅，韩·金泰昌．科学技术与公共性．吴光辉译．北京：人民出版社，2009.

［32］美·丹尼尔·李·克莱曼．科学技术在社会中：从生物技术到互联网．张敦敏译．北京：商务印书馆，2009.

［33］黄顺基．新科技革命与中国现代化．广州：广东教育出版社，2007.

［34］刘兵，杨舰，戴吾．科学技术史二十一讲．北京：清华大学出版社，2006.

［35］中国科学院．中国特色国家创新体系建设的成功实践：知识创新工程（1998—2010 年）评估报告．北京：科学出版社，2012.

［36］《创新集群建设的理论与实践》课题组．创新集群建设的理论与实践．北京：科学出版社，2012.

［37］陈凡，李兆友．现代科学技术革命与当代社会．沈阳：东北大学出版社，2004.

［38］刘长林．中国系统思维．北京：中国社会科学出版社，1990.

［39］何裕民．差异、困惑与选择．沈阳：沈阳出版社，1990.

［40］张宗明．奇迹、问题与反思——中医方法论研究．上海：上海中医药大学出版社，2004.